Michael Tsokos

Die Klaviatur des Todes

**Deutschlands bekanntester
Rechtsmediziner klärt auf**

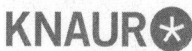

Besuchen Sie uns im Internet:
www.knaur.de

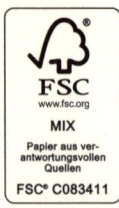

Vollständige Taschenbuchausgabe Mai 2014
Knaur Taschenbuch Verlag
© 2013 Droemer Verlag
Ein Unternehmen der Droemerschen Verlagsanstalt
Th. Knaur Nachf. GmbH & Co. KG, München.
Alle Rechte vorbehalten. Das Werk darf – auch teilweise – nur mit
Genehmigung des Verlags wiedergegeben werden.
Umschlaggestaltung: ZERO Werbeagentur München
Umschlagabbildung: FinePic®, München
Satz: Adobe InDesign im Verlag
Druck und Bindung: CPI books GmbH, Leck
ISBN 978-3-426-78583-6

5 4 3 2 1

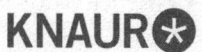

Über den Autor:
Michael Tsokos, 1967 geboren, ist Professor für Rechtsmedizin und international anerkannter Experte auf dem Gebiet der Forensik. Seit 2007 leitet er das Institut für Rechtsmedizin der Charité. Seine Bücher über spektakuläre Fälle aus der Rechtsmedizin sind allesamt Bestseller. Mit Sebastian Fitzek schrieb er den SPIEGEL-Bestseller *Abgeschnitten*.

Denn die einen sind im Dunkeln
und die andern sind im Licht
und man siehet die im Lichte
die im Dunkeln sieht man nicht.

Bertolt Brecht,
Dreigroschenoper

Inhalt

Prolog

Schauen Sie gerne Fernsehserien wie *CSI: Miami, Bones – Die Knochenjägerin, Crossing Jordan* oder *Post Mortem?* Lieben Sie diesen wohligen Kitzel, wenn attraktive Ermittlerinnen in schickem Gucci-Schuhwerk durch die schlammige Kanalisation einer amerikanischen Metropole waten und Leichenteile aus dem Morast zerren, während Sie in Ihrem warmen Wohnzimmer vor dem Fernseher sitzen, die Fernbedienung in der Hand, mit der Sie jederzeit wegzappen können, wenn es zu heftig wird? Warten Sie beim *Tatort* auch immer auf diesen schrägen Rechtsmediziner, der dem Kommissar oder der Kommissarin durch bloßes Handauflegen auf eine Leiche den exakten Todeszeitpunkt und die genaue Todesursache sagen kann? Sind Sie auch ein Fan des meist leicht genervt wirkenden Kriminaltechnikers, der jedes Verbrechen bis ins Detail erklärt und auch sonst fast alle entscheidenden Hinweise für die Aufklärung des Falles liefert?

Dann sind Sie hier genau richtig. Denn in diesem Buch geht es um Mord und Totschlag. Und um Verbrechensaufklärung – am Tatort, am Obduktionstisch, im Labor und vor Gericht. Mit Hightech wie modernsten chemisch-toxikologischen Untersuchungsmethoden, die Vergiftungen im Nanogrammbereich nachweisen, oder mittels *postmortaler Mehrschichten-Computertomographie,* die uns nach wenigen Mausklicks sagt, wo sich das Projektil in dem Toten befindet oder welche Knochen bei dem Opfer eines Gewaltverbrechens gebrochen sind. Aber: Sie werden hier nichts über fiktionale Mordfälle lesen, die sich ein allzu fantasiereicher Schriftsteller oder Drehbuchautor ausgedacht hat. In diesem Buch geht es ausschließlich um reale Todesfälle, die sich genauso ereignet haben, wie ich sie hier schildern werde.

Willkommen in meiner Welt. Einer Welt voll abscheulicher Verbrechen und roher Gewalt. Aber auch einer Welt voll erstaunlicher Wendungen bei unseren Untersuchungen. Sie werden sehen: Es gibt tatsächlich nichts, was es nicht gibt.

Willkommen im Leben.

Michael Tsokos
Berlin, im Januar 2013

Die Klaviatur des Todes

Anders als unsere Pendants im Fernsehen sind wir Rechts-mediziner im wahren Leben ganz normale Menschen – ohne übernatürliche Fähigkeiten und ohne die legendären Macken unserer berühmten TV-Kollegen. Wir haben keine körperlichen Auffälligkeiten, und wir sprechen mit unserem Gegenüber ohne beißenden Sarkasmus, da unsere berufliche Tätigkeit uns so wenig frustriert wie unser sonstiges Leben.

Wir gehen einem – für uns jedenfalls – ganz normalen Beruf nach. Zugegebenermaßen verfügen wir über sehr spezielles Fachwissen, betreffend die verschiedensten Todesursachen. Ein Wissen, das nur sehr wenige Menschen auf der Welt besitzen – und das ist aus verschiedenen Gründen auch gut so.

Wir Rechtsmediziner beherrschen *die Klaviatur des Todes*. Und glauben Sie mir, der Tod ist mit einer ganz besonderen Klaviatur ausgestattet. Ich könnte Ihnen jetzt eine viele hundert Seiten umfassende, sehr akademisch und fast steril klingende Liste aller möglichen Todesursachen präsentieren. Aber so eine Auflistung dessen, was wir in der Rechtsmedizin täglich sehen, würde den verschiedenen Gesichtern des Todes, dem Facettenreichtum und der Komplexität aller denkbaren Todesumstände nicht annähernd gerecht werden. Außerdem ist jedes Individuum einzigartig – und so gesehen auch jeder einzelne Todesfall.

So viel steht aber fest: Es gibt einige tausend Todesursachen, die Menschen schneller oder langsamer vom Diesseits ins Jenseits befördern können. Doch es gibt nur drei mögliche Todesarten: *natürlich*, *nicht natürlich* und *ungewiss*. Und bei den beiden Letzteren kommen wir Rechtsmediziner ins Spiel.

Wenn jemand an einem inneren Leiden verstirbt, zum Beispiel an einem Herzinfarkt, einem fortgeschrittenen Krebsleiden oder einem Lungenemphysem, sprechen wir von einem *natürlichen* Tod. Der Tod ereignet sich dabei aus *innerer Ursache.* Er kann sich als plötzliches, für die Angehörigen völlig unerwartetes Ereignis manifestieren oder sich bereits lange Zeit vorher mit einem langen und schmerzhaften Leiden ankündigen.

Tritt der Tod als Folge einer äußeren Gewalteinwirkung ein, dann handelt es sich um einen *nicht natürlichen* Tod. Hierbei ist es zunächst einmal unerheblich, ob es ein Gewaltverbrechen war, das durch Messerstiche oder Pistolenkugeln zum Tod führte, oder ein Unfall, zum Beispiel eine Fußgängerüberrollung durch einen Pkw oder der unfallbedingte Stromtod eines Elektrikers. Auch kann es sich bei einem *nicht natürlichen* Tod um einen Suizid handeln. In jedem Fall kommt der Tod nicht »von innen«, also als Folge einer Erkrankung, sondern stellt ein »von außen« verursachtes Ereignis dar. Und das ist unbedingt abklärungswürdig – zunächst durch die Polizei und dann durch die Rechtsmedizin.

Wenn zum Zeitpunkt der ärztlichen Leichenschau beziehungsweise bei Beginn polizeilicher Ermittlungen in einem Todesfall nicht klar ist, ob es sich um einen *natürlichen* oder einen *nicht natürlichen* Tod handelt, dann sprechen wir von einer *ungewissen* oder *ungeklärten* Todesart (beide Begriffe werden synonym verwendet). Zum Beispiel kann es sein, dass zu diesem Zeitpunkt noch keine Erkenntnisse zu den Todesumständen vorliegen, etwa ob der Betroffene zuvor ernsthaft krank war oder ob der Leichenfundort auch tatsächlich der Ort des Todeseintritts ist. Hier muss also ein Rechtsmediziner durch eine Obduktion klären, ob es sich um ein von außen kommendes Ereignis (*nicht natürlicher* Tod) oder eine Erkrankung aus innerer Ursache (*natürlicher* Tod) handelt.

Natürliche Todesfälle sind für Polizei und Staatsanwaltschaft nicht weiter von Interesse, da keine Straftat vorliegt. Das Todesermittlungsverfahren wird in diesen Fällen eingestellt, noch bevor es offiziell eröffnet wurde. Stellt sich dagegen heraus, dass ein Gewaltverbrechen oder ein Unfall todesursächlich war, wird weiter ermittelt. Liegt zweifelsfrei ein Suizid vor, wird das Ermittlungsverfahren ebenfalls eingestellt, es sei denn, es stehen *Tötung auf Verlangen* oder andere Aspekte der *Sterbehilfe* im Raum.

Die Rechtsmedizin ist also eine wichtige Stellschraube zu Beginn sämtlicher Todesermittlungsverfahren. Auch deshalb ist eine gut funktionierende und von staatlichen, institutionellen oder persönlichen Interessen unabhängige und objektive Rechtsmedizin für unseren Rechtsstaat ein unverzichtbares Instrument.

US-Hochglanzserien vom Typ *CSI* suggerieren den Zuschauern, dass unsere amerikanischen Kollegen, was rechtsmedizinische Kenntnisse und Fertigkeiten anbelangt, die Nase vorn hätten. Doch das trifft keineswegs zu: Nicht nur die historische, auch die moderne Rechtsmedizin hat ihre Wurzeln in Deutschland.

Bereits im frühen 16. Jahrhundert wurde unter Kaiser Karl V. ein Gesetz erlassen, das die Hinzuziehung ärztlicher Sachverständiger bei einer Vielzahl strafrechtlich relevanter Fragestellungen wie Mord, Totschlag, Körperverletzung mit Todesfolge, Kindstötung oder bei ärztlichen Behandlungsfehlern vorschrieb; alles Themen, mit denen sich auch die heutige Rechtsmedizin noch täglich beschäftigt. Damals entstand nicht nur das erste deutsche Strafgesetzbuch, sondern auch die Rechtsmedizin, die damit eine der ältesten medizinischen Disziplinen überhaupt darstellt.

Die moderne Rechtsmedizin hat ihre Wurzeln außer in Deutschland auch in Österreich. In beiden Ländern wurden Ende des 19. Jahrhunderts und Anfang des 20. Jahrhunderts die ersten Lehrstühle für Rechtsmedizin (damals noch gebräuchlich: »Gerichtsmedizin«) an medizinischen Fakultäten zahlreicher Universitäten gegründet; ein System unabhängiger universitärer Institute, wie sie auch heute noch existieren, angegliedert an die medizinische Fakultät jeder Universität in Deutschland.

Ärzte, die in der universitären Medizin in Deutschland eine tadellose berufliche Reputation und gegebenenfalls auch höhere professorale Weihen erlangen wollen, müssen meist wenigstens ein oder zwei Jahre in den USA an einer renommierten Klinik gearbeitet haben. Das gilt für jede andere medizinische Fachdisziplin, nicht aber für die Rechtsmedizin: Die deutsche Rechtsmedizin setzt nach wie vor international die Standards. Nirgends wird in rechtsmedizinischen Instituten so viel und so praxisorientiert geforscht wie hierzulande. Internationale rechtsmedizinische Fachzeitschriften werden nicht nur von Fachartikeln deutscher Autoren dominiert – auch die Herausgeber der meisten hochrangigen wissenschaftlichen Forensik-Zeitschriften sind Deutsche. Unsere Institute werden von Gastwissenschaftlern aus aller Welt – einschließlich Amerikanern – besucht, die sich von einem mehrmonatigen Gastaufenthalt bei uns nicht nur allerneuestes Know-how, sondern auch Reputation und Anerkennung in ihrem Heimatland versprechen.

Die Rechtsmedizin ist eines der nicht gerade zahlreichen Gebiete, auf denen Deutschland weltweit führend ist. Wie sieht das in der Praxis aus? Ein modernes rechtsmedizinisches Institut verfügt über unterschiedliche Kernbereiche. Eines der Herzstücke jeder Rechtsmedizin ist die *Forensische Pathologie* mit dem Sektionssaal. Hier wird in der Regel an mehreren Tischen gleichzeitig obduziert. In größeren, modern ausgestatteten Instituten ist eine Abteilung für *Forensische Bildgebung* dem Sektionssaal direkt angegliedert; hier werden die Verstorbenen vor der Obduktion mittels *postmortaler Mehrschichten-Computertomographie* untersucht. In der Vergangenheit nutzte die Rechtsmedizin hauptsächlich das geschriebene und gesprochene Wort, um Sachverhalte und Befunde zu vermitteln – zum Beispiel das Sektionsprotokoll, das zwanzig bis dreißig

Seiten umfassen kann, oder die mündlichen Ausführungen des Sachverständigen vor Gericht. Dagegen bieten moderne radiologische Diagnostikverfahren wie die Computertomographie ganz neue Möglichkeiten, was Objektivität und Überprüfbarkeit und damit den Beweiswert der von uns erhobenen Befunde anbelangt.

Die bei der Obduktion gewonnenen Körperflüssigkeiten und Gewebeproben werden in der Abteilung für *Forensische Toxikologie* untersucht – zum Beispiel, wenn durch die Obduktion die Todesursache (und damit die Todesart) nicht sicher geklärt werden konnte oder ein Vergiftungsverdacht im Raum steht. Hier finden auch Blut- und Urinuntersuchungen sowie Haaranalysen bei Lebenden statt, wenn es etwa um einen vom Gericht oder von der Führerscheinbehörde geforderten Nachweis der Drogenabstinenz einer straffällig gewordenen Person geht.

In unserer Abteilung für *Forensische Genetik* erstellen wir DNA-Profile. Dabei kann es um die Identifizierung von Toten, von deren skelettierten Überresten oder um *Spurenträger* gehen – zum Beispiel um eine an einem Tatort aufgefundene Zigarettenkippe, einen Vaginalabstrich nach einem Sexualdelikt oder einen Airbag, der bei einem Verkehrsunfall ausgelöst wurde und die Polizei durch den Nachweis von DNA möglicherweise zum flüchtigen Unfallfahrer führt.

Nur wenigen Zeitgenossen dürfte bekannt sein, dass Rechtsmediziner auch lebende Personen untersuchen. Das ist der Bereich *Klinische Rechtsmedizin*. Die Kriterien, die wir bei Opfern tödlicher Gewaltverbrechen zugrunde legen, lassen sich auch bei Überlebenden von Straftaten anwenden. Daher sind wir als Spezialisten immer dann gefragt, wenn die Ermittlungsbehörden gerichtsverwertbare Aussagen zu typischen Fragen wie den folgenden wünschen:

Hat sich ein Gewaltverbrechen tatsächlich so zugetragen, wie es von dem vermeintlichen Opfer geschildert wurde? Rühren Verletzungen bei einem Opfer, das selbst keine Angaben zum

Geschehen machen kann (zum Beispiel, weil es im Koma liegt oder unter Erinnerungslücken leidet), von einem Sturz oder Schlag her, sind also möglicherweise unfallbedingt entstanden? Können die Angaben eines Vaters, seine dreiwöchige Tochter sei von der Wickelkommode gefallen, zutreffen – oder sind die Verletzungen mit dem geschilderten Geschehensablauf nicht vereinbar, sondern weisen eindeutig auf ein Schütteltrauma hin? Finden sich bei einer Frau, die angibt, vergewaltigt worden zu sein, Verletzungen, die für heftige Gegenwehr der Frau und rohe Gewaltanwendung durch den Täter sprechen?

In einem größeren rechtsmedizinischen Institut arbeiten zwischen vierzig und sechzig Personen: Wissenschaftler unterschiedlichster Disziplinen wie Ärzte, Chemiker, Biochemiker, Apotheker, Biologen, Sektions- und Präparationsassistenten, medizinisch-technische und chemisch-technische Assistentinnen, Sekretärinnen und Schreibkräfte, Kraftfahrer und Studenten mit Minijobs.

Zutritt in ein Institut für Rechtsmedizin haben nur die dort arbeitenden Personen oder Berechtigte von Polizei und Justiz. Sicherheitstüren mit Schlüsseln und Zugangscodes verhindern, dass Unbefugte etwa in die Räume gelangen, in denen Beweismittel asserviert werden. So geordnet ging es in rechtsmedizinischen Instituten jedoch nicht immer zu.

Anfang des 19. Jahrhunderts wurden in vielen deutschen Großstädten Leichenschauhäuser gegründet. Die Zunahme von tödlichen Unglücksfällen, Suiziden und Verbrechen in der Industriegesellschaft machte dies erforderlich. Der Hauptzweck dieser Einrichtungen war es, Angehörigen die Gelegenheit zum Identifizieren vermisster Familienmitglieder zu geben. Schließlich gab es damals noch keine modernen Medien, und kaum ein Toter, der an einer Straßenecke aufgefunden oder aus einem Fluss gezogen wurde, führte persönliche Papiere bei sich.

In der Regel waren die Leichenschauhäuser an die Obduktionsabteilung (die heutige Abteilung für *Forensische Pathologie*) eines rechtsmedizinischen Instituts angegliedert. Die Ausstellungsräume waren für damalige Verhältnisse gut beleuchtet, mit Kühleinrichtungen ausgestattet und durch Glaswände von dem Hauptgang abgetrennt, in dem die Angehörigen an den ausgestellten Leichen vorbeizogen.

Egon Erwin Kisch schreibt 1925 in seiner Reportage »Dies ist das Haus der Opfer« über das Berliner Leichenschauhaus: *Hinter den Schaufenstern der Publikumshalle liegen auf schrägen Brettern mit ihren Kleidern bedeckt die Namenlosen. Wasserleichen, violett und furchtbar aufgeschwemmt, mit Zetteln »Am Schleusenufer geborgen«, »Am Kottbusser Ufer geborgen«, »Im Nordhafen aus dem Wasser gezogen«, »Aufgefischt am Bahnhof Jungfernheide, Charlottenburg« und die Erhängten aus dem Tiergarten. Sind Tote hier in den Schaukästen, dann fehlt es ihnen auch an lebenden Besuchern nicht. Die Tafel »Leichenschauhaus geöffnet« ist eine Einladung. Kutscher steigen ab, ihr Gefährt auf der Straße stehen lassend, Schulkinder versuchen einzudringen, aus den Geschäften und Häusern holt der Nachbar den Nachbarn zur unentgeltlichen Schaustellung.* (Egon Erwin Kisch: Razzia auf der Spree. Berliner Reportagen. Berlin 1986.)

Zu unserer Arbeit gehört auch, dass wir als Sachverständige vor Gericht auftreten. Dort erläutern wir unsere Obduktionsbefunde, chemisch-toxikologischen Untersuchungsergebnisse oder Gutachten, zum Beispiel zur Eingrenzung der Todeszeit oder zur Frage der Lebensgefährlichkeit von Verletzungen bei überlebenden Opfern von Gewaltdelikten. Unsere Ergebnisse und deren Interpretation sind aber lediglich eine weitere Grundlage für die Urteilsfindung durch das Gericht. Und ich selbst bin immer wieder froh, dass mir exakt nur diese Rolle zukommt. Als Sachverständiger vor Gericht bin ich naturwissenschaftlicher Berater – und kein juristischer Entscheider.

In der Untersuchung von Verstorbenen durch Rechtsmediziner liegt auch so etwas wie Trost. Selbst wenn sich für den einen oder anderen Toten sonst niemand mehr interessiert, gibt es eine letzte Instanz, die prüft, ob diesem Verstorbenen Leid angetan wurde. Und oft genug zeigt erst die Obduktion, dass es sich nicht um einen natürlichen Tod, sondern um ein Tötungsdelikt handelt.

Kein anderes Fach der Medizin ist ähnlich facetten- und nuancenreich und bietet so tiefen Einblick in menschliche Abgründe und Tragödien.

Ich wünsche Ihnen eine spannende Lektüre!

Der Puzzle-Mörder

Am 7. Juli 2011 ist es in Berlin schwülwarm. Die Rentner Heinz Grabowski und Kurt Mansfeld haben es sich an der Spree gemütlich gemacht. Im Schatten einer Weide sitzen sie auf Klappstühlen am Ufer und angeln.

Doch an diesem Donnerstag fangen die beiden älteren Herren weder Plötzen noch Zander. Stattdessen entdecken sie einen Rollkoffer, der sich im Ufergestrüpp verfangen hat.

»Komisch«, sagt Heinz Grabowski, »der Koffer sieht nagelneu aus! Wer schmeißt denn so was in den Fluss?«

Mit einiger Mühe ziehen sie den Koffer an Land. Im Innern des Gepäckstücks rumpelt ein Gegenstand hörbar hin und her. Sie beschließen, den Koffer zu öffnen. Die Schlösser hebeln sie kurzerhand mit einem Messer auf und öffnen den Deckel.

Spreewasser schwappt ihnen entgegen. Ansonsten enthält der Koffer lediglich einen blauen Plastiksack, der mit einem roten Bändchen verschlossen ist.

Kurt Mansfeld öffnet den Sack, späht hinein – und prallt richtiggehend zurück. »Das gibt's doch nicht!«

In dem Plastiksack befindet sich ein menschlicher Torso – der obere Teil eines männlichen Rumpfs, über und über mit bunten Tätowierungen bedeckt.

Heinz Grabowski eilt zu seinem Rucksack und kramt zwischen Angelschnüren und Köderdosen sein Handy hervor, um die Polizei zu alarmieren.

Kriminalhauptkommissar Dominic Wittig und Kriminaloberkommissarin Beate Lückertz von der Mordkommission beginnen umgehend mit den Ermittlungen. Der Fundort in Berlin-Oberschöneweide wird weiträumig abgesperrt, ein kriminaltechnisches Team sichert die Spuren am Spreeufer. In einem Umkreis von mehreren hundert Metern flussauf- und -abwärts suchen Einsatzkräfte stundenlang nach weiteren Leichenteilen. Doch die Suche bleibt erfolglos. Weder der Kopf noch die Extremitäten des Unbekannten können gefunden werden.

Während sich Hauptkommissar Wittig von den beiden Zeugen nochmals die Auffindesituation schildern lässt, ruft seine Kollegin Beate Lückertz bei uns im Institut für Rechtsmedizin an und bittet um eine erste rechtsmedizinische Untersuchung des Torsos noch am Fundort.

Mit zwei Mitarbeitern für den Leichentransport macht sich mein Kollege Dr. Lilienthal auf den Weg in den Osten der Stadt. Als sie in Oberschöneweide eintreffen, befindet sich der blaue Sack mitsamt seinem makabren Inhalt noch im aufgeklappten Koffer.

Dr. Lilienthal zieht sich Handschuhe an, ehe er vorsichtig den Plastiksack öffnet und hineinsieht. Der Torso liegt auf dem Rücken. Seine Vorderseite ist mit umfangreichen und offenbar recht kunstvoll ausgeführten Tätowierungen bedeckt.

»Wir packen ihn am besten erst im Institut aus, um dort die Spuren zu sichern«, schlägt Dr. Lilienthal vor.

Hauptkommissar Wittig ist einverstanden. »Bitte bereiten Sie alles für eine Sofortobduktion vor«, sagt er. »Ich spreche gleich mit dem Staatsanwalt, damit er Ihnen den entsprechenden Auftrag erteilt. Wir müssen so schnell wie möglich herausfinden, wer das Opfer ist.«

»Ich hätte da eine Idee«, steuert Oberkommissarin Lückertz bei. Sie zeigt auf ein heruntergekommenes Gebäude gut hundert Meter spreeaufwärts. »Da drüben ist doch diese Rocker-Disco *Hellhound*. Es würde mich nicht wundern, wenn der Mann im Koffer von seinen Rocker-Kumpels in Stücke gehackt worden wäre.«

Der Hauptkommissar sieht seine jüngere Kollegin nachdenklich an. »Die Tätowierungen und die brutalen Verstümmelungen – das könnte zu einem Mord im Rocker-Milieu passen«, stimmt er ihr zu. »Aber vielleicht will uns der Täter ja auch auf eine falsche Fährte locken.«

Er verabschiedet sich von Dr. Lilienthal und den Institutsmitarbeitern, die sich mitsamt dem Koffer auf den Rückweg machen.

»Warten wir die Obduktion ab«, fügt Dominic Wittig hinzu. »Vielleicht wissen wir danach schon mehr.«

Aber einen Toten ohne Kopf, Arme und Beine zu identifizieren ist äußerst schwierig, das ist auch dem Hauptkommissar bewusst. Vielleicht waren hier wirklich Profis am Werk, sagt er sich, die gezielt alle Körperteile beseitigt haben, anhand deren Tote normalerweise identifiziert werden können: Gesicht, Gebiss und Hände. Allerdings hat es der erfahrene Kriminalbeamte in seiner Laufbahn auch schon mehrfach erlebt, dass Täter nach einem ungeplanten Tötungsdelikt die Leiche des Opfers zerstückelt haben, um die Einzelteile leichter abtransportieren zu können. In dieser frühen Phase der Ermittlungen kann und will Wittig keine Möglichkeit ausschließen. Ein Gewaltverbrechen in der Rocker-Szene kommt ebenso in Frage wie die Affekttat eines Gelegenheitstäters.

Noch am Abend desselben Tages obduzieren Dr. Lilienthal und ich den Torso. Vorher wird die Plastiktüte mitsamt Inhalt gewogen. Das Gewicht beträgt zwanzig Kilogramm. Anschließend ziehen zwei Kriminalisten vom KTU-Team den Torso aus dem Müllsack und legen ihn auf den Seziertisch. Den Plastiksack nehmen sie mit, um ihn anschließend kriminaltechnisch zu untersuchen.

Der Torso des unbekannten Toten ist an der Brust und im Schulterbereich dunkel behaart und gehört zu einem erwachsenen, offenkundig männlichen Individuum, dessen Alter wir auf zwanzig bis dreißig Jahre schätzen.

Der Kopf des Mannes wurde am Übergangsbereich von Hals und Rumpf abgetrennt, die Arme auf Höhe der Schultergelenke. Die untere Abtrennlinie verläuft etwa in Nabelhöhe oberhalb des Beckens; die Beckenknochen fehlen vollständig. Die Haut weist am Rücken spärliche Totenflecken auf, die sich nicht mehr wegdrücken lassen, und sieht ansonsten unauffällig aus. An Fäulniszeichen können wir nur eine beginnende, diskrete grünlich-gräuliche Verfärbung der Muskulatur an den Abtrennungsstellen feststellen. Anhand dieser Befunde schätzen Dr. Lilienthal und ich übereinstimmend, dass der Tod vor 36 bis 48 Stunden eingetreten ist; das ist allerdings kaum mehr als eine vage Vermutung.

Von den inneren Organen sind nur noch Lunge und Herz sowie kleine Teile der linken Niere und der Leber vorhanden. Interessanterweise zeigen sich an den Amputationsstellen verschiedenartige Schnitt- und Hiebspuren, die auf den ersten Blick so aussehen, als ob zur Abtrennung der Extremitäten unterschiedliche Werkzeuge verwendet wurden. Einblutungen in die Haut oder in das angeschnittene Unterhautfettgewebe lassen sich allerdings an den Amputationsstümpfen nicht nachweisen. Offenbar wurde das Opfer also nicht bei lebendigem Leib zerstückelt, sonst hätte es aus den dort verlaufenden Gefäßen viel kräftiger in das umgebende Weichgewebe hineingeblutet.

Der Tote weist großflächige bunte Tätowierungen auf Vorder- und Rückseite des Oberkörpers auf, die der anwesende Polizeifotograf mit der Kamera dokumentiert. Bei der nun stattfindenden äußeren Leichenschau beschreiben wir auch die Tattoos ausführlich. Auf dem Rücken befindet sich unter anderem ein Motiv aus geflochtenen Seilen mit Ankern und dem Schriftzug *SAILORS* darüber. Auf der Vorderseite ist um die rechte Brustwarze herum ein dunkelblaues Kreuz eintätowiert, während der Bereich der linken Brustwarze durch eine Windrose verziert ist. An der linken und der rechten Rumpfseite können wir jeweils drei Totenkopf-Motive abgrenzen. Auf dem Bauch sind zwei stilisierte vierfingrige Hände eintätowiert. Im Schulterbereich schließlich findet sich ein kunstvolles Dolch-Tattoo: Es erweckt den Anschein, als wäre die

Klinge an der linken Halsseite eingedrungen und würde an der rechten Halsseite mit der Spitze hervorschauen.

Bei der Obduktion stellen wir eine flächenhafte Einblutung der Halsmuskulatur fest. *»Mögliche Ursachen sind ein Schlag mit der Faust oder mit einem stumpfen Gegenstand«*, gebe ich zu Protokoll, *»auch eine massive Halskompression kommt als ursächlich in Betracht.«* Außerdem finden wir Blut in den Bronchien, in beiden Lungenflügeln sowie reichlich Blut in der Speiseröhre.

»Das Opfer muss kurz vor Eintritt des Todes sein eigenes Blut eingeatmet beziehungsweise verschluckt haben«, kommentiert Dr. Lilienthal diese beiden Befunde.

Ich stimme ihm zu. Aufgrund der Blutmenge in beiden Lungenflügeln kommt eine Blutaspiration als Todesursache durchaus in Betracht, also ein qualvolles Ersticken aufgrund von Blut, das die Luftwege ausfüllt, analog einem Ertrinkungstod im Wasser. Zu Beginn der Obduktion eines Tötungsdeliktopfers lässt sich kaum jemals absehen, welche rechtsmedizinischen Befunde später in einem Strafverfahren möglicherweise das »Zünglein an der Waage« darstellen werden. Doch dass dieser Obduktionsbefund für die juristische Würdigung des Tathergangs und damit unter Umständen für das Strafmaß entscheidend sein könnte, ist uns von Anfang an klar: Aus rechtsmedizinischer Sicht lässt sich nicht ausschließen, dass der Täter seinem Opfer als Erstes die Verletzung im Mund- oder im Nasen-Rachen-Raum – zum Beispiel mit einem Schuss, Stich oder Schlag – beigebracht hat, die zu sofortigem Bewusstseinsverlust und alsbaldigem Eintritt des Todes führte. Das Mordmerkmal »Grausamkeit« ist dem Täter daher mit rechtsmedizinischen Mitteln nicht nachzuweisen, egal wie schwer und zahlreich die weiteren Verletzungen sind, die wir bei dem Opfer noch feststellen werden.

Erwartungsgemäß können wir den Toten durch die Obduktion nicht identifizieren, doch wir finden etliche Hinweise auf seine mögliche Identität. Aufgrund seiner zahlreichen Tätowierungen mit einschlägigen Motiven könnte der Mann in der Tat dem Rocker-Milieu angehört haben. Auch ein Hintergrund als Seemann oder Marinesoldat ist nicht auszuschließen, da einige Tätowierungen Seefahrermotive aufweisen. Obwohl keines der Tattoos ausgesprochene Nazi-Symbole enthält, könnte der Tote auch mit der rechtsradikalen Szene in Verbindung stehen. Dort sind Tätowierungen gleichfalls sehr beliebt – und brutale Gewalttaten, wie beispielsweise Fememorde an »Verrätern«, keineswegs unüblich. Alles in allem liefert die Obduktion reichlich Ansatzpunkte, denen die zuständigen Beamten der Mordkommission nachgehen können, um den unbekannten Toten zu identifizieren.

Fieberhaft ermittelt die Kripo am folgenden Tag in alle erdenklichen Richtungen. Der Abgleich mit der Vermisstendatei ergibt keinen Treffer. Der Rollkoffer stellt sich als Allerweltsmodell heraus, das in Billigkaufhäusern in der ganzen Stadt verkauft wird. Der Wirt und die Barkeeper der Rocker-Disco *Hellhound* werden befragt und beteuern, dass in ihrem Etablissement keinerlei Gewalttätigkeiten geduldet würden. Ihre Empörung wirkt zwar äußerst schlecht gespielt, doch Anhaltspunkte für eine vor kurzem verübte Bluttat finden die Ermittler weder in der Diskothek noch in den schuppenartigen Nebengebäuden am Spreeufer.
Genauso ergeht es den Kriminalbeamten bei ihren Recherchen in der Skinhead-Szene. Sie stoßen zwar auf jede Menge gewaltbereiter Zeitgenossen, deren von Bierkonsum und Bodybuilding aufgepumpte Körper mit Tätowierungen übersät sind. Aber Hinweise auf die Identität des Toten, den Verbleib der restlichen Körperteile oder gar auf den oder die Täter entdecken sie nicht.

Am frühen Samstagmorgen, zwei Tage nach Auffindung des Rollkoffers, sitzt Hauptkommissar Wittig zu Hause beim Frühstück. Vor ihm liegt eine Tageszeitung mit dem aufgeschlagenen Lokalteil. Natürlich berichtet das Blatt auch heute wieder in großer Aufmachung von der »zerstückelten Leiche aus der Spree«, doch der Artikel enthält lediglich Spekulationen.

Wittig blättert weiter, aber seine Gedanken schweifen immer wieder zu dem mysteriösen Fall ab. Fast 48 Stunden nach dem Fund des Torsos haben sie noch keine brauchbare Spur, keinen Tatverdächtigen, ja nicht einmal einen Tatort. Und wie jeder erfahrene Kriminalist weiß auch Wittig, dass die Wahrscheinlichkeit, ein Gewaltverbrechen aufzuklären, nach dieser magischen 48-Stunden-Grenze drastisch sinkt.

Da bleibt der Blick des Hauptkommissars an einer unscheinbaren Meldung hängen. Im Freizeitclub *Huxleys Neue Welt* in der Hasenheide vor den Toren der Stadt beginnt just an diesem Tag ein großes Tattoo-Festival. Tausende Tätowierer und Freunde der so schmerzhaften wie facettenreichen Körperkunst werden in dem weitläufigen Clubgelände zusammenkommen, um ihre Künste vorzuführen oder sich über neue Trends und Motive zu informieren.

Wittig greift zum Telefon. »Mir ist da eben eine Idee gekommen«, sagt er, nachdem sich Kriminaloberkommissarin Lückertz gemeldet hat. »Im *Huxleys* läuft gerade eine Tattoo Convention ab. Schick doch mal ein paar unserer Leute in die Hasenheide raus. Die sollen Fotos von den Tattoos unseres Torsos herumzeigen – vielleicht fällt ja irgendwem etwas dazu ein.«

»Meinst du wirklich, dass das was bringt?« Beate Lückertz wirkt nicht sonderlich überzeugt. »Tattoos hat heutzutage doch fast jeder.«

»Das weiß ich auch«, entgegnet der Hauptkommissar. »Aber die meisten Leute begnügen sich mit ein paar mehr oder weniger dezenten Tätowierungen an nicht allzu schmerzempfindlichen Stellen. Unser Mann im Koffer aber hat seinen Oberkörper praktisch flächendeckend bebildern lassen. Und Kunden, die sich im Bereich der Brustwarzen tätowieren lassen, sind vermutlich immer noch eher die Ausnahme. Vielleicht haben wir ja Glück und irgendjemand erinnert sich an unseren Mann, wenn er die Fotos zu sehen bekommt.«

Allzu überzeugt ist auch Dominic Wittig nicht von seinem Plan. Aber die Zeit läuft ihnen davon, und außer den Tattoos haben sie nichts, um der Identität des Toten auf die Spur zu kommen. Und damit hoffentlich auch dem Täter.

Also beschließen sie, sämtliche verfügbaren Ermittler mit vergrößerten Ablichtungen der Torso-Tattoos hinaus in die Hasenheide zu schicken. Es ist zwar nicht die sprichwörtliche Suche nach der Nadel im Heuhaufen – aber die Suche nach einem Nadelkünstler unter Tausenden Tattoo-Fans erscheint auch nicht sehr viel aussichtsreicher.

Auf dem Gelände von *Huxleys Neue Welt* herrscht an diesem Samstag um die Mittagszeit lebhaftes Treiben. Heavy-Metal-Bands beschallen die sonst so beschauliche Heide mit markerschütternden Drum-Beats. In Zelten und unter freiem Himmel werden tätowierte Körper präsentiert und die allerneuesten Tattoo-Kreationen in Rücken, Arme oder weit sensiblere Hautpartien gestochen. Nadelkünstler aus aller Welt feiern lautstark ihr Wiedersehen. Bier fließt in Strömen, Wodka und Whiskey kaum weniger reichlich.

Den halben Tag lang laufen die Ermittler auf dem Festivalgelände herum. Hunderte Male zeigen sie die Fotos vor und stellen die immer gleichen Fragen: Kennt irgendjemand den Künstler, der diese Tattoos angefertigt hat? Oder erkennt sogar jemand den Träger dieser Tätowierungen anhand der vergrößerten Bildausschnitte wieder? Dass es sich um Fotos von einem Toten, wenn auch – im wahrsten Sinne des Wortes – um »Ausschnitte«, handelt, verschweigen die Ermittler wohlweislich.

Hunderte Male ernten sie Kopfschütteln oder Schulterzucken, doch schließlich landet einer der Ermittler, Polizeikommissar Sascha Mogurski, einen Treffer. Bis dahin musste der sprachbegabte Beamte seine Fragen häufiger auf Englisch oder Russisch als auf Deutsch stellen – die Tattoo-Szene ist international, und viele Nadelkünstler reisen ständig um die Welt, von einer Convention und einem angesagten Tattoo-Studio zum nächsten. Der junge Mann jedoch, dem Mogurski am frühen Nachmittag seine Fragen stellt, antwortet mit breitem österreichischem Akzent.

»Ja, freilich kenne ich den«, sagt er und deutet auf das Foto, das die drei geflügelten Totenköpfe von der linken Seite des Torsos zeigt. »Der Heustetter Hubert – ganz unverkennbar!« Er selbst heißt Toni Gassner und ist nach eigenen Angaben ein »hoffnungsvoller Nachwuchs-Tätowierer aus der Steiermark«.

»Sie kennen also den Mann«, hakt Mogurski nach, »der diese Tätowierung auf dem Körper trägt?«

Der junge Österreicher schüttelt lachend den Kopf. »Na geh«, sagt er, »der Heustetter Hubert hat sicher schon ein paar tausend Leuten seine Kunstwerke in die Haut gestochen. Aber schauen Sie, da – das ist seine Signatur.« Er tippt auf ein winziges Geschnörkel unter einem der Totenköpfe. »Das ineinander verschlungene Doppel-H – das steht für Heustetter Hubert. Die Unterschrift des Künstlers.«

Er krempelt sein rechtes Hosenbein hoch und entblößt seine Wade. »Auf mir hat er sich auch verewigt«, erklärt Toni Gassner. »Die Meerjungfrau ist von ihm, schauen Sie sich's nur an. Am Ende von ihrem Fischschwanz finden Sie wieder das ineinander verschlungene Doppel-H.«

Sascha Mogurski bleibt nichts anderes übrig, als sich hinter dem jungen Mann auf den staubigen Boden zu knien. Er begutachtet die Meerjungfrau aus nächster Nähe und entdeckt tatsächlich dieselbe Signatur wie bei den geflügelten Totenköpfen auf dem Torso.

»Warum interessiert sich die Polizei eigentlich für seine Tattoos?«, fragt Toni Gassner schließlich. »Ihr seid doch nicht etwa hinter dem Heustetter her?«

»Wir wollen nur mit ihm reden«, antwortet der Polizeikommissar. »Haben Sie ihn hier im *Huxleys* gesehen?«

Der »hoffnungsvolle Nachwuchs-Tätowierer« wird plötzlich sehr wortkarg. Er zuckt mit den Schultern und murmelt etwas Unverständliches. Aber Mogurski hat auch so schon verstanden: Hubert Heustetter ist allem Anschein nach hier auf dem Festival-Gelände.

Der Polizeikommissar greift zu seinem Handy und informiert den Einsatzleiter. Fünf Minuten später haben alle am Einsatz beteiligten Ermittler ein Foto von Hubert Heustetter auf dem Display ihres Smartphones. Weitere zehn Minuten darauf haben sie den Nadelkünstler in einem Showzelt aufgespürt. Auf der Bühne wird gerade ein neuer Tattoo-Style aus Miami vorgeführt, und der Wiener Nadelkünstler schaut der Darbietung aufmerksam zu.

Als ihm zwei Ermittler diskret ihre Ausweise zeigen und ihn bitten, sie nach draußen zu begleiten, wirkt Hubert Heustetter keineswegs erschrocken. Allenfalls scheint er enttäuscht, weil er nicht weiter verfolgen kann, wie der Rücken der jungen Frau mit leuchtend bunten Flammenschweif-Motiven bedeckt wird.

Aber schließlich hat Hubert Heustetter auch keinen Grund zum Erschrecken. Er soll lediglich als Zeuge vernommen werden, um nach Möglichkeit die Identität des Toten zu klären. Allerdings ist schon manch ein Zeuge während der Vernehmung zum Tatverdächtigen geworden, weil er sich bei seiner Aussage in Widersprüche verwickelt hat.

»Haben Sie diese Totenkopf-Tattoos gestochen?«, fragt Dominic Wittig gut eine Stunde später. »Und können Sie uns sagen, wer der Mann ist?«

Hubert Heustetter sitzt dem Kriminalhauptkommissar in dessen Dienstzimmer gegenüber. Hingebungsvoll betrachtet er die Fotos mit den vergrößerten Totenkopf-Tattoos. Heustetter ist Mitte zwanzig, mittelgroß und hat mittelbraune Haare. Eigentlich ist er eine ganz unauffällige Erscheinung, sagt sich Wittig – abgesehen von den Tattoos, die beinahe jeden Quadratzentimeter seiner sichtbaren Haut bedecken. Schlangen, Zombies, Geisterschiffe, Totenköpfe.

»Ganz klar, die Tattoos sind von mir«, antwortet er. »Und logisch kenne ich den Mann – er heißt Leon Feldgärtner. Ich habe ihm links und rechts jeweils drei solcher Totenköpfe gestochen, an der Seite über dem Gürtel.« Er deutet bei sich selbst auf die entsprechenden Stellen. »Leon und ich sind Kollegen«, fährt er fort. »Bis vor drei Jahren waren wir in Wien im selben Studio.«

Hauptkommissar Wittig wechselt einen Blick mit Beate Lückertz. Die Oberkommissarin sitzt an der Stirnseite des Tischs und gibt den Namen Leon Feldgärtner in ihren Laptop ein. Kurz darauf zuckt sie mit den Schultern: Fehlanzeige – eine Person dieses Namens ist bei der Polizei weder vermisst gemeldet noch zur Fahndung ausgeschrieben.

»Wollen Sie mir nicht endlich mal erklären, worum es hier eigentlich geht?«, fragt Heustetter. Er wirkt noch immer nicht beunruhigt, allerdings zunehmend genervt. »Was glauben Sie, was ich da draußen im *Huxleys* alles verpasse, nur weil Sie mir hier komische Fragen stellen!«

»Noch eine komische Frage, dann können Sie meinetwegen gehen«, gibt Wittig zurück. »Wann und wo haben Sie Herrn Feldgärtner zuletzt gesehen?«

Heufelder runzelt die Stirn. »Keine Ahnung«, sagt er schließlich. »Vor zwei Jahren vielleicht, in London. Aber wofür wollen Sie das alles wissen? Wenn Sie mit ihm reden wollen, brauchen Sie nur heute Abend um acht ins *Huxleys* zu kommen – da bin ich mit ihm verabredet!«

Die beiden Kriminalbeamten machen große Augen.

»Dann haben wir eine schlechte Nachricht für Sie«, sagt Beate Lückertz. »Sie können sich nicht mehr mit ihm treffen. Es tut mir leid, er ist tot. Und im Moment sieht alles danach aus, dass Ihr Kollege Leon Feldgärtner ermordet worden ist.«

Noch am selben Tag wendet sich die Kriminalpolizei mit einem Aufruf an die Öffentlichkeit. Der Tote hat nun immerhin ein Gesicht und einen Namen. Doch weiterhin sind die Umstände seiner Ermordung rätselhaft. Und noch immer sind die Leichenteile bis auf den Torso verschwunden.

»Wer hat diesen Mann in letzter Zeit gesehen?«, werden die Berliner auf Plakaten, in Zeitungen und lokalen Fernsehsendern gefragt. Dazu ist das Porträt des Verstorbenen abgebildet, das die Kriminalbeamten von den österreichischen Behörden erhalten haben. Feldgärtner ist Mitte zwanzig, hat dunkle Haare und trägt einen Vollbart.

Die Öffentlichkeitsfahndung erweist sich als Erfolg: Mehrere Kollegen, Kunden und Bekannte von Feldgärtner melden sich aufgrund des Aufrufs bei der Mordkommission.

Hauptkommissar Wittig und sein Team befragen sie und erfahren, dass der Österreicher als »Gasttätowierer« in zwei angesagten Tattoo-Studios in Berlin-Mitte gearbeitet hat: dem *Bodensatz* und dem *Nadel-Paradies.* Die Zeugen beschreiben Feldgärtner als ruhigen und freundlichen Zeitgenossen. »Ein bisschen abgedreht war er schon«, fügt einer von ihnen hinzu. Leon Feldgärtner sei praktisch bei jedem Wetter mit kurzen Hosen und weißen Kniestrümpfen herumgelaufen. Aber er sei vollkommen friedfertig gewesen, darin sind sich alle Zeugen einig. Weder mit der Rocker-Szene noch gar mit dem Neonazi-Milieu hatte er jemals engeren Kontakt.

Niemand kann sich erklären, wie er Opfer einer derart brutalen Gewalttat werden konnte.

Am nächsten Tag, einem Sonntag, durchkämmen Einsatzkräfte der Polizei erneut das Spreeufer in der Umgebung des Torso-Fundortes. Mit *Mantrailern* suchen sie jeden Quadratzentimeter ab. Diese speziell ausgebildeten Spürhunde können selbst geringste Geruchsspuren aufnehmen – und tatsächlich schlägt einer von ihnen nach mehrstündiger Suche an. Im Ufergestrüpp gut einen Kilometer flussabwärts haben sich zwei Plastiksäcke verfangen. Kriminalisten vom KTU-Team öffnen sie an Ort und Stelle. Der erste Plastiksack enthält die über den Knien abgesägten Unterschenkel eines Mannes; der zweite die oberhalb der Schultergelenke abgetrennten Arme.

Kriminalhauptkommissar Wittig und seine Kollegin Lückertz werden telefonisch informiert und fahren eilends zum Fundort.

»Tätowierungen im gleichen Stil wie bei dem Torso«, sagt die Oberkommissarin. »Hundertprozentige Gewissheit wird uns erst die Obduktion verschaffen. Aber wir können wohl davon ausgehen, dass es sich um Körperteile von Leon Feldgärtner handelt.«

Hauptkommissar Wittig stimmt ihr zu. »Jetzt müssen die Einsatztaucher ran«, entscheidet er. »Die sollen den Fluss im Bereich zwischen unseren beiden Fundorten absuchen.«

Noch fehlen der untere Teil des Rumpfs, die Oberschenkel und vor allem der Kopf des Toten. Doch bereits nach zwei Stunden machen die Polizeitaucher eine weitere verheißungsvolle Entdeckung: Sie finden einen Koffer, der halb in den Grundschlamm eingesunken ist. Er wird ans Ufer gehievt, und Hauptkommissar Wittig nickt seiner Kollegin zu. Der Koffer ist vom gleichen Typ wie das Gepäckstück, in dem vor mittlerweile drei Tagen der Torso gefunden worden ist.

Inzwischen ist auch mein Kollege Dr. Lilienthal, von den Ermittlern alarmiert, am Fundort eingetroffen. In seiner Gegenwart wird der Rollkoffer geöffnet. Er enthält den unteren Teil des Rumpfs von Leon Feldgärtner einschließlich der Oberschenkel, die wiederum stark tätowiert sind. Der Unterkörper ist mit einer dunkelblauen Unterhose bekleidet.

Hauptkommissar Wittig reibt sich mit der Hand über sein Gesicht. Er ist vollkommen übermüdet. Seit drei Tagen ermitteln sie praktisch Tag und Nacht im Fall des »Axt-Mörders«, wie ein Boulevardblatt den Täter mittlerweile getauft hat.

Während Dr. Lilienthal die geborgenen Leichenteile mit unserem Fahrdienst zum Institut bringt, bespricht sich Dominic

Wittig mit dem Leiter der polizeilichen Einsatztaucher. Mittlerweile haben die Spezialkräfte den gesamten Fluss im Abschnitt zwischen den beiden Fundorten abgesucht.

»Wo immer der Kopf sein mag«, fasst der Einsatzleiter zusammen, »in diesem Spreeabschnitt ist er definitiv nicht.«

»Möglicherweise ist er in einem dritten Koffer weiter flussabwärts getrieben«, überlegt der Hauptkommissar. »Aber wir können auch nicht ausschließen, dass der oder die Täter ihn an einer ganz anderen Stelle irgendwo in der Stadt entsorgt haben.«

Die Ermittlungen treten auf der Stelle. Vom Täter gibt es nach wie vor keine Spur.

Auch die Sofortobduktion der neu aufgefundenen Körperteile, die Dr. Lilienthal und ein weiterer Kollege unseres Instituts noch am selben Abend durchführen, erbringt keine bahnbrechenden neuen Erkenntnisse. Leon Feldgärtner hat sogar seinen Penis mit Tätowierungen versehen. Und die eintätowierten Muster der beiden Rumpfteile passen exakt aufeinander – der Gedanke an ein makabres Puzzlespiel drängt sich geradezu auf. Kein Wunder, dass die Boulevardmedien den Täter kurze Zeit später auf den Namen »Puzzle-Mörder« taufen werden.

Interessanterweise weist keiner der bisher gefundenen Körperteile Zeichen einer zu Lebzeiten erfolgten Gewalteinwirkung auf. Wie die nicht eingebluteten Wundränder der Abtrennungsstellen meinen Kollegen zeigen, wurden die Extremitäten eindeutig postmortal vom Rumpf abgetrennt. Folglich muss Feldgärtner durch Gewalt gegen seinen Kopf getötet worden sein. Und erst wenn die Kripo den Kopf des Opfers gefunden hat, können wir den Mordermittlern darüber Auskunft geben, wie der österreichische Tattoo-Künstler umgebracht worden ist.

Am Nachmittag des 12. Juli, fünf Tage nach Auffindung des Torsos, bekommen zwei Spaziergängerinnen im Berliner Stadtteil Wedding den Schreck ihres Lebens.

Am Ufer des beschaulichen Schäfersees liegt ein geöffneter blauer Plastiksack. Als die beiden Frauen einen Blick ins Innere werfen, bietet sich ihnen ein Anblick wie aus einem Hardcore-Psychoschocker: Der Plastiksack enthält den abgetrennten Kopf eines vollbärtigen Mannes. Das Gesicht ist grün verfault und teilweise mit Algen bewachsen. In der linken Gesichtshälfte klafft ein Loch – dort fehlen Teile vom linken Ober- und Unterkiefer sowie Teile der Nase.

Natürlich haben auch die beiden Frauen die Sensationsmeldungen über die angebliche Identität und die vermeintlichen Motive des »Puzzle-Mörders« (»*Wer ist sein nächstes Opfer?*«) verfolgt. Nachdem sie ihre Fassung einigermaßen zurückgewonnen haben, rufen sie die Polizei.

Auf Anordnung der Staatsanwaltschaft wird der Kopf noch am Abend desselben Tages bei uns im rechtsmedizinischen Institut obduziert. Diesmal führe ich die Sektion zusammen mit meiner Kollegin Dr. Lena Probst durch.

Als ich mich um kurz vor 21 Uhr zu Hause von meiner Frau verabschiede, sage ich ihr, sie könne ruhig auf mich warten, wir hätten ja nur einen Kopf zu sezieren. Doch meine Einschätzung, dass diese Obduktion nicht lange dauern werde, erweist sich als Irrtum. Die Obduktion des Kopfes dauert sieben Stunden.

Wir fangen um 21:30 Uhr an. Als wir endlich fertig sind, dämmert draußen schon der Morgen. Der Mörder hat den Kopf seines Opfers mit brutaler Gewalt und furchtbarer Intensität verstümmelt. Aber nicht nur die Massivität und die Vielzahl der Verletzungen erschweren unsere Untersuchung. Wir müssen auch deshalb so langsam und schrittweise vorgehen, weil bei dieser bestialischen Gewalttat offensichtlich mehrere unterschiedliche Tatwerkzeuge verwendet wurden.

Bevor wir mit der eigentlichen Obduktion beginnen, wird der Kopf im Computertomographen durchleuchtet. Auch Hauptkommissar Wittig ist anwesend und wartet gespannt auf erste Ergebnisse. Da wir bei der Obduktion von Torso und Extremitäten keine tödlichen Verletzungen vorgefunden haben, muss Leon Feldgärtner durch Gewalteinwirkung auf seinen Kopf getötet worden sein. Art und Aussehen von Verletzungen, die ein Täter seinem Opfer zugefügt hat, lassen im Allgemeinen Rückschlüsse auf Waffen oder Werkzeuge zu, die dabei zum Einsatz kamen – und damit auf die »Handschrift« des Täters, die häufig auch seine Identität verrät.

»Das hier ist fast eine Premiere«, sage ich zu Wittig, während sich die ersten Bilder von Feldgärtners Kopf auf dem Monitor aufbauen.

Tatsächlich haben wir den Computertomographen erst kurz zuvor für die Berliner Rechtsmedizin angeschafft. Leon Feldgärtner ist einer der ersten Toten, die wir mit Hilfe dieser innovativen Technologie untersuchen.

Die *postmortale Mehrschichten-Computertomographie (pm-MSCT)* bietet eine Reihe von Vorteilen gegenüber der traditionellen Obduktionstechnik. Die dabei eingesetzte Röntgenstrahlung ist erheblich stärker als bei der CT-Untersuchung lebender Menschen – die Strahlung kann den Toten schließlich nicht mehr schaden. Das machen wir uns in der Rechtsmedizin zunutze, denn so sind sehr feine Bildauflösungen von lediglich einem halben Millimeter Schichtdicke möglich. Die pmMSCT liefert submillimetergenaue Befunde, die unabhängig vom jeweiligen Untersucher erhoben und dreidimensional, exakt und dauerhaft dokumentiert werden können. Wenn längere Zeit nach einer Tat – zum Beispiel durch ein Geständnis – neue Tatsachen oder mögliche Tatabläufe bekannt werden, kann man diese mit den Befunden vergleichen, die unter Umständen Jahrzehnte vorher mittels pmMSCT am Leichnam erhoben und als elektronischer Datensatz abgespeichert worden sind.

Gerade bei prominenten Toten kommen oftmals noch viele Jahre nach ihrem Ableben Spekulationen auf, ob sie wirklich durch Suizid oder nicht vielleicht doch durch Mord umgekommen sind. Im Fall Uwe Barschel beispielsweise, dem ehemaligen Ministerpräsidenten von Schleswig-Holstein, wurden die Umstände, unter denen er 1987 in einem Genfer Hotel ums Leben kam, niemals wirklich geklärt. Bis heute wird in den Medien auch immer wieder gerätselt, was genau sich 1994 in Kurt Cobains Haus in Seattle abgespielt hat. Dort wurde der *Nirvana*-Frontmann mit einer Überdosis Heroin und einer Kopfschussverletzung tot aufgefunden. In beiden Fällen könnten neu auftauchende Verdachtsmomente oder Mordtheorien sofort überprüft werden, wenn elektronische pmMSCT-Datensätze der Leichname existierten. Doch zum Todeszeitpunkt von Barschel, Cobain und vielen anderen Prominenten, die unter mysteriösen Umständen ihr Leben verloren haben, verfügte die Rechtsmedizin noch nicht über diese technischen Möglichkeiten.

Israelische Rechtsmediziner haben die pmMSCT bereits Ende der 1960er Jahre angewendet. Da sie die Kampfpiloten, die während des Sechstagekriegs abgeschossen wurden, aus religiösen Gründen nicht obduzieren wollten, kamen sie auf die Idee, die toten Soldaten stattdessen in einem Computertomographen zu untersuchen, um so Aufschluss über ihre Verletzungen und die letztliche Todesursache zu erhalten. Doch erst in den 1990er Jahren entdeckte die europäische Rechtsmedizin die immensen Vorteile der pmMSCT.

Eine interdisziplinäre Forschergruppe in Bern, bestehend aus Rechtsmedizinern und Radiologen, entwickelte schließlich die Grundlagen für eine praktische Anwendung computertomographischer Verfahren in der Rechtsmedizin. Noch steht die pmMSCT am Anfang ihrer Möglichkeiten in der Rechtsmedizin – bisher verfügen erst fünf der etwa dreißig rechtsmedizinischen Institute in Deutschland über einen eigenen Computertomographen. Aber schon jetzt kann man die Einführung dieser Technik als echte Revolution im Sektionssaal bezeichnen, vergleichbar mit der Einführung des genetischen Fingerabdrucks, der in den 1980er Jahren Kriminalistik und Rechtsmedizin revolutionierte.

Für unser Institut haben wir ein solches Gerät nicht zuletzt deshalb angeschafft, weil es sowohl die Aufklärung von Tötungsdelikten als auch die Identifizierung stark traumatisierter oder hochgradig fäulnisveränderter Verstorbener erheblich erleichtert. »Seit kurzem«, erkläre ich Hauptkommissar Wittig, »scannen wir alle kindlichen Todesfälle, alle Schusstodesfälle, alle Stürze aus großer Höhe, sämtliche tödlichen Verkehrsunfälle und überhaupt jeden gewaltsamen Todesfall vor der Obduktion mit unserem Computertomographen. Bevor wir den ersten Schnitt mit dem Messer setzen, wissen wir schon, welche Knochenbrüche uns wo genau erwarten. Wir können mit diesem Gerät auch Projektile millimetergenau lokalisieren, ohne lange nach ihnen zu suchen, wie es bisher meist der Fall war. Auch abgebrochene Messerspitzen im Körper bedeuten keine Verletzungsgefahr mehr für den Obduzenten, da wir schon vorher wissen, wo sie im Körper stecken.«
Hauptkommissar Wittig zeigt sich beeindruckt, so wie alle seine Kollegen, die diese neue Technik das erste Mal im Obduktionssaal in Aktion erleben können. Er ist fasziniert von der Qualität der Darstellung und von der Möglichkeit, sich in allen Ebenen des Körpers zu bewegen, indem man einfach mit der Computermaus herumscrollt. So kann man Gewebeschichten nach Belieben virtuell entfernen und dann durch den – virtuell freigelegten – Knochen hindurchfahren, um in den Tiefen des Körpers nach pathologischen Befunden, Verletzungen, Fremdkörpern oder anderen Auffälligkeiten zu suchen.
Wie nützlich dieses Gerät für die kriminalpolizeiliche Arbeit ist, wird gleich bei diesem ersten Einsatz in einem großen Mordfall deutlich. Auf dem Bildschirm ist klar zu sehen, dass

Feldgärtners Ober- und Unterkiefer durch ein scharfkantiges Werkzeug zertrümmert worden sind. Eine fast zwölf Zentimeter lange Frakturlinie verläuft quer durch das Mittelgesicht. Auf Höhe der Hutkrempenlinie sehen wir zwei annähernd parallel zueinander verlaufende, scharfkantige Frakturlinien. Angesichts des Verletzungsmusters tippe ich spontan auf eine Axt oder ein Beil als Tatwaffe.

»Der Täter hat sein Opfer außerdem mit einem sehr langen einschneidigen Messer oder möglicherweise mit einem Stichwerkzeug ähnlich einem Samurai-Schwert attackiert«, fahre ich fort und deute auf die entsprechenden Stich- und Schnittverletzungen. »Wenn Sie uns mutmaßliche Tatwaffen bringen, scannen wir sie ebenfalls mit unserem CT und gleichen sie mit den Kopfverletzungen ab. Dann können wir exakt feststellen, ob sie zu den Verletzungen passen.«

Hauptkommissar Wittig betrachtet aufmerksam die skulpturenartige dreidimensionale Grafik des Schädels, der langsam um seine eigene Achse rotiert. »Irgendwelche Hinweise auf Schussverletzungen?«, fragt er.

Meine Kollegin Dr. Probst klickt sich durch das umfangreiche Bildmaterial, das Leon Feldgärtners Kopf von allen Seiten und bis in seine tiefsten Schichten mit beeindruckender Präzision dokumentiert.

»Keine metallischen Objekte«, erklärt sie. »Der Mann hat nicht einmal Zahnfüllungen aus Metall. Und schon gar keine Kugel im Gehirn.«

Offensichtlich wurde Feldgärtner durch massive Gewalteinwirkung gegen sein Gesicht und seinen Schädel getötet.

»Welche der zahlreichen Verletzungen todesursächlich war, können wir aber erst nach der eigentlichen Obduktion sagen«, füge ich hinzu. »Ganz ohne das Aufschneiden von Toten wird es auch künftig in der Rechtsmedizin nicht zugehen.«

Die konventionelle Obduktion kann schon deshalb nicht durch die neue pmMSCT-Technologie abgelöst werden, weil der Gesetzgeber in der Strafprozessordnung die Leichenöffnung zwingend vorschreibt. Unabhängig davon lassen sich Einblutungen im Gewebe und Blut in Organen, die uns die entscheidenden Hinweise auf die Todesursache liefern, durch Computertomographie nicht so gut darstellen wie bei einer herkömmlichen Obduktion. Die Stärken der pmMSCT liegen vor allem in der Darstellung knöcherner Strukturen und Brüche und bei der Lokalisation von Fremdkörpern, insbesondere wenn diese aus Metall sind.

In Fällen tödlicher Vergiftungen – sei es bei einem Drogentodesfall, beim klassischen Giftmord oder bei versehentlicher Überdosierung eines Narkosemedikaments – hilft die pmMSCT dagegen überhaupt nicht weiter. In der Rechtsmedizin wird diese großartige Innovation der Bildgebung deshalb immer nur ein zusätzliches Untersuchungswerkzeug sein. Für die Diagnose einer Vergiftung ist eine chemisch-toxikologische Untersuchung unerlässlich. Hierfür benötigt man nun mal Blut, Körperflüssigkeiten und Organproben, und die kann man nur asservieren, wenn man den Verstorbenen aufschneidet.

Nicht zu unterschätzen ist auch eine weitere Stärke der pmMSCT. Selbst gewaltintensive Tötungsdelikte wirken durch die blutfreie und abstrakte Darstellung viel erträglicher als auf Farbfotos. Für Kriminalisten und Rechtsmediziner spielt das keine große Rolle, denn wir sind den Anblick gewöhnt. Aber für einige Verteidiger und Richter macht das sicher einen gewaltigen Unterschied – und ganz bestimmt für die Schöffen bei Mordprozessen, die ja keine Berufsrichter sind. Wenn sie die Obduktionsfotos vorgelegt bekommen, sind sie von dem knallroten Blut auf den Bildern oftmals so fasziniert, dass sie den Ausführungen des Sachverständigen nicht mehr mit der nötigen Aufmerksamkeit lauschen.

Nachdem wir uns anhand der CT-Bilder einen ersten Eindruck verschafft haben, beginnen Dr. Probst und ich, unterstützt von unserer Sektionsassistentin Katharina Gersten, mit der Obduktion des Kopfes. Als Erstes sehen wir uns die Tätowierungen genauer an, mit denen Leon Feldgärtners Kopf geschmückt ist. Hinter dem linken und dem rechten Ohr ist jeweils ein Segelschiff von gut fünf Zentimeter Länge eintätowiert. Erst nachdem Katharina Gersten das Haupthaar an der linken Kopfseite des Toten abrasiert hat, kommt ein bogenförmiger Schriftzug zum Vorschein, der um das Ohr herumläuft: *Live to shave.*

»Dann steht über dem rechten Ohr garantiert *Shave to live*«, sage ich voraus und treffe damit ins Schwarze. Nachdem die Sektionsassistentin auch die rechte Kopfhälfte rasiert hat, ist die von mir prophezeite Inschrift klar und deutlich zu lesen. Jeder der beiden bogenförmigen Schriftzüge ist rund 19 Zentimeter lang.

Hauptkommissar Wittigs fragender Blick ist mir nicht entgangen. »Das mit *Shave to live* war geraten«, sage ich zu ihm. »Ich habe diesen Kopf noch nie gesehen, geschweige denn vorher schon einmal bei seiner Rasur zugeschaut.«

Wir zählen insgesamt 52 Gesichts- und Kopfverletzungen, die auf stumpfe, halbscharfe und scharfe Gewalteinwirkung zurückzuführen und in bestimmten Kopf- und Gesichtsregionen gruppiert sind – vor allem im Kieferbereich, in der Stirnregion und im Schädeldach. Ober- und Unterkiefer sind linksseitig zertrümmert.

In der Rechtsmedizin werden unter dem Oberbegriff *Verletzungen durch scharfe Gewalteinwirkung* Stich- und Schnittverletzungen subsumiert; also typischerweise durch Messer, Schwerter, Scheren oder andere Werkzeuge mit scharfen Klingen verursachte Wunden. Folgen *halbscharfer Gewalteinwirkung* sind Verletzungen durch Beile oder Äxte oder andere Werkzeuge beziehungsweise Instrumente mit scharfen Kanten wie Schraubenzieher oder Meißel. *Stumpfe Gewalteinwirkung* schließlich ist der Oberbegriff für ganz unterschiedliche, flächenhaft auf den Körper einwirkende Gewaltformen wie Schläge mit der Faust oder Knüppeln, Fußtritte, aber auch der

Aufschlag des Körpers auf harten Untergrund oder auf Gegenstände bei einem Sturz.

Wie brutal der Täter in unserem Fall mit einem scharfkantigen Werkzeug – sehr wahrscheinlich einer Axt oder einem Beil – zugeschlagen hat, zeigt ein klaffender Defekt des tiefen Rachens von Leon Feldgärtner. Die Einblutungen in dem umgebenden Weichgewebe und der Muskulatur beweisen, dass der junge Mann zu diesem Zeitpunkt noch am Leben war. Diese schwerste Verletzung seines Gesichtsschädels führte in Verbindung mit der massiven Blutaspiration in Bronchien und beiden Lungenflügeln, die wir bei der Obduktion seines Torsos festgestellt hatten, letztlich zum Tode.

Das Stirnbein ist durch zwei scharfkantige Brüche gespalten. Darüber hinaus stellen wir allein in der rechtsseitigen Scheitelregion sieben scharfkantige Verletzungen fest, die unterblutet sind, also dem Opfer ebenfalls mit Sicherheit zu Lebzeiten zugefügt wurden. Das knöcherne Schädeldach ist gleichfalls durch Axt- oder Beilhiebe zerstört, die Hirnmasse liegt frei. Auch diese Verletzung wurde dem Opfer beigebracht, als es noch am Leben war.

»Der Täter, den Sie suchen, Herr Wittig«, fasse ich um 4:30 Uhr morgens unser Obduktionsergebnis zusammen, »ist mit unbedingtem Tötungswillen und außergewöhnlicher Brutalität vorgegangen. Er hat mit einer Axt oder einem Beil über einen längeren Zeitraum systematisch auf Gesicht und Kopf eingeschlagen, während sein Opfer noch am Leben war. Letztlich ist Leon Feldgärtner an einem Schädel-Hirn-Trauma verstorben. Aber falls er auch nur einige dieser Axthiebe bewusst miterlebt hat, muss er höllische Schmerzen erlitten haben. Auch mindestens ein Messer kam zum Einsatz, wobei aufgrund der Fäulnisveränderungen von Gesichts- und Kopfhaut und darunterliegendem Weichgewebe nicht sicher abzugrenzen ist, welche Stiche und Schnitte ihm noch zu Lebzeiten zugefügt wurden. Und dann wurde ihm noch mit einem stumpfen Gegenstand auf den Kopf geschlagen. Worum es sich bei diesem

Gegenstand handelte, lässt sich allerdings zum jetzigen Zeitpunkt noch nicht sagen.«

Genau eine Woche nach Auffindung des Torsos durch die beiden Angelfreunde meldet sich bei der Kriminalpolizei telefonisch ein Zeuge. Seit die Ermittler die Bevölkerung über die Medien um Mithilfe gebeten haben, stehen bei der Mordkommission die Telefone nicht mehr still. Wie in solchen Fällen leider üblich, nutzen zahlreiche Zeitgenossen die Gelegenheit, sich wichtigzutun, einen unliebsamen Nachbarn anzuschwärzen oder die Polizei schlichtweg zum Narren zu halten.

Der Zeuge aber, der am Abend des 14. Juli bei der Kripo anruft, hat etwas Wichtiges mitzuteilen. Sein Name ist Olaf Haase. Er ist Mitte dreißig und betreibt die Gaststätte *Zum Skorpion* in Berlin-Schöneberg. Der diensthabende Beamte hört sich nur kurz an, was Haase zu sagen hat. Dann stellt er ihn direkt zu Dominic Wittig durch.

»Meine Kneipe liegt mitten im Kiez«, erklärt Haase dem Hauptkommissar, nachdem er sich vorgestellt hat. »Unter meinen Stammgästen sind einige schräge Vögel, wenn Sie verstehen, was ich meine.«

Das verstehe er durchaus, wirft Wittig ein, da der *Skorpion*-Wirt spürbar zögert, weiterzusprechen. »Was wollen Sie uns mitteilen, Herr Haase?«

Der Anrufer atmet tief durch. »Also, einer meiner Stammgäste heißt Hank«, fährt er fort. »Der Kerl ist aus New York und säuft an durchschnittlichen Abenden doppelt so viel wie alle anderen zusammen. Er arbeitet als Tätowierer im Nadelstudio *Holy House* – das ist hier gleich um die Ecke.«

Das *Holy House*, überlegt Wittig fieberhaft. Auf diesen Tattoo-Laden sind sie doch vor kurzem gestoßen! Aber in welchem Zusammenhang?

»Hat dieser Hank auch einen Nachnamen?«, hakt er nach, da der Wirt am anderen Ende der Leitung erneut zu verstummen droht.

»Ich kenne nur den Vornamen«, gibt Haase zurück. »Hank jedenfalls hat mir gestern Abend erzählt, dass er mit diesem Österreicher zusammen Wodka getrunken hat. Mit dem, der kurz danach von dem Puzzle-Mörder kaltgemacht worden ist.«

Hauptkommissar Wittig ist jetzt hellwach. »Wann und wo soll das gewesen sein?«, fragt er. »Hat Hank darüber auch etwas gesagt?«

»Zu mir jedenfalls nicht«, antwortet Olaf Haase. »Als er mir das erzählt hat, war er sowieso schon ziemlich hinüber.«

Dominic Wittig bedankt sich beim Wirt des *Skorpion* und kündigt an, dass gleich morgen zwei Kriminalbeamte bei ihm vorbeischauen werden, um seine Aussage aufzunehmen.

»Geht klar«, entgegnet Haase. »Aber Hank braucht nicht zu wissen, von wem Sie den Tipp haben.«

Der Hauptkommissar wird bei diesen Worten noch hellhöriger. »Haben Sie Angst, dass er Ihnen etwas antun könnte?«, fragt er. »Neigt dieser Hank vielleicht zu Gewalttätigkeiten?«

Doch zu diesem Punkt will sich Olaf Haase lieber nicht äußern. Er druckst noch ein wenig herum und beendet dann so rasch wie möglich das Gespräch.

Als der Hauptkommissar den Hörer auflegt, fällt ihm ein, woher ihm der Name *Holy House* so bekannt vorkommt. Nachdem sie den Namen des Opfers herausgefunden hatten, durchforsteten seine Mitarbeiter routinemäßig das Internet nach Hinweisen auf Leon Feldgärtner. Dabei stießen sie auf eine Facebook-Seite, die der Österreicher unter dem Namen *Ösi-Nadler* betrieben hat. Dort hat Feldgärtner in einer Liste der angesagten Berliner Tattoo-Studios auch das *Holy House* aufgeführt. Daraufhin fragten zwei Ermittler in dem Nadelstudio nach. Doch vom Betreiber des *Holy House,* einem flächendeckend tätowierten Althippie mit schulterlangen grauen Haaren, erfuhren sie lediglich, dass Leon Feldgärtner am 4. oder 5. Juli dort gewesen sei und sich nach einem Job erkundigt habe.

Am 7. Juli, überlegt Wittig, wurde der Rollkoffer mit dem Torso darin gefunden. Da war Feldgärtner nach Einschätzung der Rechtsmediziner seit zwei bis drei Tagen tot. Wenn er am 4. oder 5. Juli im *Holy House* war, kann es sehr gut sein, dass er dort diesen Hank getroffen und sich mit ihm verabredet hat, um über ihren gemeinsamen Beruf zu sprechen. Zumindest also dürfte Hank einer der letzten Zeugen sein, die Leon Feldgärtner lebend gesehen haben.

Ein Zeuge – oder möglicherweise auch mehr.

Am nächsten Tag, einem Freitag, suchen Hauptkommissar Wittig und Oberkommissarin Lückertz gleich am Vormittag das Tattoo-Studio *Holy House* in Schöneberg auf. Sie erkundigen sich nach einem Gasttätowierer namens Hank und werden an einen jungen Mann verwiesen, der in einem Nebenraum bei einer Tasse Kaffee sitzt.

Dominic Wittig und Beate Lückertz zücken ihre Dienstausweise und treten durch die geöffnete Tür in die kleine Teeküche ein. »Kriminalpolizei, Mordkommission«, sagt der Hauptkommissar. »Sind Sie Hank?«

Der junge Mann nickt. »Hank Burren.« Unaufgefordert zieht er seinen amerikanischen Pass aus der Brusttasche seines Jeanshemds und schiebt ihn über den Tisch zu Wittig. »Ich habe Sie schon erwartet«, fügt er hinzu. »Olaf hat mir erzählt, dass die Polizei in der Szene herumfragt, wer mit Leon herumgegangen hat – am Tag, an dem er getötet wurde.«

»Und – haben Sie am 5. Juli mit Leon Feldgärtner herumgehangen?«, hakt Oberkommissarin Lückertz nach.

Hank Burren nickt, ohne von seiner Kaffeetasse aufzusehen. »Wir haben an dem Tag zusammen was getrunken«, sagt er. »Aber wir waren keine Kumpels – ich kannte ihn kaum.«

Die beiden Kriminalbeamten wechseln einen Blick. Beate Lückertz schließt die Tür der Teeküche, dann nehmen sie und Dominic Wittig gegenüber von Hank Burren an dem schmalen Küchentisch Platz.

»Also erzählen Sie einfach mal, was am Montag vor zwei Wochen passiert ist«, ermuntert ihn der Hauptkommissar.

»Da gibt es nicht viel zu erzählen«, murmelt Hank Burren.

Burren spricht ein holpriges Deutsch mit starkem amerikanischem Akzent. Er ist 29 Jahre alt, trägt einen Vollbart und ist von kräftiger Statur. Jeder Zentimeter seiner sichtbaren Haut ist mit Tätowierungen bedeckt. Anders als Leon Feldgärtner scheint Hank Burren Motive aus der Welt der Reptilien zu bevorzugen.

»Leon ist irgendwann am Nachmittag hier im Studio aufgekreuzt«, fährt er fort. »Er hat nach einem Job gefragt, aber der Chef hat gesagt, dass er im Moment keine weiteren Tätowierer braucht.«

Hank Burrens Hand zittert unübersehbar, als er seinen Pass wieder entgegennimmt und in der Brusttasche verstaut. Auf Hauptkommissar Wittig macht er einen äußerst angespannten Eindruck. Außerdem ist Burren offenkundig verkatert.

»Wir sind dann irgendwie ins Gespräch gekommen«, fährt der Amerikaner fort. »Leon hat mich gefragt, ob ich einen Tipp für ihn hätte – wegen einem neuen Job. Ich habe gesagt, ich würde darüber nachdenken. Wir könnten ja am Abend ein paar Gläser zusammen trinken, wenn ich mit der Arbeit fertig wäre.«

Burren hebt seine Tasse, trinkt einen Schluck und verzieht das Gesicht. Seine Augäpfel sind mit Netzen aus geplatzten Äderchen überzogen – der Mann ist ganz offensichtlich Alkoholiker, sagt sich Wittig. Sehr viel lieber als diesen Kaffee würde er jetzt zweifellos eine Flasche Bier oder einen Wodka kippen.

Kurz vor Ladenschluss sei Leon Feldgärtner dann wieder hier gewesen, fährt Burren fort. Sie hätten zusammen ein paar Dosen Energy-Wodka getrunken und allgemein über die Tattoo-Szene geredet.

»Bei der Suche nach einem neuen Job konnte ich ihm nicht weiterhelfen«, erklärt der Amerikaner weiter. »Aber irgendwie sind wir ins Reden gekommen. Er hat von seiner Heimatstadt Wien erzählt, und vor allem wollte er von mir wissen, wie es in New York mit Tätowierer-Jobs aussieht. Ich hab ihm von Brooklyn erzählt – dort habe ich bis vor einem halben Jahr gewohnt. ›Glaub mir, da willst du nicht wirklich hin‹, habe ich ihm versichert. ›Verglichen mit der Ecke von Brooklyn, in der ich aufgewachsen bin, ist Berlin der reinste Ponyhof.‹«

Hank Burren unterbricht sich und schaut verwirrt um sich. Anscheinend hat er den Faden verloren.

Dominic Wittig und Beate Lückertz wechseln einen Blick. Ausfallerscheinungen, wie sie der junge Amerikaner hier an den Tag legt, sind typische Folgen von starkem und häufigem Alkoholmissbrauch. Genauso wie Veränderungen der Persönlichkeit.

»Und wie ging es dann weiter, Herr Burren?«, fragt die Oberkommissarin. »Nachdem Sie und Herr Feldgärtner hier im Studio etwas getrunken hatten?«

»Wir sind drüben am Nollendorfplatz in die U-Bahn gestiegen und zusammen zum Innsbrucker Platz gefahren«, antwortet Burren. »Dort gibt es einen Lidl-Markt, und da haben wir Orangensaft und eine Flasche Wodka gekauft.«

Mit einem Mal wirkt er überhaupt nicht mehr geistesabwesend, sondern hochkonzentriert. So als hätte er sich jedes Wort, das er nun sagt, vorher zurechtgelegt.

»Wir haben uns auf eine Bank in der Nähe gesetzt und noch was getrunken«, fährt er fort, »Viel geredet haben wir nicht mehr. Irgendwann hat sich Leon verabschiedet, und ich bin nach Hause gegangen – ich habe ein Zimmer in der Leisterstraße 13, gleich hier um die Ecke.«

Hauptkommissar Wittig sieht ihn nachdenklich an. Bisher haben sie nichts Greifbares gegen Hank Burren in der Hand. Aber er spürt, dass der junge Amerikaner ihnen etwas verschweigt.

»Waren Sie eigentlich schon mal in Oberschöneweide?«, fragt er in beiläufigem Tonfall.

Auch mit dieser Frage hat Hank offenbar gerechnet. »Da ist doch das *Hellhound*, diese Heavy-Metal-Disco«, antwortet er, wie aus der Tätowierpistole geschossen. »Klar war ich da schon mal – das ist aber schon vier Wochen her.«

Dominic Wittig wirft seiner Kollegin erneut einen Blick zu. Wie glaubwürdig ist das, fragt er sich, dass sich ein Trinker spontan so genau erinnert, wo er vor einem Monat war?

Aber der erfahrene Hauptkommissar hakt nicht sofort nach. Stattdessen stellt er Hank Burren ein paar Fragen zu seinen persönlichen Verhältnissen. Wie lange er schon im *Holy House* arbeite. Ob es ihm in New York oder in Berlin besser gefalle. Ob er in der Leisterstraße 13 allein oder mit jemandem zusammen lebe.

Hank Burren beginnt sich sichtlich zu entspannen. Anscheinend glaubt er, dass er das Schlimmste überstanden hat und die Kriminalbeamten keinen Verdacht geschöpft haben. So kommt er erneut ins Erzählen. Seit einem Vierteljahr sei er mit einem deutschen Mädchen zusammen. »Sie heißt Lara Rossbach, sieht top aus, wir verstehen uns großartig!«, schwärmt er und gönnt sich erneut einen Schluck Kaffee.

»Und wo wohnt Frau Rossbach?«, fragt Hauptkommissar Wittig.

»Alesundstraße«, murmelt Hank Burren. Er wirkt nun wieder ziemlich geistesabwesend.

»Bestimmt besuchen Sie Frau Rossbach doch auch öfter mal bei ihr zu Hause?«, erkundigt sich Beate Lückertz mit freundlichem Lächeln.

»Na klar«, gibt der Amerikaner zurück. »Lara hat eine tolle Wohnung und vor allem viel mehr Platz als in meiner engen Bude.«

Hauptkommissar Wittig beugt sich vor und sieht den Tätowierer durchdringend an. »Und wann haben Sie Lara Rossbach zuletzt besucht?«

Hank Burren wird mit einem Mal blass. »Vorgestern«, bringt er hervor.

»Dann erklären Sie uns mal, wie das zusammenpasst, Herr Burren«, hakt Wittig nach. »Eben noch haben Sie behauptet, dass Sie zuletzt vor einem Monat in Oberschöneweide waren! Dabei muss Ihnen doch klar sein, dass die Alesundstraße genauso wie das *Hellhound* in Oberschöneweide liegt – in unmittelbarer Nähe der Fundorte, an denen die Körperteile von Leon Feldgärtner entdeckt worden sind.«

Der Amerikaner starrt in seine Kaffeetasse. »Kann schon sein«, nuschelt er in seinen Bart. »Aber an dem Tag, als Feldgärtner umgebracht worden ist, war ich nicht in Oberschöneweide. Das habe ich doch schon gesagt!«, bricht es aus ihm heraus.

Er ballt seine Hände zu Fäusten. Die Adern an seinen Schläfen schwellen an, seine Augen funkeln mit einem Mal vor Wut.

»Ich habe mit Feldgärtner ein paar Wodka am Innsbrucker Platz gekippt«, stößt er hervor. »Dann haben wir uns getrennt, und die Nacht habe ich in meinem Zimmer hier in Schöneberg verbracht! Und jetzt lassen Sie mich in Ruhe!«

Dominic Wittig schüttelt den Kopf. »Ihre Vernehmung ist hiermit beendet, Herr Burren«, antwortet er. »Aber in Ruhe lassen können wir Sie trotzdem noch nicht – ganz im Gegenteil. Sie haben uns angelogen und sich dadurch verdächtig gemacht. Gibt es denn jemanden, der bezeugen kann, dass Sie den Abend des 5. Juli und die folgende Nacht in Ihrem Zimmer in der Leisterstraße verbracht haben?«

Hank Burren sackt auf seinem Stuhl in sich zusammen. »Nein, ich war die ganze Zeit allein«, murmelt er.

»Dann haben Sie bestimmt nichts dagegen, dass wir Ihr Mobiltelefon mitnehmen und die Handydaten auswerten«, sagt Oberkommissarin Lückertz. »Wenn Sie im fraglichen Zeitraum tatsächlich nicht in Oberschöneweide waren, bekommen Sie von Ihrem Provider ein hieb- und stichfestes Alibi.«

Hank Burren schaut noch einen Moment lang unentschlossen vor sich hin. Auch ihm muss klar sein, dass er im Grunde keine Wahl hat, denn sobald man ihn als Beschuldigten in dieser Angelegenheit führt, kann die Kriminalpolizei auch ohne seine

Einwilligung die Daten seines Handys auswerten lassen, um festzustellen, wo er sich am 5. und 6. Juli aufgehalten hat.

»Meinetwegen«, knurrt er schließlich, zieht sein Handy aus der Tasche und schiebt es über den Tisch zu Beate Lückertz.

Mobiltelefone buchen sich immer bei den jeweils nächstgelegenen Sendestationen ein. Anhand dieser Daten, die beim Provider für einen gesetzlich vorgeschriebenen Zeitraum gespeichert werden, kann man ziemlich genau feststellen, wo sich eine bestimmte Person – oder jedenfalls das auf ihren Namen angemeldete Gerät – zu einem bestimmten Zeitpunkt befunden hat.

Die Auswertung der Daten von Hank Burrens Handy liegt der Mordkommission noch am selben Tag vor. Sie ergibt, dass sich der Amerikaner entgegen seiner Behauptung am 5. Juli ab 21:40 Uhr in der Alesundstraße in Oberschöneweide aufgehalten hat, also in der Wohnung seiner Freundin Lara Rossbach oder im unmittelbaren Umkreis.

»Schick zwei Kollegen ins *Holy House*«, fordert Hauptkommissar Wittig seine Kollegin Lückertz auf. »Sie sollen Burren zu uns in die Dienststelle bringen. Wir vernehmen ihn noch einmal – diesmal als Beschuldigten.«

Am Nachmittag des 15. Juli sitzt Hank Burren den beiden Kriminalbeamten in einem Vernehmungszimmer der Mordkommission erneut gegenüber. Offensichtlich hat er im Verlauf des Tages bereits einige Dosen Energy-Wodka geleert. Aber er wirkt nicht benommen, sondern deutlich wacher und konzentrierter als bei seiner morgendlichen Vernehmung als Zeuge.

»Okay, da habe ich nicht ganz die Wahrheit gesagt«, räumt er ein, als Dominic Wittig ihn mit der Auswertung seiner Handydaten konfrontiert. »Ich bin an dem Abend doch noch raus nach Oberschöneweide gefahren.«

»Zusammen mit Leon Feldgärtner?«, fragt der Hauptkommissar.

Hank Burren nickt. »Eigentlich wollten Leon und ich noch in die Kneipe *Zum Scharfrichter* gehen«, erklärt er. »Aber als wir in Schöneweide aus der S-Bahn gestiegen sind, ist es plötzlich zwischen uns zum Streit gekommen. Ich weiß gar nicht mehr, worum es überhaupt ging. Jedenfalls haben wir uns geschlagen. Leon hat meine Faust auf die Nase bekommen und ist abgehauen – keine Ahnung, wohin. Ich bin dann direkt zu Lara gegangen. Fragen Sie sie doch selbst.«

Bei dieser Aussage bleibt Burren. Auf die Frage, warum er zuerst geleugnet habe, dass Feldgärtner mit ihm nach Oberschöneweide gefahren sei, antwortet er nur immer wieder: »Ich wollte keinen Ärger bekommen. Probleme mit Behörden hatte ich in meinem Leben schon genug.«

Der Hauptkommissar erklärt ihm, dass er vorläufig festgenommen sei und bis auf weiteres in Untersuchungshaft bleiben müsse. Nachdem Burren abgeführt worden ist, ordnet Wittig an, Lara Rossbach in ihrer Wohnung abzuholen und zur Dienststelle der Mordkommission zu bringen. Seine Kollegin Lückertz bittet er, bei den US-Behörden anzufragen, ob dort etwas gegen Hank Burren vorliegt.

Als die über Interpol angeforderten Informationen einige Tage später eintreffen, wird Hauptkommissar Wittig klar, auf welche »Probleme mit Behörden« Hank Burren angespielt hat.

In den USA hat Burren schon mit 13 Jahren seine erste Haftstrafe verbüßt: Nachdem er einen anderen Jugendlichen krankenhausreif geschlagen hatte, kam er für drei Monate in Jugendarrest. Das war jedoch nur der Anfang einer unrühmlichen Karriere. Seit seinem achtzehnten Lebensjahr wurde gegen Burren wegen insgesamt zwölf Gewaltverbrechen in verschiedenen US-Bundesstaaten ermittelt. Dabei ging es immer wieder um schwere Körperverletzung, in zwei Fällen aber auch um *»Erzwingen von sexuellem Kontakt ohne Einwilligung«*. Wegen schwerer Körperverletzung musste er schließlich für fünf Jahre hinter Gitter.

Nach seiner Haftentlassung schien sich Burrens Leben zunächst in geordneteren Bahnen zu bewegen. Er arbeitete als Tätowierer in Brooklyn und lebte mehrere Jahre lang mit einer Partnerin zusammen, die einen Sohn von ihm bekam. Die Frau war drogenabhängig, die Beziehung scheiterte, und danach begann Hank Burren hemmungslos zu trinken. Immer häufiger verlor er die Selbstkontrolle; diverse Entziehungsversuche endeten mit immer neuen Rückfällen. Er verlor seinen Arbeitsplatz, vagabundierte von einem Bundesstaat zum anderen, nahm Jobs an und verlor sie gleich darauf wieder, weil er ständig betrunken war und aus nichtigen Anlässen gewalttätig wurde.

Als die Staatsanwaltschaft von Louisiana im Januar 2011 erneut ein Verfahren gegen ihn wegen schwerer Körperverletzung einleitete, setzte sich Hank Burren nach Berlin ab. Hier fand er zwar rasch Arbeit im Tattoo-Studio *Holy House,* aber sein Alkoholproblem reiste mit ihm in die Alte Welt – und seine Neigung zu schwerer Gewalttätigkeit im Vollrausch anscheinend auch.

Von dieser umfangreichen Polizei- und Gerichtsakte wissen die Berliner Ermittler noch nichts, als Polizeikommissar Sascha Mogurski am Freitagnachmittag mit einem Kollegen nach Oberschöneweide fährt.

Die Alesundstraße verläuft parallel zur Spree. Haus Nummer 27 ist ein grauer Wohnblock aus den 1950er Jahren des letzten Jahrhunderts. Die Haustür steht offen. Ohne vorher zu klingeln, steigen Mogurski und Polizeiobermeister Denis Bahro in den dritten Stock hinauf. Laut Aussage von Hank Burren bewohnt Lara Rossbach unter dem Dach eine Zweizimmerwohnung mit Blick auf die Spree.

Als sie an der Wohnungstür klingeln, bleibt es drinnen zunächst still. Sie warten einen Moment, dann drückt Mogurski erneut auf den Klingelknopf.

Diesmal ist von drinnen lautes Poltern zu vernehmen. Für

Mogurski hört es sich an, als wären Putzeimer und Schrubber auf einen Steinboden gefallen.

»Frau Rossbach?«, ruft er und klopft vernehmlich gegen die Tür. »Kriminalpolizei! Bitte öffnen Sie!«

Aus der Wohnung schallt ein schriller Ausruf, weniger Fluch als hysterischer Schrei. »Ich komme gleich!«, lässt sich eine helle Frauenstimme vernehmen.

Wasser rauscht. Erneut ist Poltern und Scheppern zu hören. Dann endlich geht die Wohnungstür auf. Vor den beiden Polizisten steht eine junge Frau, die so erhitzt wirkt, als hätte sie gerade eben Leistungssport getrieben. Ihr T-Shirt ist unter den Achseln nass vor Schweiß. Ihre Wangen sind mit roten Flecken gesprenkelt. Aber weit kräftiger als der Schweißgeruch, der von ihr ausgeht, ist ein Geruch nach Putzmitteln, der Lara Rossbach wie eine Wolke umgibt.

Sascha Mogurski und Denis Bahro zeigen ihre Dienstausweise vor. »Wir müssen Sie bitten, uns zum Präsidium zu begleiten, Frau Rossbach«, sagt der Kommissar. »Wir brauchen Ihre Zeugenaussage im Mordfall Leon Feldgärtner.«

Die junge Frau macht ein Gesicht, als würde sie gleich in Tränen ausbrechen. »Ich kenne keinen Leon ... wie hieß der noch gleich?«

»Bitte begleiten Sie uns«, wiederholt Mogurski, ohne auf ihre Frage einzugehen. »Alles Weitere besprechen unsere Kollegen von der Mordkommission mit Ihnen.«

Der Putzmittelgeruch erfüllt kurz darauf auch das Polizeifahrzeug, in dem die Zeugin zur Vernehmung gebracht wird.

Dominic Wittig rümpft unwillkürlich die Nase, als Lara Rossbach in sein Dienstzimmer geführt wird. Sonderbar, sagt sich der Hauptkommissar. Kaum gerät Hank Burren unter Mordverdacht, da fällt es Lara Rossbach ein, in ihrer Wohnung gründlich Hausputz zu machen! Ob das bloßer Zufall ist?

Er beschließt, sie vorerst nicht nach dem Anlass für die drastische Reinigungsaktion zu fragen.

Stattdessen begrüßt er sie freundlich und bittet sie, Platz zu nehmen.

Lara Rossbach ist 23 Jahre alt und Auszubildende in einem Dentallabor in Wedding. Ihre Haare sind rot und türkis gefärbt; in Nase und Lippen trägt sie diverse Piercings, auf beiden Oberarmen und im Dekolleté-Bereich übergroße Tattoos.

»Hank Burren hat ausgesagt, dass er Sie am 5. Juli abends in Ihrer Wohnung aufgesucht hat«, beginnt Wittig die Zeugenvernehmung. »Trifft das Ihrer Erinnerung nach zu?«

Lara Rossbach nickt, ohne eine Sekunde lang nachzudenken. »Er ist gegen halb zehn gekommen.«

»Und daran erinnern Sie sich so genau?«, hakt der Hauptkommissar nach.

»Ich war gerade eingeschlafen«, antwortet Lara Rossbach. »Plötzlich hat es geklingelt, da bin ich hochgeschreckt und habe automatisch zum Wecker geschaut, um zu sehen, wie spät es war. Das würde doch jeder so machen, oder etwa nicht?«

Dominic Wittig zieht es vor, ihre Frage zu übergehen.

»Hat es Sie nicht gestört, dass Ihr Freund noch einen Begleiter mitgebracht hat, obwohl Sie schon zu Bett gegangen waren?«

Lara Rossbach sieht ihn übertrieben verständnislos an. »Was denn für ein Begleiter? Hank war allein – und dann sind wir gleich zusammen ins Bett!«

Dominic Wittig legt ihr eine Reihe von Fotos vor, die Leon Feldgärtner zu seinen Lebzeiten darstellen. »Denken Sie noch einmal nach«, empfiehlt er der jungen Frau. »Könnte es nicht sein, dass Hank am 5. Juli zusammen mit diesem Mann hier in Ihre Wohnung gekommen ist?«

Die junge Frau schüttelt den Kopf, ohne die Fotos zu beachten. »Hank war allein, wie oft soll ich das noch sagen?«

»Kennen Sie den Mann auf den Fotos?«, fragt Wittig.

Lara Rossbach wirft einen kurzen Blick auf die Bilder und schüttelt erneut den Kopf. »Nie gesehen«, behauptet sie. »Und nur um mich das zu fragen, lassen Sie mich quer durch die Stadt hierherbringen? Dabei habe ich den Polizisten, die mich abgeholt haben, doch gleich gesagt, dass ich keinen Leon Feldgarten kenne – oder was weiß ich, wie der heißen soll!«

Hauptkommissar Wittig lässt sich nicht anmerken, wie wenig ihn die schauspielerischen Bemühungen der jungen Frau überzeugen. »Aber den Schäfersee kennen Sie doch?«, fragt er.

Lara Rossbach nickt sichtlich widerwillig. »Da komme ich immer auf dem Weg zur Arbeit vorbei.«

Der Hauptkommissar schaut die Zeugin nachdenklich an. Rumpf, Arme und Beine des Toten wurden in der unmittelbaren Umgebung der Wohnung von Lara Rossbach gefunden. Der Fundort des Kopfes ist nicht weit von ihrer Arbeitsstätte in Wedding entfernt. Aber ist der jungen Frau wirklich zuzutrauen, dass sie sich an einem so brutalen Verbrechen beteiligt hat? Ist es vorstellbar, dass sie ihrem Freund geholfen hat, das Mordopfer zu zerstückeln, und dass sie den Kopf des Toten am nächsten Morgen in einer Tasche oder einem Rucksack mitgenommen hat, um ihn auf dem Weg zur Arbeit im Schäfersee zu entsorgen?

Beide Fragen beantwortet der Hauptkommissar im Stillen mit einem Ja. Es wäre nicht der erste Fall, in dem sich eine junge Frau aus Liebe zu ihrem Partner in ein blutiges Gewaltverbrechen verstrickt hat.

Er bedankt sich bei Lara Rossbach für ihre Aussage und erklärt die Zeugenvernehmung für beendet.

»Was für ein Putzmittel ist das eigentlich, mit dem Sie vorhin Ihre Wohnung geputzt haben?«, fragt er noch, als Lara Rossbach schon halb aus der Tür ist. »Der Geruch hängt Ihnen noch in der Kleidung«, fügt er hinzu. »Da hatten Sie es wohl mit besonders hartnäckigem Schmutz zu tun?«

Lara Rossbach steht wie versteinert auf der Türschwelle und starrt ihn an. Ihre Augen sind vor Schreck geweitet, ihr Mund zuckt unkontrolliert. Offenbar will sie etwas sagen, aber sie bringt kein Wort heraus.

Das war fast schon ein Geständnis, sagt sich der Hauptkommissar. Aber leider nur fast.

Im Verlauf des Wochenendes wird Hank Burren von Hauptkommissar Wittig und Oberkommissarin Lückertz stundenlang verhört. Zeitgleich schwärmen die Ermittler der Mordkommission in Oberschöneweide aus und spüren mehrere Zeugen auf, die Hank Burren und Leon Feldgärtner am 5. Juli abends in unmittelbarer Nähe der Wohnung von Lara Rossbach gesehen haben. Zwei vollbärtige junge Männer, beide stark tätowiert und betrunken, die sich lautstark unterhielten, der eine mit amerikanischem, der andere mit österreichischem Akzent – dieses sonderbare Duo hat sich etlichen Anwohnern in der Alesundstraße eingeprägt.

Unter dem Druck der Beweislast bricht Hank Burren nach insgesamt fast acht Stunden Verhör schließlich zusammen. Auch die erzwungene Alkoholabstinenz in der Untersuchungshaft macht ihm wohl zu schaffen. Am Sonntagvormittag jedenfalls zeigt er sich plötzlich gesprächsbereit.

»Ja, verdammt!«, stößt er hervor. »Leon war mit mir in Laras Wohnung. Wir haben dort weitergetrunken, und irgendwie sind wir dann in Streit geraten – ich weiß wirklich nicht mehr, weshalb. Wir haben uns gegenseitig mit den Fäusten bearbeitet – so und so!«

Er deutet Boxhiebe mit der Linken und der Rechten an.

»Aber ich wollte ihn nicht umbringen«, fährt er fort. »das ist einfach so passiert!«

Hank Burren schlägt wuchtig mit seiner linken Faust auf den Tisch des Verhörraums. »Leon hat einen linken Haken von mir abbekommen, und da ist er umgefallen. Ich habe mich gleich neben ihm hingekauert und es mit Herzmassage und sogar mit Mund-zu-Mund-Beatmung versucht.«

Burren schüttelt den Kopf und starrt auf seine Fäuste wie auf ungehorsame Kampfhunde, die ihm schon häufig Ärger eingebracht haben.

»Ich war höllisch betrunken«, fährt er fort. »Irgendwie schien es mir eine gute Idee, Leon ins Badezimmer zu schleppen und in die Wanne zu legen. Ich habe kaltes Wasser eingelassen und mir gesagt, wenn er friert, wird er schon zu sich kommen. Dann bin ich ins Bett gegangen und sofort eingeschlafen. Als ich am nächsten Morgen ins Bad gegangen bin, lag da dieser Tote in der Wanne. Mannomann!«

Er stöhnt auf und starrt düster vor sich hin.

»Mir ist erst nach und nach wieder eingefallen, was am Abend vorher passiert war«, fährt er fort. »Können Sie sich vorstellen, was das für ein Schock war?«

Hauptkommissar Wittig begnügt sich mit einem leichten Nicken. Durch unser Obduktionsgutachten weiß er, dass die Sache nicht ganz so abgelaufen sein kann, wie Hank Burren sie eben geschildert hat. Leon Feldgärtner ist nicht durch Faustschläge, sondern durch Hiebe mit einer Axt oder einem Beil in sein Gesicht und auf seinen Kopf getötet worden.

»Und was haben Sie dann gemacht?«, hakt Wittig nach.

»Mir war klar, dass der Tote wegmuss«, antwortet Hank Burren. »Also habe ich überlegt, wie ich ihn am einfachsten beseitigen kann. Dann bin ich losgegangen und habe eine Axt und ein Beil, zwei Rollkoffer und stabile Müllsäcke gekauft. Anschließend habe ich die Leiche zerteilt, die Einzelteile verpackt und fortgeschafft.«

Dominic Wittig beschließt, das Verhör an dieser Stelle zu unterbrechen. Er ist vollkommen übernächtigt, und auch der Beschuldigte scheint am Ende seiner Kräfte zu sein. Immerhin hat Burren ein Teilgeständnis abgelegt. Mit den Widersprüchen zwischen seiner Tatschilderung und dem Obduktionsgutachten können sie den Beschuldigten auch morgen noch konfrontieren.

Eines will Wittig aber doch noch wissen, bevor er Burren in seine Zelle zurückbringen lässt.

»Das Ganze hat sich in der Wohnung Ihrer Freundin abgespielt«, sagt er. »Was hat denn Lara dazu gesagt?«

Hank Burren reißt sich sichtlich noch einmal zusammen. »Lara war nicht dabei und hat von der ganzen Sache nichts mitbekommen«, behauptet er. »Gleich nachdem ich mit Leon bei ihr angekommen war, ist sie weggegangen. Sie hat bei einer Freundin übernachtet, und als sie am nächsten Tag nach der Arbeit wieder in ihre Wohnung kam, hatte ich schon alle Spuren beseitigt.«

Dominic Wittig denkt an den Putzmittelgeruch, der Lara Rossbach bei ihrer Vernehmung wie eine Wolke umhüllt hat. Sie war dabei, das sagt ihm sein Bauchgefühl. Die Frage ist aber, ob die junge Frau ihrem Freund geholfen hat, Feldgärtner zu töten, oder ob sie sich nur an der Beseitigung und vielleicht auch an der Zerkleinerung seiner Leiche beteiligt hat.

Am nächsten Tag wird Lara Rossbach erneut in die Dienststelle der Mordkommission gebracht. Dominic Wittig konfrontiert sie mit dem Geständnis, das Hank Burren am Wochenende abgelegt hat.

Oberkommissarin Lückertz weist sie darauf hin, dass sie nicht mehr als Zeugin, sondern als Beschuldigte vernommen werde, da sie bei ihrer ersten Vernehmung in wesentlichen Punkten nicht die Wahrheit gesagt habe.

»Ihr Freund Hank hat angegeben«, fährt Beate Lückertz fort, »dass Sie Ihre Wohnung verlassen hätten, kurz nachdem er mit Leon Feldgärtner bei Ihnen eingetroffen sei. Sie hätten die Nacht bei einer Freundin verbracht und seien erst am nächsten Tag nach der Arbeit zurückgekehrt. Trifft das zu?«

Lara Rossbach bejaht zögernd.

»Dann nennen Sie uns den Namen der Freundin, bei der Sie übernachtet haben«, fordert die Oberkommissarin sie auf.

Die junge Frau schaut mit ängstlichem Gesichtsausdruck von Beate Lückertz zu Dominic Wittig. »Wofür soll das gut sein?«, fragt sie. »Sie glauben doch nicht etwa, dass ich diesen Leon umgebracht habe?«

Dem Hauptkommissar platzt der Kragen. »Es geht hier nicht

um Glauben, sondern um Fakten!«, fährt er Lara Rossbach an. »Wir werden die Freundin, bei der Sie übernachtet haben wollen, befragen, wann genau Sie am Abend des 5. Juli bei ihr eingetroffen sind. Und wir werden Ihren Arbeitgeber befragen, ob und wann Sie am nächsten Tag zur Arbeit erschienen sind. Wenn Sie von beiden ein Alibi bekommen, sind Sie aus dem Schneider – wenn nicht, wird gegen Sie wegen Beihilfe zum Mord und wegen Strafvereitelung ermittelt. So einfach ist das!«

Lara Rossbach lässt den Kopf hängen und schweigt.

»Also was ist nun mit dem Namen der Freundin?«, beharrt Beate Lückertz.

Die junge Frau streicht sich mit einer fahrigen Handbewegung eine türkisfarbene Haarsträhne aus der Stirn. »Ich … ich war bei keiner Freundin«, bringt sie stockend hervor. »Hank ist plötzlich mit diesem Leon bei mir aufgetaucht, und ich hatte schon geschlafen. Sie sagten, sie wollten nur noch ein paar Gläser trinken, und ich sollte mich zu ihnen setzen. Also habe ich Wodka und Orangensaft geholt, und wir haben ein paar Gläser gekippt. Aber Hank war schon ziemlich hinüber, und wie immer, wenn er zu viel getrunken hat, wurde er …«

Sie beißt sich auf die Unterlippe und verstummt erneut.

»Sie wollen sagen, dass Ihr Freund aggressiv wird, wenn er getrunken hat. Ist das korrekt so?«, fragt Beate Lückertz.

Lara Rossbach nickt. »Der andere – also, dieser Leon – hatte auch schon einiges intus. Plötzlich haben sie beide herumgeschrien, sind aufgestanden und mit den Fäusten aufeinander losgegangen. Ich wollte dazwischengehen und habe einen ziemlich heftigen Schlag von diesem Leon abbekommen. ›Schaff den Kerl hier raus!‹, habe ich Hank angeschrien. ›Geh mal eine Runde um den Block!‹, hat Hank geantwortet. ›Wenn du zurück bist, ist der Typ weg! Ich verspreche es!‹ Ich hatte eine Höllenangst«, fügt Lara Rossbach hinzu. »Also bin ich weggerannt und mindestens eine Stunde lang ziellos durch die Straßen gelaufen. Und als ich zurückkam, war Leon … Er lag in meiner Wanne – und Hank schlug mit einem Beil auf ihn ein!«

»Haben Sie gesehen, ob Leon Feldgärtner da noch lebte?«, fragt der Hauptkommissar.

Die junge Frau bricht in Tränen aus. »Nein!«, schluchzt sie. »Er war schon tot!«

Sie schlägt die Hände vors Gesicht, ihr Körper zuckt in einem unkontrollierten Weinkrampf.

Dominic Wittig erklärt ihr, dass sie vorläufig festgenommen sei und bis auf weiteres in Untersuchungshaft bleiben müsse.

Oberkommissarin Lückertz weist zwei Polizistinnen an, die Beschuldigte in die JVA Moabit zu bringen. »Und sorgen Sie dafür, dass Frau Rossbach psychologisch betreut wird«, fügt sie hinzu.

Die junge Frau ist mit ihren Nerven offenbar ziemlich am Ende.

In den folgenden Wochen werden Hank Burren und Lara Rossbach noch mehrfach vernommen. Schritt für Schritt gelingt es Dominic Wittig und Beate Lückertz, die Ereignisse in der Nacht vom 5. auf den 6. Juli zu rekonstruieren.

Hank Burren räumt schließlich ein, dass er Leon Feldgärtner nicht nur mit seinen Fäusten attackiert habe. »Leon ist irgendwann ins Bad abgehauen«, erklärt er. »Ich bin hinter ihm her, und irgendwie hatte ich plötzlich dieses Beil in der Hand, das sonst immer im Wohnzimmer über der Couch hing. Lara fand das dekorativ, aber es war ein richtiges Beil mit einer scharfen Schneide und einem spitz zulaufenden Eisendorn auf der Rückseite. Leon ist in die Wanne gefallen, und ich war immer noch rasend vor Wut. Mit dem Beil habe ich ihm wieder und wieder ins Gesicht und auf den Kopf geschlagen – ich wusste, dass ich dabei war, ihn zu töten, aber ich konnte einfach nicht aufhören!«

Er unterbricht sich und schüttelt den Kopf. Mittlerweile sitzt er seit mehr als einem Monat in U-Haft, und die unfreiwillige

»Entziehungskur« scheint ihm gut zu bekommen. Er wirkt weniger fahrig und zeigt keine Ausfallerscheinungen mehr.

»Der verfluchte Alkohol!«, fügt er hinzu. »Er verwandelt dich in einen Teufel und macht dir dein Leben zur Hölle!«

Wittigs Mitleid mit Burren hält sich in engen Grenzen. Schließlich hat der Amerikaner nicht nur sich selbst die Hölle auf Erden bereitet, sondern sehr viel mehr noch seinem Opfer Leon Feldgärtner.

»Ihnen war also bewusst, dass Feldgärtner noch lebte, als Sie sein Gesicht und seine Schädeldecke mit dem Beil zertrümmert haben?«, fragt Dominic Wittig.

Burren zuckt mit den Schultern. »Ich wollte, dass er endlich tot ist«, antwortet er. »Warum sonst hätte ich mit dem Beil auf ihn einschlagen sollen?«

»Aus Grausamkeit«, gibt der Hauptkommissar zurück. »Aus Ihren Vorstrafen ergibt sich ganz klar, dass es Ihnen Spaß macht, anderen Schmerzen zuzufügen. Sie selbst haben ja zugegeben, dass Sie kein anderes Motiv hatten, Feldgärtner zu töten. Sie wollten zusehen, wie ein Mensch auf möglichst qualvolle Weise stirbt.«

Hank Burren hebt abwehrend beide Hände. »Nein, so war das nicht!«, ruft er aus. »Wir waren beide betrunken, darum sind wir wegen irgendeinem Mist in Streit geraten. Und dann bin ich ausgerastet und wollte ihn töten, das stimmt! Aber mit dem Beil habe ich nur deshalb auf ihn eingeschlagen, weil ich es mit bloßen Händen einfach nicht geschafft habe, ihn umzubringen. Ich bin doch kein Sadist, verdammt noch mal!«

Hauptkommissar Wittig wechselt einen Blick mit seiner Kollegin Lückertz. Stillschweigend kommen sie überein, diesen Punkt vorerst auf sich beruhen zu lassen.

Natürlich ist ihnen beiden bewusst, was Dr. Lilienthal und ich in unserem ersten Obduktionsgutachten ausgeführt haben: Mit rechtsmedizinischen Mitteln lässt sich nicht rekonstruieren, welche Verletzung Leon Feldgärtner als Erstes zugefügt wurde. Somit ist nicht auszuschließen, dass er zuerst die Verletzung erlitten hat, die zur Zertrümmerung von Ober- und Unterkiefer, damit zur Bluteinatmung und zum Verlust des Bewusstseins führte. Das Mordmerkmal der Grausamkeit kann Hank Burren deshalb mittels der rechtsmedizinischen Untersuchungsergebnisse nicht nachgewiesen werden. Also können die Kriminalbeamten nur versuchen, Burren oder Lara Rossbach auch in diesem Punkt zu einem Geständnis zu bewegen.

»Als Frau Rossbach zurückgekommen ist und gesehen hat, dass Sie mit dem Beil auf Feldgärtner eingeschlagen haben«, fragt die Oberkommissarin, »wie hat sie da reagiert?«

Burren stöhnt auf und rauft sich den Bart. »Sie hat geschrien: ›Hör auf! Hör verdammt noch mal auf!‹«, murmelt er. »Da erst bin ich zu mir gekommen und habe gesehen, dass Leon längst tot war. Sein Gesicht und sein Schädel waren völlig zerstört.«

»Und was haben Sie dann gemacht?«, fragt Hauptkommissar Wittig.

Hank Burren ballt seine Rechte zur Faust und schlägt sie sich wuchtig gegen die Stirn. »Was ich dann gemacht habe? Ich bin mit Lara in die Kneipe *Zum Scharfrichter* und habe erst mal ein paar doppelte Wodka gekippt. Lara hat die ganze Zeit geheult und immer wieder gesagt, dass sie zur Polizei gehen muss. Ich habe sie beschworen: ›Geh nicht zur Polizei! Sonst bin ich erledigt!‹ Irgendwann hatte ich sie so weit. Sie war damit einverstanden, dass wir die Leiche verschwinden lassen würden. Und sie hat mir versprochen, niemandem etwas zu verraten. Schon gar nicht der Polizei!«

Es war bereits vier Uhr früh, als Hank Burren und Lara Rossbach in die Dachwohnung in der Alesundstraße zurückkehrten. Die junge Frau stand immer noch unter Schock – jedenfalls sagt sie das bei ihrer nächsten Vernehmung aus. Und zumindest in diesem Punkt glauben ihr die Kriminalbeamten uneingeschränkt.

Ganz anders sieht es jedoch mit der Frage aus, ob und inwiefern Lara Rossbach ihrem Freund geholfen hat, die Leiche zu beseitigen und damit die Tat zu vertuschen. Nach übereinstimmenden Aussagen der beiden Beschuldigten gingen sie am frühen Morgen des 6. Juli folgendermaßen vor: Zurück in der Wohnung, begab sich Hank ins Badezimmer, wo er den Toten bis auf die Unterhose entkleidete. Erneut schlug er mit dem Beil auf den Körper von Leon Feldgärtner ein – diesmal jedoch in der Absicht, ihn in transportable Stücke zu zerteilen. Doch er musste feststellen, dass das Beil für diesen Zweck nicht geeignet war. Er brauchte eine größere Axt, ein schärferes Beil oder irgendein anderes geeignetes Werkzeug, um Kopf, Arme und Beine vom Rumpf zu trennen.

Mit einem Hammer und einem Fleischermesser aus Laras Haushaltsbeständen versuchte er, die Zähne aus Ober- und Unterkiefer des Toten herauszubrechen, um die Identifizierung zusätzlich zu erschweren.

»Aber auch das hat nicht richtig funktioniert«, gibt er bei seiner vierten Vernehmung durch Hauptkommissar Wittig zu Protokoll. »Ich war vollkommen fertig. Lara war mit ihren Nerven sowieso am Ende. Mittlerweile war es sieben Uhr früh. Wir beschlossen, erst einmal ein paar Stunden zu schlafen.«

Vorher rief Lara noch bei dem Dentallabor in Wedding an und meldete sich für diesen Tag krank. Dann gingen sie ins Bett.

Am späten Vormittag des 6. Juli fuhr Hank Burren zu einem nahe gelegenen Shoppingcenter und kaufte alles ein, was er zur Beseitigung der Leiche und der Blutspuren brauchte: ein großes Beil, eine Axt, die beiden Rollkoffer, Abfallsäcke und ein ganzes Sortiment starker Reinigungsmittel.

Anschließend zerhackte er in Lara Rossbachs Badezimmer die Leiche in insgesamt sieben Teile. Zusammen mit Lara verpackte er den Kopf in einen Plastikbeutel, Arme und Unterschenkel in zwei weitere Plastiksäcke. Den Torso und den unteren

Teil des Rumpfs verstauten sie in den beiden Rollkoffern, nachdem sie auch diese Körperteile in Müllsäcke verpackt hatten.

Leon Feldgärtners Kleidung entsorgten sie im Hausmüll, genauso wie den größten Teil seiner Organe, die aus dem zerhackten Rumpf hervorgequollen waren.

»Haben Sie Ihrem Freund auch geholfen, die Leiche zu zerstückeln?«, wird Lara Rossbach von den Ermittlern gefragt.

Sie verneint entschieden. Das Zerteilen der Leiche habe Hank ganz allein besorgt. Sie habe nur den Kopf des Toten am nächsten Tag in ihrem Rucksack mitgenommen und auf dem Weg zur Arbeit im Schäfersee versenkt. Die anderen Körperteile habe Hank allein nach draußen geschafft und unweit ihrer Wohnung in die Spree geworfen. Zusammen hätten sie am Abend dann noch das Bad, den Flur und das Wohnzimmer geputzt. Alles sei voller Blut gewesen.

Hank habe sie nochmals angefleht, nicht die Polizei zu informieren. Sie habe es ihm versprochen. »Er war meine große Liebe«, erklärt sie unter Tränen. »Wir wollten nächstes Jahr heiraten. Ich fand es schrecklich, dass er einen Menschen getötet hat – aber ich konnte doch nicht zur Polizei gehen und ihn anzeigen!«

Auch Hank Burren erklärt bei jeder Vernehmung aufs Neue, dass Lara Rossbach keinerlei Schuld treffe. Er allein habe Leon Feldgärtner getötet und die Leiche zerstückelt, um seine Tat zu vertuschen. Außerdem beteuert er immer wieder, dass er sein Opfer keineswegs habe quälen wollen. »Ich wollte, dass er endlich tot ist – nur deshalb habe ich mit dem Beil auf sein Gesicht und seinen Schädel eingeschlagen.«

Nach eigener Aussage haben Hank Burren und Lara Rossbach den Tatort am Tag danach gründlich gereinigt. Fast zwei Wochen später, als Lara Rossbach zu ihrer ersten Zeugenaussage abgeholt wurde, stach Polizeikommissar Mogurski ein starker Putzmittelgeruch in die Nase – offenbar hat die junge Frau an diesem Tag nochmals zu Lappen und Schrubber gegriffen, um übersehene Blutspuren zu beseitigen. Schließlich war Hank Burren zu diesem Zeitpunkt bereits unter Verdacht geraten – und Lara Rossbach musste damit rechnen, dass ihre Wohnung über kurz oder lang kriminaltechnisch untersucht werden würde.

Doch die Mühen der mehrfachen Reinigung hätte sie sich sparen können. Blutspuren so vollständig zu beseitigen, dass sie trotz moderner Untersuchungsmethoden nicht mehr nachweisbar sind, ist fast unmöglich. Selbst unter einem neuen Farbanstrich lassen sich sogenannte *latente Blutspuren* auffinden. Mit innovativen Hilfsmitteln wie dem Blutnachweismittel *Luminol* und der mobilen Spektralleuchte *Lumatec superlite 400* kann man fluoreszierende Spuren von Blut oder Sperma auch dann noch sichtbar machen, wenn sie durch Putzmittel weitestgehend beseitigt worden sind.

Einige Wochen, nachdem Hank Burren und Lara Rossbach ihre Geständnisse abgelegt haben, beauftragt die zuständige Staatsanwaltschaft unser rechtsmedizinisches Institut, ein *Blutspurengutachten* zu erstellen. Zusammen mit meinem Kollegen Dr. Lilienthal und Kriminaloberkommissarin Beate Lückertz mache ich mich Ende Juli am Tatort an die Arbeit. Es gilt, jeden Quadratmillimeter der Wohnung – Fußboden, Wände, Decke – auf das Vorhandensein von noch so kleinen Blutspuren zu untersuchen. Denn die können uns alles über das Tatgeschehen erzählen, was Hank Burren und Lara Rossbach bisher nicht preisgeben wollten.

Durch erfolgreiche TV-Serien wie *Dexter* sind Blutspurenanalysen als Mittel kriminalpolizeilicher und rechtsmedizinischer Tatortarbeit in den letzten Jahren populär geworden. Doch die physikalischen, chemischen und ballistischen Eigenschaften von Blut sind bereits seit dem 19. Jahrhundert bekannt, und die Analyse von Blutspuren am Tatort gehört seit jeher zu unserem Alltag in der Rechtsmedizin.

Auch wenn umgangssprachlich von »Blutstropfen« die Rede ist, hat Blut außerhalb des Körpers keine Tropfen-, sondern eine Kugelform. Beim Auftreffen von Blut auf eine Kollisionsfläche – etwa auf eine Steinwand – entstehen charakteristische Spritzmuster. Von der Größe, Menge und Verformung der »Tropfen« und ihrem Verteilungsmuster können Blutspurenexperten auf die Art und Intensität der zugrundeliegenden Gewalteinwirkung rückschließen.

Dabei gilt generell: Beim Zuschlagen mit einem stumpfen oder scharfen Gegenstand spritzt (frühestens) ab dem zweiten Schlag Blut. Wenn in drastischen Filmszenen schon nach dem ersten Schlag auf den Kopf eines Opfers reichlich Blut spritzt, ist das zwar sehr effektvoll, aber von der Realität weit entfernt. Mit dem ersten Schlag wird ja zunächst die blutende Wunde erzeugt, und erst die darauffolgenden Schläge treffen in das in der Wunde angesammelte Blut und lassen es herumspritzen.

Je feiner die Blutspritzer, je kleiner also die einzelnen »Tropfen«, desto höher ist die Geschwindigkeit, mit der das Schlagwerkzeug die bereits blutende Wunde getroffen hat.

Blutspritzer mit einer Größe von einem bis vier Millimetern werden im Fachjargon »*medium velocity impact spatter*« genannt (der deutsche Wissenschaftler kann sich nicht so kurz wie die angloamerikanischen Kollegen fassen und spricht von »Blutspritzern, die durch ein Objekt verursacht werden, das mit mittlerer Geschwindigkeit auf den blutigen Bereich auftrifft«); bei Blutspritzern ab vier Millimeter Größe spricht man von »*low velocity impact spatter*« (»durch ein langsam auftreffendes Objekt verursacht«). Aus dem Auftreffwinkel der Blutspritzer und ihrem Verteilungsmuster lässt sich außerdem rekonstruieren, wo genau sich das Opfer im Raum befunden haben muss, als es von dem Schlag in eine blutende Wunde getroffen wurde.

Bereits unmittelbar nach Lara Rossbachs Verhaftung ist ihre Wohnung in der Alesundstraße kriminaltechnisch untersucht worden. Dabei hat das KTU-Team »zahlreiche getrocknete rötlich-bräunliche und wie geputzt aussehende Spuren« unter anderem an den Wänden im Flur und im Badezimmer entdeckt und analysiert. Die DNA-Untersuchung dieser Spuren hat eindeutig erwiesen, dass es sich um Blut von Leon Feldgärtner handelt. Bei unserer erneuten Untersuchung des Tatortes geht es nun um die Frage, ob die Blutspurenmuster mit den Tatschilderungen der beiden Beschuldigten und mit den Verletzungen, die wir bei der Obduktion festgestellt haben, in Einklang zu bringen sind.

Die Wohnung von Lara Rossbach besteht aus zwei Zimmern, Küche und Bad. Von der Eingangstür aus liegen im Uhrzeigersinn links das Badezimmer, daneben die Küche, geradeaus das Schlafzimmer und rechts das Wohnzimmer.

Durch Einsatz der mobilen Spektralleuchte *Lumatec superlite 400* und der Blutnachweismittel *Luminol* sowie *Leukomalachitgrün* identifizieren wir vier Bereiche innerhalb der Wohnung, in denen es zur Gewalteinwirkung auf Leon Feldgärtner gekommen sein muss. Im Badezimmer können wir im Bereich der Badewanne an der gesamten Wand oberhalb der Kacheln zahlreiche Blutflecken abgrenzen, die sich jedoch nicht sicher zuordnen lassen. Da sie nicht in Widerspruch zum Tatablauf im Badezimmer stehen, den Hank Burren bereits gestanden hat, konzentrieren wir uns auf den Flur. Hier befinden sich die drei anderen Bereiche, in denen aufgrund des Blutspurenmusters eine massive Gewalteinwirkung auf das Opfer stattgefunden haben muss.

An der – von der Eingangstür aus gesehen – rechten Flurwand befindet sich ein Spiegelschrank, über dem wir zahlreiche Blutspritzer von bis zu vier Millimeter Größe entdecken. Diese Spritzer sind teilweise leicht zu erkennen, teilweise wurde offenbar versucht, sie wegzuwischen. Wir messen einige der Blutspritzer aus und berechnen den Auftreffwinkel. So können wir exakt das Ursprungsareal lokalisieren: Die Verletzung an Leon Feldgärtners Körper, aus der dieses Blut gespritzt ist, befand sich 35 Zentimeter rechts des Wohnzimmer-Türrahmens, in 123 bis 138 Zentimeter Höhe und 47 Zentimeter von der Wand entfernt.

An der Innenseite der Wohnungstür können wir in einer Höhe von 50 bis 190 Zentimetern weitere einzelne Blutspritzer abgrenzen. Obwohl sie gleichfalls deutliche Wischspuren aufweisen, stellen wir fest, dass sie größtenteils von oben nach unten verlaufen, teilweise aber genau entgegengesetzt oder auch von links nach rechts. Obwohl wir hier kein Ursprungsareal mehr rekonstruieren können, ergibt sich für Dr. Lilienthal und mich auch aus diesem Blutspurenmuster ein relativ klares Bild: Offensichtlich wurden Leon Feldgärtner im Eingangsbereich der Wohnung unmittelbar hinter der Wohnungstür zahlreiche Schläge in bereits blutende Verletzungen zugefügt. Da befand er sich schon in einer nicht mehr aufrechten Körperposition – höchstwahrscheinlich, weil er sich vor den Schlägen wegzuducken versuchte oder bereits geschwächt Richtung Boden sackte.

Der dritte Bereich massiver Gewalteinwirkung befindet sich an der – vom Eingang aus gesehen – linken Wand. Zwischen Bad und Küche identifizieren wir dort Spritzspuren mit unterschiedlicher Ausrichtung. Wiederum messen wir ihre Größe aus und berechnen die Auftreffwinkel. Auf diese Weise rekonstruieren wir zwei weitere Ursprungsareale – beide befinden sich nahe der Badezimmertür in einer Höhe von lediglich rund zwanzig Zentimetern über dem Fußboden. Auch hier handelt es sich um »medium velocity impact spatter«. Doch anders als bei den Spuren, die wir über dem Spiegelschrank und an der Wohnungstür gefunden haben, lag Leon Feldgärtner bereits am Boden, als ihn diese weiteren Schläge in blutende Verletzungen trafen.

Das weitere Tatgeschehen spielte sich dann nach Aussage von Hank Burren im Badezimmer ab.

»Aufgrund der ausgeprägten Säuberung der Wohnung lassen sich zum Zeitpunkt der Besichtigung noch vorhandene Blut-

spuren nur eingeschränkt beurteilen«, vermerken Dr. Lilienthal und ich schließlich in unserem Blutspurengutachten. *»Rekonstruieren ließen sich drei Ursprungsareale, die halbkreisförmig von der Wand zwischen Wohnzimmer und Eingangstür, über diese bis zur Badezimmerschwelle bzw. dem rechts danebenliegenden Türrahmen und dem übrigen Wandabschnitt reichen. [...] Die bei der Sektion festgestellten Verletzungen und das Blutspurenbild am Tatort sind miteinander in Einklang zu bringen.«*

Dagegen passen sie absolut nicht zu Hank Burrens Aussage, dass er Leon Feldgärtner erst im Badezimmer mit einem Beil angegriffen habe. Die hochdynamischen Spritzmuster in allen drei untersuchten Bereichen gehen eindeutig auf die Einwirkung scharfer oder halbscharfer Gewalt zurück, also mit einem Messer und / oder einem Beil.

Ende September 2011 sind die Ermittlungen im Fall des »Puzzle-Mörders« weitgehend abgeschlossen; Hank Burren und Lara Rossbach sitzen seit mehr als zwei Monaten in Untersuchungshaft und warten auf ihren Prozess.

Doch Lara Rossbachs Verteidiger, ein erfahrener Anwalt namens Dr. Boris Glasig, hat eine erfolgversprechende Strategie entwickelt, um seine Mandantin von allen strafrechtsrelevanten Vorwürfen zu entlasten. Angeblich waren Lara Rossbach und Hank Burren zum Tatzeitpunkt förmlich »verlobt« – was bedeuten würde, dass die junge Frau nicht verpflichtet gewesen wäre, die Polizei zu rufen und damit ihren »Verlobten« zu belasten. Dr. Glasig bietet sogar einige Zeugen auf, die mehr oder weniger glaubwürdig von einer »Verlobungsfeier« der beiden Beschuldigten im vergangenen Frühjahr berichten. Er verhandelt bereits mit dem Gericht darüber, das Verfahren gegen seine Mandantin einzustellen.

Trotz fieberhafter Bemühungen ist es der Mordkommission bis dahin nicht gelungen, Lara Rossbach zumindest eine Beteiligung an der Zerstückelung der Leiche nachzuweisen. An dem Beil, mit dem Feldgärtner getötet wurde, und an einem Hammer, der gleichfalls am Tatort sichergestellt worden ist, konnten zwar auch DNA-Spuren von Lara Rossbach festgestellt werden. Das reicht aber als Beweis für eine Tatbeteiligung nicht aus, da sich beide Gegenstände schon vorher in ihrem Besitz befanden.

Auf Empfehlung von Hauptkommissar Wittig beauftragt uns der zuständige Staatsanwalt im Verlauf des Oktobers, ein weiteres rechtsmedizinisches Gutachten zu erstellen. Hierdurch soll die Frage beantwortet werden, *»ob alle oder einige der zur Untersuchung übergebenen Werkzeuge ... als Tatwerkzeuge in Betracht kommen«*. Bei diesen Werkzeugen handelt es sich um eine Axt, zwei Beile, ein Messer und einen Hammer.

Eines der Beile und die Axt haben Hank Burren und Lara Rossbach nach eigenen Angaben erst am Tag nach dem Mord gekauft, um die Leiche damit zu zerstückeln. Durch unser Werkzeuggutachten sollen wir nun also nach Möglichkeit auch klären, ob einige der Verletzungen, die Leon Feldgärtner zu Lebzeiten zugefügt wurden, durch eines der erst am 6. Juli gekauften Werkzeuge verursacht worden sind.

Das nämlich würde bedeuten, dass die »Verlobten« bei der Tatschilderung in wesentlichen Punkten nicht die Wahrheit gesagt hätten. Insbesondere die Tatbeteiligung von Lara Rossbach würde sich dann in einem gänzlich anderen Licht darstellen. Die Glaubwürdigkeit ihrer Behauptung, dass sie weder an der Ermordung Feldgärtners noch an der Zerstückelung der Leiche mitgewirkt habe, wäre zumindest erschüttert.

Außerdem müssen wir zu der Frage Stellung nehmen, ob der Hammer zur Zerstückelung der Leiche eingesetzt wurde – schließlich wurde an diesem Werkzeug Lara Rossbachs genetischer Fingerabdruck gefunden. Und aktive Beihilfe zur Strafvereitelung wäre auch für die »Verlobte« eines Mörders strafbar.

Im rechtsmedizinischen Institut der Charité untersuchen wir die zur Begutachtung übergebenen Werkzeuge im *postmortalen Mehrschichten-Computertomographen.* Da wir Leon Feldgärtners Kopf direkt vor der Obduktion gleichfalls computertomographisch untersucht haben, können wir nun auf diesen Datensatz zurückgreifen. Mittels Computerdarstellung in einem dreidimensionalen Modell vergleichen wir die eingescannten Klingen und Oberflächen der fraglichen Tatwerkzeuge virtuell mit den Verletzungen in seinem Gesicht und im Bereich der Schädeldecke. Wir kommen zu dem Ergebnis, dass beide Beile und das Messer mit hoher Wahrscheinlichkeit als Tatwerkzeuge eingesetzt worden sind. Jedoch lässt sich nicht mehr feststellen, ob eine der Verletzungen, die Feldgärtner zu Lebzeiten erlitt, durch das zweite Beil verursacht worden ist, das angeblich erst nach der Mordtat gekauft wurde.

» Vor allem im Bereich des rechtsseitigen Kieferwinkels und unterhalb des Ohransatzes«, stellen wir in unserem Gutachten fest, *»finden sich Verletzungen mit glatten Wundrändern, die von dem Beil mit spitz zulaufendem Rückteil und messerschneidenartiger Schnittfläche hervorgerufen sein könnten«* – also von dem Beil, das am Tattag bereits an der Wohnzimmerwand hing. *»Aufgrund der massiven Zerstörung von Unterkiefer und Schädel«,* führen wir weiter aus, *»kann auch der Einsatz des Hammers nicht ausgeschlossen werden.«*
Doch die Übereinstimmungen reichen nicht aus, um einzelne Verletzungen eindeutig einem der untersuchten Werkzeuge zuzuordnen.

Auf Antrag ihres Verteidigers Dr. Glasig wird Lara Rossbach Ende Januar 2012 aus der Untersuchungshaft entlassen. Sie kehrt Berlin den Rücken und zieht wieder in ihr Elternhaus in der niedersächsischen Provinz.
Sein Bauchgefühl sagt Hauptkommissar Wittig jedoch weiterhin, dass die junge Frau zumindest an der Zerstückelung der Leiche beteiligt war. Auch die Staatsanwaltschaft hält daran

fest, Lara Rossbach wegen *»Strafvereitelung bei Mord«* als Mittäterin anzuklagen. Aber dieser Teil der Anklage steht auf wackligen Füßen, da es nicht gelungen ist, ihr über das »Entsorgen« des Kopfes und die Tatortreinigung hinaus eine aktive Tatbeteiligung nachzuweisen.

Dem Hauptangeklagten Hank Burren wirft die Staatsanwaltschaft in ihrer Anklageschrift *»Mord aus Grausamkeit«* vor. *»Mit ein bis zwei Schlägen am Anfang mit dem Beil ins Gesicht des Opfers spaltete der Angeklagte zu Lebzeiten des Opfers dessen Ober- und Unterkiefer und den Gaumen, um ihm dadurch körperliche Qualen zuzufügen, die nach Stärke und Dauer weit über das zur Tötung erforderliche Maß hinausgingen und zu einer äußerst massiven Blutaspiration in beide Lungenflügel führten«*, heißt es in der Anklageschrift.

Die Staatsanwaltschaft und die Kriminalbeamten sind überzeugt davon, dass es sich so und nicht anders verhalten hat. Doch auch in diesem entscheidenden Punkt fehlt noch bei Prozessbeginn ein belastbarer Beweis: Unsere rechtsmedizinischen Untersuchungen haben in dieser Hinsicht keine verwertbaren Resultate erbracht. Und Hank Burren leugnet beharrlich, Feldgärtner aus Grausamkeit getötet zu haben.

Der Prozess gegen Hank Burren und Lara Rossbach beginnt im April 2012 und ist auf vier Verhandlungstage angesetzt.

Der psychiatrische Sachverständige bescheinigt dem Angeklagten eine zur Tatzeit verminderte Schuldfähigkeit: Die Rückrechnung aufgrund der Trinkmengenangaben ergebe, dass Burren am Abend des 5. Juli einen Blutalkoholwert von knapp drei Promille aufgewiesen habe. Seine Schuldfähigkeit sei jedoch nicht aufgehoben gewesen: Schließlich sei er starken Alkoholkonsum gewöhnt und habe nach der Tat strukturiert und planvoll gehandelt.

Der psychiatrische Sachverständige skizziert auch den biographischen Hintergrund des Angeklagten. Hanks Vater war ein ehemaliger Vietnamsoldat, der sich selbst und seine Familie zeitweise als Drogendealer durchbrachte. Er war gewalttätig, auch gegenüber seiner Frau und seinem kleinen Sohn. Als Hank neun Jahre alt war, trennten sich seine Eltern. Etwa drei Jahre lang lebte er mit seiner Mutter allein, bis diese einen neuen Partner fand. Mit seinem Stiefvater verstand sich Hank gut. In der Schule hatte er zunächst keine Schwierigkeiten, im Gegenteil: Er nahm an einem Programm für Hochbegabte teil, das er jedoch abbrechen musste, als seine Familie in einen anderen Stadtteil zog. Ab der sechsten Klasse schwänzte er immer häufiger die Schule und schloss sich stattdessen Street-Gangs an. Mit 13 Jahren begann er zu trinken, trieb sich wochenlang herum. Nach einer Anzeige wegen Körperverletzung kam er in Jugendarrest – und von da an bestand sein Leben, mit wenigen Unterbrechungen, fast nur noch aus Alkoholmissbrauch und Körperverletzungsdelikten.

Von seinem Anwalt lässt Hank Burren vor Gericht einen Brief an Leon Feldgärtners Familie verlesen. *»Ich kann mir nicht erklären, warum ich Leon getötet habe«,* beteuert er darin. *»Ich habe ein teuflisches Alkoholproblem und war an jenem Abend stark betrunken. Ich bitte Leons Angehörige um Vergebung.«*

Als rechtsmedizinische Sachverständige erläutern Dr. Lilienthal und ich am dritten Verhandlungstag unsere Obduktions-, Blutspuren- und Werkzeuggutachten. Der Staatsanwalt stellt mir schließlich die für seine Anklage letztlich entscheidende Frage: »Ist es möglich, dass Leon Feldgärtner bereits bei der ersten ihm zugefügten Verletzung das Bewusstsein verloren hat?«

»Die Reihenfolge der bei Lebzeiten zugefügten Verletzungen lässt sich retrospektiv nicht mehr feststellen«, antworte ich. »Daher ist nicht auszuschließen, dass die Zertrümmerung von Ober- und Unterkiefer, die zur Blutaspiration mit Bewusstseinsverlust geführt hat, die erste dem Opfer zugefügte Verletzung war.«

In seinem Schlussplädoyer ändert der Staatsanwalt daraufhin

seine Einschätzung: Anstelle von »Mord wegen Grausamkeit« wirft er dem Angeklagten nur noch Totschlag vor und verlangt zehn Jahre und sechs Monate Haft.

Die Absicht, das Opfer zu quälen, war Hank Burren trotz umfangreicher Ermittlungen nicht nachzuweisen. Auch wenn Burren sein Opfer mit – so der Staatsanwalt wörtlich – »unfassbarer Brutalität« und »absolutem Vernichtungswillen« getötet hat, lässt sich nicht ausschließen, dass er durch die Beilhiebe auf den Kopf seines Opfers »nur« dessen schnellen Tod herbeiführen wollte.

Aus Mangel an Beweisen kann der Hauptangeklagte folglich nicht wegen Mordes aus Grausamkeit verurteilt werden – und Lara Rossbach kommt sogar fast ungeschoren davon.

Vor Gericht tritt die junge Frau als »Unschuld vom Lande« auf – ohne Piercings, ohne sichtbare Tätowierungen, in weißer Bluse und schwarzer Weste, die Haare naturblond und zu einem sittsamen Dutt gebunden. Das Gericht stellt das Verfahren gegen sie ein und verhängt lediglich eine Geldbuße von tausend Euro. Im Gegenzug verzichtet Lara Rossbach auf Entschädigung für die gut fünf Monate, die sie in Untersuchungshaft verbracht hat.

Hank Burren wird schließlich wegen Totschlags zu zehneinhalb Jahren Haft und zu vorheriger zweijähriger Unterbringung in einer Entziehungsanstalt verurteilt. »*Dass der Angeklagte mit direktem Tötungsvorsatz gegen sein Opfer vorgegangen ist*«, führt das Gericht in der Urteilsbegründung aus, »*folgt bereits aus der Tatausführung selbst. Anzahl und Wucht der Beilhiebe zeigen den absoluten Vernichtungswillen des Angeklagten. Dagegen konnte […] nicht festgestellt werden, dass der Angeklagte einen Mord begangen hat, indem er sein Opfer grausam tötete. Im vorliegenden Fall konnte die Kammer nicht ausschließen, dass das Opfer bereits nach der ersten Schlageinwirkung bewusstlos geworden ist und dementsprechend die weiteren Beilhiebe nicht mehr wahrgenommen hat.*«

»Im Zweifel für den Angeklagten«: Auch beim Tötungsdelikt an Leon Feldgärtner kommt das rechtsstaatliche Prinzip zum Tragen. Und zu den Rechtsstaatsprinzipien zählt eben auch die Unabhängigkeit der Rechtsmedizin, die einzig der Wahrheit und den nachweisbaren Fakten verpflichtet ist.

Das gilt auch in einem Fall wie diesem, in dem zumindest für Laien kaum nachvollziehbar ist, dass die extrem brutale und unbarmherzige Tötung eines unschuldigen Opfers nicht das Mordmerkmal der Grausamkeit erfüllt.

Ein mörderisches Phantom

Wie an jedem Werktagmorgen steht Torsten Pätzold um zehn nach sechs an der Bushaltestelle in Weddingsdorf. Es ist Anfang Dezember, der beschauliche kleine Ort liegt noch im Schlaf.

Frierend hält der junge Mann Ausschau nach dem Bus. Doch an diesem Tag wird er seine Arbeitsstelle in der nahen Kleinstadt Sanden erst mit einiger Verspätung erreichen.

Aus der Boutique auf der anderen Straßenseite kommt eine Gestalt hervorgetaumelt. Im matten Licht der Straßenlaterne kann Pätzold sie nicht genau erkennen. So glaubt er zunächst, dass er einen Obdachlosen in zerlumpter Kleidung vor sich hätte. Doch dann wird ihm klar, dass es eine hochgewachsene Frau mittleren Alters ist, die über die Straße auf ihn zustolpert. Der Mantel, den sie anscheinend in aller Eile übergeworfen hat, rutscht ihr fast von den Schultern. Darunter trägt sie nur ein paar zerfetzte Wäschestücke.

»Hilfe!«, stammelt die Frau und starrt Pätzold verstört an. Ein durchdringender Brandgeruch geht von ihr aus. »Er hätte mich fast umgebracht!«, fährt sie fort. »Als ich zu mir gekommen bin ...«

Sie spricht stockend und ist nur mit Mühe zu verstehen. Als sie sich zu dem Geschäft umwendet, aus dem sie eben gekommen ist, folgt Torsten Pätzold ihrem Blick. Und da wird ihm klar, was es mit dem Geruch im Mantel der Frau auf sich hat: Hinter den Schaufenstern auf der anderen Straßenseite zucken Flammen.

»Er hat meine Boutique angezündet!«, schreit die Frau. »Hilfe!«

Torsten Pätzold zieht sein Handy aus der Manteltasche und wählt die 112.

Keine zehn Minuten später treffen zwei Löschzüge der Feuerwehr ein. Uniformierte Polizeikräfte sperren die Straße ab und sichern das Gelände. Mehrere Rettungswagen stehen bereit, um Verletzte in die städtische Klinik von Sanden zu bringen. Die Schaufenster des kleinen Ladens sind mittlerweile wegen der Hitze geborsten. Flammen schlagen zwischen den gezackten Scherben hervor. Der Name der Boutique für hochwertige Secondhand-Bekleidung – *Nearly Perfect* – klingt nur noch wie ein makabrer Kommentar zum Zerstörungswerk des Feuers. Die edle Designerware aus zweiter Hand bietet den Flammen ideale Nahrung. Und das Feuer droht bereits vom Laden auf das restliche Haus überzugreifen.

Der Kommandant des Löscheinsatzes ordnet an, das Mehrfamilienhaus umgehend zu räumen. Feuerwehrmänner in Schutzkleidung und Atemmasken stürmen das Haus und eilen von Tür zu Tür. Insgesamt 23 verängstigte Bewohner, überwiegend Familien mit kleinen Kindern, bringen sie in Sicherheit. Die meisten von ihnen sind noch schlaftrunken und nur notdürftig bekleidet – die mit Sirengeheul anrückende Feuerwehr hat sie aus dem Schlaf gerissen.

Währenddessen wird die Frau, die kurz vor Ausbruch des Feuers aus dem Laden gestürzt kam, von Polizeiobermeisterin Iris Hartmann befragt. Sie gibt an, dass sie Verena Falk heiße und die Besitzerin der Boutique *Nearly Perfect* sei. Ein maskierter Mann habe sie überfallen, fast zu Tode stranguliert und dann das Feuer gelegt, wiederholt sie immer wieder. Sie spricht stockend und ist nur schwer zu verstehen. Offenbar hat sie nicht nur eine Rauchgasvergiftung, sondern auch einen Schock. »Verständigen Sie meine Schwester Linda Jobst«, sagt sie schließlich noch.

Die Polizeiobermeisterin wechselt einen Blick mit ihrem Kollegen. »Meinen Sie etwa die Politikerin Linda Jobst, die ehemalige Ministerin?«, vergewissert sie sich.

Verena Falk nickt. »Sagen Sie ihr, was passiert ist«, murmelt sie und starrt mit glasigen Augen durch die Polizistin hindurch.

Der Notarzt schaltet sich ein. »Die Patientin muss sofort ins Krankenhaus.«

Polizeiobermeisterin Hartmann hätte sie gerne noch zurückbehalten, bis die Kollegen von der Kripo vor Ort sind. Aber im Moment ist von der Frau mit der zerfetzten Wäsche unter dem Designermantel sowieso nichts Genaues zu erfahren.

Auch der Zeuge Torsten Pätzold kann nur wenig Sachdienliches beitragen. Er gibt zu Protokoll, dass die Frau aus dem Laden getaumelt und über die Straße zu ihm gekommen sei. Er wiederholt ihre wirren Äußerungen, so gut er sich daran erinnern kann, und bestätigt, dass er mit seinem Mobiltelefon die Polizei alarmiert habe. Dann macht er sich auf die Suche nach seinem Bus. Die Haltestelle, an der er gewöhnlich zusteigt, liegt innerhalb des abgesperrten Areals.

Rettungswagen kommen mit zuckendem Blaulicht an oder fahren mit Sirenengeheul ab, um die Hausbewohner zur Klinik zu bringen. Etliche von ihnen zeigen Symptome einer Rauchgasvergiftung, doch glücklicherweise ist durch die Flammen selbst niemand ernsthaft verletzt worden. Nur die Räume der Boutique und ein ebenfalls im Erdgeschoss gelegener Lagerraum sind ausgebrannt.

Doch das ändert nichts daran, dass sich der Brandstifter zusätzlich wegen 24-fachen versuchten Mordes wird verantworten müssen. Wer auch immer sich hinter der Maske verbergen mag.

Kriminaloberkommissar Tobias Hellmann fährt noch am selben Tag gegen Mittag in die Stadtklinik von Sanden, um Verena Falk zu befragen.

Der zuständige Staatsanwalt Dr. Höppner hat ihm vorher noch eingeschärft, dass sie sich nicht den geringsten Fehler erlauben dürften.

Dem erfahrenen Kriminalbeamten Hellmann ist klar, worauf der Staatsanwalt hinauswill. Zweifellos hat ihm die Landtagsabgeordnete und Ex-Ministerin Linda Jobst gehörig Druck gemacht.

In der Klinik findet er eine blasse, schlanke Frau in einem eleganten bordeauxroten Hausmantel vor. Hellmann setzt sich ihr gegenüber an den Tisch ihres Krankenzimmers und zückt seinen Notizblock.

»Frau Falk, jetzt erzählen Sie mir bitte mal, was heute Morgen genau passiert ist«, fordert er sie auf. »Fangen Sie einfach damit an, wann und wie Sie in Ihr Geschäft gekommen sind.«

Sie sei ausnahmsweise schon um sechs Uhr früh in ihrer Boutique gewesen, beginnt Verena Falk. Um acht sei sie mit einer Mitarbeiterin aus ihrer Steuerkanzlei im Laden verabredet gewesen. »Vorher wollte ich noch staubsaugen und ein paar andere Dinge für den Verkaufsbetrieb erledigen.« Deshalb sei sie gleich nach hinten ins Lager gegangen, um den Staubsauger zu holen. »Und als ich wieder nach vorne kam, stand plötzlich dieser Mann vor mir.«

Wie der Mann ausgesehen habe, fragt Kriminaloberkommissar Hellmann.

Sie zuckt mit den Schultern. »Mittelgroß, glaube ich. Er hatte eine schwarze Strumpfmaske auf. Ich konnte von seinem Gesicht nur die Umrisse sehen. In der Hand hatte er ein großes Messer – ein Küchenmesser oder so etwas.«

Frau Falk wirkt immer noch reichlich fahrig. Sie spricht stockend und lacht zwischendurch ohne erkennbaren Anlass auf. Dann wieder unterbricht sie sich unvermittelt und starrt vor sich hin.

»Geh nach hinten!«, habe der Mann gesagt und mit dem Messer hinter sie gezeigt. »Wir standen vorn im Verkaufsraum, und er wollte, dass ich weiter nach hinten in den Lagerraum durchgehe. ›Jetzt wollen wir beide Spaß haben‹, hat er dann zu mir gesagt. ›Zieh dich aus!‹«

Verena Falk starrt erneut ins Leere. Der Maskierte habe mit dem Messer vor ihrem Gesicht herumgefuchtelt, fährt sie schließlich fort. »Ich zog meine Jeans aus, und darauf er: ›Na los, weiter. Zieh dich aus, du Schlampe!‹«

Hellmann lässt sie reden. Zunächst einmal soll die Geschädigte möglichst spontan und unbeeinflusst schildern, wie sie das Geschehene erlebt hat.

Wie gelähmt vor Angst habe sie dagestanden und ihn einfach nur angesehen. Er habe ihr mit dem Messer Bluse und BH aufgeschnitten. Dabei habe er sie mit dem Messer verletzt, allerdings nur oberflächlich. Sie zieht den bordeauxroten Hausmantel vor ihrer Brust leicht auseinander und deutet mit einem Kopfnicken auf mehrere Pflaster zwischen ihren Brüsten.

Dann habe der Maskierte ihr befohlen, sich auf den Boden zu legen. »Er hat versucht, mich zu vergewaltigen.« Er habe sich auf sie gelegt, ohne ein Wort. »Aber irgendwie schaffte er es nicht, sich in Erregung zu versetzen. Jedenfalls hat es nicht funktioniert. Da ist er richtig wütend geworden und hat mich mit dem Messer geschnitten.« Sie zieht ihren Hausmantel im Schrittbereich auseinander und zeigt Hellmann ein großflächiges Pflaster an der Innenseite ihres rechten Oberschenkels.

Der Mann sei wieder aufgestanden, fährt Verena Falk fort, und habe sie angeschrien: »Das wirst du bereuen!« Plötzlich habe er eine Plastiktüte in der Hand gehabt. »Er zog sie mir über den Kopf und band mir etwas um den Hals – meinen eigenen Wollschal, wie ich mittlerweile weiß. Den Schal zog er so fest um meinen Hals zusammen, dass ich fast erstickt bin. Ich bekam keine Luft mehr und wurde bewusstlos.«

Unauffällig mustert Hellmann die Handflächen und Unterarme von Verena Falk. Er kann keine Abwehrverletzungen entdecken, nicht einmal kleine Schrammen.

»Wie lange ich ohnmächtig war, weiß ich nicht«, berichtet die Frau stockend weiter. »Vielleicht nur einen Moment lang. Aber als ich wieder zu mir gekommen bin, war um mich herum dieser fürchterliche Schwelgeruch.«

Sie starrt auf die Tischplatte. Als sie zu sich kam, überlegt Hellmann, hatte sie doch immer noch die Plastiktüte über dem Kopf. Oder nicht? Kann man unter solchen Umständen überhaupt einen Schwelgeruch wahrnehmen?

»Waren Sie gefesselt?«, fragt er.

Wieder lacht Verena Falk scheinbar grundlos auf. »Nein, das nicht«, sagt sie. »Sonst hätte ich mir ja nicht den Schal vom Hals lösen können, oder? Ich habe an dem Schal herumgezerrt, weil ich diesen Druck am Hals hatte. Als sich der Schal gelockert hatte, habe ich dann auch die Tüte heruntergenommen.«

Sie habe gar nicht gleich bemerkt, dass um sie herum alles brannte, fährt sie fort. Sie sei einfach nach draußen gerannt, und erst als sie sich von der Straße aus zum Laden umwandte, habe sie die Flammen gesehen.

Sie fährt sich mit der Hand über die Augen und lacht erneut auf.

»Wir machen eine Pause«, beschließt Hellmann.

Er geht nach draußen, um für sie beide Kaffee zu besorgen. Und um sich darüber klarzuwerden, warum er bei diesem Fall so ein komisches Gefühl hat.

Aber er kommt zu keinem Ergebnis. Die Erinnerung von Gewaltopfern ist oftmals verzerrt, und ihr Verhalten wirkt auf Außenstehende nicht selten ungewöhnlich. Opfer von extremen Gewaltdelikten können sich häufig nicht richtig konzentrieren und werden von ihren Gefühlen überwältigt. Teile ihrer Erinnerung können verzerrt, andere blockiert sein.

Jetzt brauchen wir erst einmal eine möglichst genaue Beschreibung des Täters, sagt sich Hellmann. Zumindest ein paar Hinweise, damit die Fahndung starten kann. Bevor die Ex-Ministerin Jobst uns den Innenminister oder, noch schlimmer, die gesamte Medienmeute auf den Hals hetzt.

Eine weitere halbe Stunde lang versucht der Kriminaloberkommissar, der Geschädigten eine genauere Täterbeschreibung oder zumindest ein paar Anhaltspunkte zur Identität des Täters zu entlocken. Die Ergebnisse seiner Bemühungen sind jedoch mager.

Sie glaube nicht, dass der Mann vorher schon einmal in ihrem Laden gewesen sei, sagt Verena Falk. Ausschließen könne sie

das aber nicht. In letzter Zeit seien öfter mal »Leute zum Geld-
wechseln und all so was« in ihre Boutique gekommen, doch
sie könne keine dieser Personen beschreiben.

Wieder lacht sie unvermittelt auf. »Keine Ahnung, leider«,
sagt sie. »Aber tja, eigentlich war es im Laden sowieso noch
dunkel. Kann also gut sein, dass er vorher schon mal da war
und ich ihn nur nicht wiedererkannt habe.«

Ob der Mann irgendwie auffällig gesprochen habe, will Hellmann von ihr wissen. »Erinnern Sie sich an einen Dialekt oder
an spezielle Redensarten, die er gebraucht hat?«

Verena Falk schüttelt den Kopf.

»Was ist mit Gerüchen?«, fragt Hellmann. »Er ist Ihnen doch
ziemlich nahe gekommen.«

Der Mann habe sehr stark nach Schweiß gerochen, antwortet
sie prompt. »Und nach Knoblauch«, fügt sie nach kurzem
Überlegen hinzu.

Er habe eine dunkle Jeans getragen und eine schwarze Lederjacke, antwortet sie auf weitere Fragen von Hellmann. Was er
darunter getragen hat, könne sie nicht sagen.

An das Aussehen seiner Schuhe erinnert sie sich auch nicht.
Ebenso wenig an eine Manschette, ein Armband oder eine Uhr
am Gelenk der Hand, in der er das Messer hielt.

Ein ungewöhnliches Detail fällt ihr dann doch noch ein. »Er
hatte solche witzigen Handschuhe an«, sagt Verena Falk. »Eigentlich eher Damenhandschuhe, lila und aus Fleece. Deshalb
weiß ich auch, dass er relativ kleine Hände hatte. Das war irgendwie witzig.«

Witzig?, wiederholt der Kriminaloberkommissar im Stillen.
Aber er behält sein Befremden für sich. Ob sie sich erinnern
könne, wie die Unterhose des Täters ausgesehen habe, fragt er
stattdessen.

Verena Falk verneint. Dass er seine Hose öffnete, habe sie
mehr gehört als gesehen.

Auch sein Geschlechtsteil kann sie nicht beschreiben. »Ich
habe dabei nur an die Decke gestarrt«, sagt sie.

»Und als er Ihnen Gewalt antun wollte«, hakt Hellmann nach, »haben Sie sich da denn gewehrt?«

Wieder schüttelt sie den Kopf. »Ich hatte viel zu viel Angst. Er wollte mich vergewaltigen. Und er hat andauernd mit dem Messer an mir herumgekratzt. Als er dann von mir abgelassen hat, habe ich daraus abgeleitet, dass es bei ihm zu keiner Erektion gekommen ist.« Wieder lacht sie unvermittelt auf. »Nein, ich weiß nicht, keine Ahnung.«

Hellmann klappt seinen Notizblock zu und verabschiedet sich von Verena Falk.

Wir suchen also einen dunkel gekleideten, mittelgroßen Mann mit relativ kleinen Händen und lilafarbenen Damenhandschuhen, der nach Schweiß und Knoblauch riecht, fasst er seine Erkenntnisse zusammen, während er zurück zu seiner Dienststelle im Zentrum von Sanden fährt.

Währenddessen hat der Staatsanwalt auf Anweisung seiner Vorgesetzten eine 18-köpfige Sonderkommission zusammengestellt. Nicht nur Beamte des Landeskriminalamts gehören zur »Soko Phantom«, auch Psychologen und Fallanalytiker der Polizei. Diese sogenannten Profiler versuchen fieberhaft, anhand des Verhaltens, das der Täter seinem Opfer gegenüber und am Tatort an den Tag gelegt hat, Rückschlüsse auf seine Persönlichkeit zu ziehen und damit möglicherweise weitere Ansatzpunkte für die Ermittlungen zu finden. Die ersten regionalen Medien berichten in Sondersendungen und Extraausgaben von dem »maskierten Feuerteufel« und »gemeingefährlichen Triebtäter« und fordern seine sofortige Verhaftung. In dem kleinen Ort herrscht der Ausnahmezustand.

Aber wie soll man ein Phantom aufspüren und verhaften, das kein Gesicht und keinen Namen hat?

Am späten Nachmittag desselben Tages rufe ich Kriminaloberkommissar Hellmann wegen eines anderen Falls auf seiner Dienststelle an. Ich berichte ihm, was die toxikologische Untersuchung der Leiche eines bisher nicht identifizierten

Mannes ergeben hat, den ich drei Wochen zuvor obduziert hatte. Während unseres Gesprächs merke ich schnell, dass Hellmann nicht bei der Sache ist.

Ich frage ihn, ob er in Gedanken bei einem anderen Fall sei, und er bejaht. Das mysteriöse Verbrechen, das sich am frühen Morgen ereignet hat, bindet alle Kräfte. Auch ich habe über die Medien bereits von dem spektakulären Fall gehört, und so kommen wir relativ schnell auf das »Phantom von Sanden« zu sprechen.

»Er hat versucht, sie zu vergewaltigen. Dabei hat er sie mit seinem Messer verletzt. Sie hat Schnittwunden an der Brust und am Oberschenkel. Die Boutique stand schon in Flammen, als sie ihr Bewusstsein wiedererlangte«, fasst er zusammen, was ihm Verena Falk geschildert hat. »Glücklicherweise ist sie noch rechtzeitig zu sich gekommen und konnte sich von der Plastiktüte über ihrem Kopf befreien. Sonst wäre sie höchstwahrscheinlich verbrannt.«

Zuerst glaube ich, mich verhört zu haben. »Wie war das mit der Plastiktüte?«, frage ich. »Haben Sie gesagt, die Frau war bewusstlos, weil der Täter ihr eine Plastiktüte über den Kopf gezogen hatte?«

»Ganz genau«, bestätigt Hellmann. »Der Täter hat eine Plastiktüte über ihren Kopf gezogen, mit einem Schal um ihren Hals befestigt und den Schal so fest zugezogen, dass sie das Bewusstsein verlor. Als sie wieder zu sich kam …«

»So kann das nicht gewesen sein«, falle ich ihm ins Wort. »Wenn Sie mit einer Plastiktüte über dem Kopf das Bewusstsein verlieren, dann sterben Sie, wenn niemand anderes die Plastiktüte entfernt. Sie selbst können das logischerweise nicht machen, denn Sie sind ja nicht bei Bewusstsein. Und das Bewusstsein können Sie wegen der Plastiktüte über ihrem Kopf auch nicht wiedererlangen. Das haut nicht hin. Das ist so, wie die Frau es Ihnen geschildert hat, schlichtweg nicht möglich.«

»Sie glauben also, dass sie nicht die Wahrheit gesagt hat?«, fragt Hellmann und klingt auf einmal ziemlich aufgeregt.

»Ich würde mir die Dame gerne mal ansehen. Insbesondere die Schnittverletzungen, die der Täter ihr zugefügt hat«, erwidere ich. »Danach sage ich Ihnen, wie ich die Sache sehe. Aber eines steht für mich jetzt schon fest: So wie Sie mir das mit der Plastiktüte eben erzählt haben, kann es nicht gewesen sein.«

Am frühen Abend desselben Tages treffe ich mich mit Kriminaloberkommissar Hellmann und seiner Kollegin Silke Gerold im Foyer der städtischen Klinik von Sanden. Die Kriminalkommissarin wird bei der Untersuchung der Geschädigten dabei sein.

Den Staatsanwalt und die Soko Phantom, erklärt mir Hellmann im Lift nach oben, habe er vorläufig noch nicht informiert. »Ich wollte abwarten, was Sie sagen.«

Mit Silke Gerold vereinbare ich, in Gegenwart von Frau Falk nicht über verdächtige Befunde zu sprechen. »Wenn ich zu Ihnen sagen sollte: ›Erinnern Sie mich daran, dass wir gleich auf Ihrer Dienststelle noch etwas besprechen müssen‹, dann habe ich etwas entdeckt, das nicht zu Frau Falks Schilderung des Tathergangs passt.«

Kriminaloberkommissar Hellmann stellt mich Verena Falk vor und erklärt, dass sie als Geschädigte einer schweren Straftat routinemäßig untersucht werde. Dann zieht er sich aus ihrem Krankenzimmer zurück.

Ich bitte Frau Falk, mir die Verletzungen zu zeigen, die ihr der Maskierte mit dem Messer zugefügt hat. An der Haut im Bereich des Brustbeins und an der Innenseite des rechten Oberschenkels hat die Frau mehrere parallel zueinander gestellte, oberflächliche Schnittverletzungen. Für den geschulten Blick ist sofort erkennbar, dass es sich ausnahmslos um selbst zugefügte Verletzungen handelt.

»Erinnern Sie mich bitte daran«, sage ich zu Silke Gerold, »dass wir nachher auf Ihrer Dienststelle noch etwas besprechen wollten.«

Sie wirft mir einen Blick zu, hält kurz die Luft an und nickt.

»Schildern Sie uns doch bitte noch einmal, wie der Täter Ihnen die Plastiktüte über den Kopf gezogen hat«, fordere ich Verena Falk auf.

»Der Mann hatte plötzlich diese Plastiktüte in der Hand«, antwortet sie. »Er hat sie mir blitzschnell über den Kopf gezogen. Ich habe dann noch gespürt, wie er mir etwas um den Hals gebunden und fest zugezogen hat. Ich bekam keine Luft mehr, und dann wurde es um mich herum schwarz.«

»Und als Sie zu sich kamen, steckte Ihr Kopf noch in der Plastiktüte?«, frage ich nach.

»Das habe ich doch alles schon Herrn Hellmann erzählt«, antwortet sie mit müder Stimme. »Ich wachte auf und spürte immer noch diesen Druck am Hals. Dann habe ich mir den Schal heruntergezerrt und die Tüte entfernt.«

Ich nicke Silke Gerold zu.

»Danke, Frau Falk«, sagt die Kriminaloberkommissarin. »Ich denke, das war's.«

Im Lift nach unten schauen mich die beiden Kripobeamten erwartungsvoll an.

»Vorgetäuscht!«, sage ich.

»Kein Zweifel?«, fragt Hellmann.

Ich schüttele den Kopf. »Nicht der geringste Zweifel.« Wir sind nicht allein im Aufzug, und in einer Kleinstadt wie Sanden ist es ratsam, in der Öffentlichkeit seine Zunge zu hüten. Zumal bei einem so spektakulären Fall.

Im Versammlungsraum der Kripo-Dienststelle erläutere ich Hellmann und seinen Kollegen von der fast vollständig erschienenen »Soko Phantom« in allen Einzelheiten, was meine Untersuchung der angeblich Geschädigten ergeben hat. »Die ganze Geschichte ist erstunken und erlogen. Sie hat sich sämtliche Verletzungen selbst beigebracht«, erkläre ich meinen erstaunten Zuhörern. »Die Schnittwunden, die ihr der angebliche Täter zugefügt hat, sind allesamt oberflächlich und überwiegend bloße Kratzer. Außerdem befinden sie sich an wenig schmerzempfindlichen Stellen, die für die schnittführende Hand leicht erreichbar sind. Herr Hellmann«, wende ich mich an den Oberkommissar, »erinnern Sie sich, dass diese Verletzungen parallel zueinander angeordnet sind? Das alles ist typisch für Selbstbeibringung.«

Ich lege eine kurze Pause ein. Die meisten Anwesenden können ihre Verblüffung kaum verbergen.

»Außerdem wurden Frau Falk«, fahre ich fort, »offensichtlich alle Verletzungen mit der gleichen Intensität zugefügt. Wie soll das zugegangen sein? Versetzen Sie sich einmal in die Lage des Opfers. Wenn jemand Sie vergewaltigen will, mit einem großen Messer vor Ihnen herumfuchtelt und anfängt, Sie damit zu verletzen, dann haben Sie doch Todesangst. Also bleiben Sie nicht still liegen, sondern strampeln und versuchen, der Klinge zu entgehen. In dieser Situation ist es unmöglich, dass alle Schnitte die gleiche Tiefe haben und auch noch so schön parallel zueinander angeordnet sind. Und Abwehrverletzungen hat Frau Falk überhaupt keine.«

Die Beamten schauen mich jetzt beinahe erschrocken an. Ich kann mir vorstellen, was ihnen durch den Kopf geht.

»Das mit den fehlenden Abwehrverletzungen ist mir auch aufgefallen, aber …«, wirft Hellmann ein.

»Und das mit der Plastiktüte«, unterbreche ich ihn, »stimmt genauso wenig wie alles andere an dieser Geschichte. Wenn Sie bewusstlos geworden sind, weil Ihnen jemand eine Plastiktüte über den Kopf gestülpt hat, und wenn die Plastiktüte mit einem Schal um den Hals fixiert ist, so dass Sie keine Luft mehr bekommen, können Sie nur dann das Bewusstsein wiedererlangen, wenn ein Dritter Sie von der Tüte befreit hat.«

Knapp vierzig Augenpaare starren mich entgeistert an. »Aber das Feuer – wollen Sie sagen, das hat Frau Falk auch selbst gelegt?«, fragt mich Hellmann kopfschüttelnd.

Allen in diesem Raum Versammelten – außer mir selbst – ist sichtlich unwohl bei dieser Wendung des Falls.

»Wie das Feuer ausgebrochen ist«, antworte ich, »kann ich Ihnen nicht sagen. Ich war genauso wenig dabei wie Sie alle hier. Aber ich kann Ihnen mit Sicherheit sagen, dass es keinen maskierten Feuerteufel gibt, der Frau Falk überfallen, mit einem Messer verletzt und ihr dann eine Tüte über den Kopf gezogen hat. Ich denke, Ihre Soko kann für heute Feierabend machen.«

Kriminaloberkommissar Hellmann geht nach nebenan, um zu telefonieren. Wenige Minuten später kehrt er in den Versammlungsraum zurück.

»Fehlanzeige«, sagt er. »Ich habe Dr. Höppner in allen Einzelheiten erklärt, was Sie herausgefunden haben, Herr Professor. Aber er hat alles vom Tisch gewischt und verkündet, dass die Sonderkommission so lange weiterermitteln und fahnden wird, bis sie den Schwerverbrecher gefunden hat.«

Ich schüttele den Kopf, enthalte mich aber jeden weiteren Kommentars. Da Verena Falk eine so einflussreiche Schwester hat, wagen es die Verantwortlichen offenbar nicht, ihre Angaben in Zweifel zu ziehen. Dabei liegt es für mich auf der Hand, dass sich in dieser Sache nur eine Person strafbar gemacht hat: Verena Falk.

Am nächsten Vormittag klingelt mein Telefon im rechtsmedizinischen Institut. Wieder ist Kriminaloberkommissar Hellmann aus Sanden am anderen Ende der Leitung.

»Die ›Soko Phantom‹ wurde gerade eben aufgelöst«, berichtet er. »Heute Morgen ist der Ehemann von Verena Falk bei uns auf der Dienststelle erschienen. Herr Falk ist aus beruflichen Gründen viel unterwegs und erst gestern Abend von einer Geschäftsreise aus Österreich zurückgekommen. Er ist gleich in die Klinik gefahren, und da hat ihm seine Frau gebeichtet, dass sie die Geschichte von vorne bis hinten erfunden hat.«

»Na, so eine Überraschung«, werfe ich ein.

»Es war alles ganz genauso, wie Sie es gestern gesagt haben«, fährt Hellmann fort. »Sie hat zugegeben, dass sie sich die Verletzungen selbst zugefügt und das Feuer gelegt hat. Nur ist das Ganze dann außer Kontrolle geraten. Und jetzt begreift sie selbst nicht mehr, was sie da angerichtet hat. Sie hat wohl Probleme damit, dass ihr Mann so viel unterwegs und selten zu Hause ist. Wenn Sie mich fragen, war es eine Art Hilfeschrei. Sie wollte die Aufmerksamkeit ihres Mannes wieder auf sich lenken.«

»Gut möglich«, stimme ich ihm zu.

Erst nachdem wir uns verabschiedet und aufgelegt haben, kommt mir ein bizarres Detail in den Sinn, das zu Hellmanns Überlegung passt. Als sie das Aussehen des angeblichen Feuerteufels und Vergewaltigers schildern sollte, fielen Verena Falk zunächst nur ein paar Allerweltsattribute ein: Jeans, Lederjacke, Schweißgeruch. Das einzige individuelle Merkmal, das sie dem maskierten Täter zuschrieb, waren die lilafarbenen Damenhandschuhe.

Vielleicht wollte Frau Falk – oder wohl eher ihr Unterbewusstsein – uns damit einen Hinweis geben, überlege ich. Hinter der Maske des Feuerteufels verbarg sich niemand anderes als sie selbst.

Wie es mit Verena Falk in strafrechtlicher Hinsicht und mit ihrer Ehe weiterging, kann ich nicht sagen. Ob gegen sie ein Strafverfahren eingeleitet wurde – wegen Vortäuschung einer Straftat, möglicherweise auch wegen schwerer Brandstiftung, Körperverletzung (betreffend die von einigen Hausbewohnern erlittenen Rauchvergiftungen) oder sogar versuchten Mordes –, entzieht sich meiner Kenntnis. Bei den damals beteiligten Behörden konnte oder wollte sich niemand zu einem Verfahren gegen Verena Falk äußern. Ich könnte mir vorstellen, dass Linda Jobst als Landtagsabgeordnete und Ex-Ministerin ihre schützende Hand über ihre kleine Schwester hielt. Aber das ist nur eine Vermutung.

Gefälschte Fährten

Jedem Kriminalisten und Rechtsmediziner ist bewusst, dass Spuren an einem Tatort manipuliert sein können. Indizien, die etwa einen Todesfall als Suizid erscheinen lassen – zum Beispiel ein Abschiedsbrief oder die Schusswaffe in der Hand eines mutmaßlichen Suizidenten –, können bewusst inszeniert worden sein, um ein Tötungsdelikt zu verschleiern.

Doch auch Laborergebnisse und sogar Verletzungen an den Körpern Überlebender, die vermeintlich Opfer einer schweren Straftat geworden sind, lassen sich fälschen. Dem Ideenreichtum scheinen hier kaum Grenzen gesetzt zu sein, wie einige der folgenden bizarren Fälle zeigen.

Mit List und Spucke

Um erfahrene Rechtsmediziner hinters Licht zu führen, genügt es allerdings nicht, einige Folgen *Dexter* oder *CSI: Miami* anzusehen. Dafür reicht nicht einmal ein abgeschlossenes Medizinstudium – das musste unlängst ein Berliner Arzt schmerzlich erfahren. Seine ehemalige Lebensgefährtin gab ihn als Vater ihres anderthalbjährigen Sohnes an und machte bei Gericht Unterhaltsansprüche gegen ihn geltend. Der Mediziner, Mitte 30 und neu liiert, stritt die Vaterschaft ab. Daraufhin ordnete das Gericht einen Vaterschaftstest bei uns in der Rechtsmedizin an – ein »Abstammungsgutachten«, wie diese rechtsmedizinischen Gutachten im Amtsdeutsch heißen.

Bei der genetischen Abstammungsuntersuchung wird eine Reihe von DNA-Merkmalen untersucht, die die Eltern an ihre Kinder vererben. Ein Kind erbt jeweils die Hälfte seiner DNA-

Merkmale von der Mutter und vom Vater. Durch den Abgleich der Merkmale von Mutter und Kind lässt sich also feststellen, welche Merkmale in seiner Erbsubstanz das Kind vom Vater geerbt haben muss. Der Vergleich mit dem DNA-Profil des möglichen Erzeugers bringt dann Klarheit darüber, ob er der biologische Vater des Kindes ist.

Speichelproben für Vaterschaftstests werden bei uns in der Rechtsmedizin einmal wöchentlich entnommen, immer dienstags zwischen neun und zwölf. Zu diesem Termin fand sich auch besagter Arzt ein. Er legte seinen Personalausweis vor, wir machten ein Porträtfoto von ihm und nahmen seine Fingerabdrücke, wie es das Gesetz vorschreibt. Nachdem wir die Identität des Mannes festgestellt und dokumentiert hatten, wurde seine Speichelprobe genommen. Eigentlich handelt es sich um einen Mundschleimhautabstrich: Mit einem Spezial-Wattestäbchen wird leicht über die Mundschleimhaut an der Innenseite der Wangen gerieben. Entscheidend ist dabei, dass sich mit der Speichelflüssigkeit auch Mundschleimhautzellen auf dem Watteträger finden, denn aus deren Kernen wird die DNA ihres Trägers bestimmt.

Die Mitarbeiter in unserer Abteilung für Forensische Genetik staunten nicht schlecht, als sie die Probe analysiert hatten. Die DNA stammte von *zwei* männlichen Personen! Eines der beiden DNA-Profile wies Merkmale des Kindes auf, um dessen Unterhaltsansprüche es ging – dieser Teil der DNA musste also tatsächlich vom Vater des Kindes stammen. Woher jedoch die andere Hälfte der Mischspur stammte, war zunächst rätselhaft.

Der Mann musste ein zweites Mal zum Vaterschaftstest erscheinen. Dieses Mal wurde ihm eine Blutprobe abgenommen, und jetzt war das Ergebnis eindeutig: Er war der leibliche Vater und demnach unterhaltspflichtig.

Zu dem ersten Untersuchungstermin war der Mann also mit einem Mund voll fremder Spucke erschienen. Eine andere (männliche) Person hatte ihm hierfür ihren Speichel zur Verfügung gestellt. Wie die Speichelübertragung letztlich stattfand, konnte nicht geklärt werden. Möglicherweise war die Spucke in ein Fläschchen abgefüllt und dann weitergegeben worden, aber vielleicht hatte sie auch direkt von Mund zu Mund den Besitzer gewechselt. Der mit der Blutuntersuchung schließlich überführte Vater verweigerte dazu jedenfalls jegliche Angabe.

Das war der raffinierteste Täuschungsversuch, mit dem wir es bei Vaterschaftstests bisher zu tun hatten. Weniger fantasiebegabte Zeitgenossen schicken einen Freund vor, der ihnen ähnlich sieht oder einen gefälschten Personalausweis vorlegt. Auf solche Schwindeleien sind wir gefasst – doch bei dem Täuschungsversuch des Arztes blieb auch uns erst einmal die Spucke weg.

»Miktion nicht möglich«

Was sich der ärztliche Kollege ausgedacht hatte, um seine Unterhaltsverpflichtungen zu umgehen, war dreist – aber es geht noch unverschämter. In unserer Abteilung für Toxikologie führen wir regelmäßig sogenannte Abstinenzkontrollen durch. Dabei wird der Urin von Personen untersucht, die durch Drogenmissbrauch in irgendeiner Form mit dem Gesetz in Konflikt geraten sind – sei es beim Führen eines Fahrzeugs oder durch Begehen einer Straftat im Drogenrausch. Das Gericht hat ihnen zur Auflage gemacht, nachzuweisen, dass sie »clean« sind, also keine Drogen mehr nehmen; andernfalls drohen ihnen weitere gesetzliche Sanktionen.

Es hat auch schon Fälle gegeben, in denen Probanden mittels versteckter Schlauch- und Flaschenkonstruktionen fremden Urin anstelle ihrer eigenen Ausscheidungen abgaben. Um derlei Betrugsversuchen vorzubeugen, müssen die Betreffenden – je nach Geschlecht – vor den Augen einer Mitarbeiterin oder eines Mitarbeiters unserer Abteilung für Toxikologie in einen Becher urinieren. Vom Gericht haben sie die Auflage, sich im Großraum Berlin zur Verfügung zu halten. Wann für sie die nächste Abstinenzkontrolle ansteht, erfahren sie erst, wenn ein Mitarbeiter aus unserer Abteilung bei ihnen anruft – und dann müssen sie innerhalb von 24 Stunden im Institut vorstellig werden.

Nur so kann die Urinprobe ihren Zweck erfüllen, denn Drogen beziehungsweise ihre Abbauprodukte (Metabolite) werden vom Körper innerhalb von 48 Stunden vollständig eliminiert. Danach lassen sie sich im Urin nicht mehr nachweisen. Wüssten die Betreffenden also länger im Voraus, dass eine Urinprobe ansteht, dann müssten sie nur in den letzten zwei Tagen vorher abstinent bleiben, um beim Drogentest als »clean« zu erscheinen.

Im konkreten Fall erhielt der wegen Drogenmissbrauchs im Straßenverkehr auffällig gewordene Cem Akyol an einem Mittwochmorgen den Anruf einer Mitarbeiterin aus unserer Abteilung für Toxikologie. Sie forderte den 23-jährigen Türken auf, spätestens bis zum nächsten Morgen bei uns im Institut eine Urinprobe abzugeben. Akyol war bereits den beiden vorausgegangenen Terminen ohne Entschuldigung ferngeblieben. Er wusste, dass er mit unangenehmen Konsequenzen rechnen musste, wenn er eine weitere Abstinenzkontrolle einfach ausfallen ließ.

Auch dieses Mal erschien er nicht im Institut für Rechtsmedizin. Doch stattdessen gab ein Freund von ihm am Donnerstagmorgen eine Arbeitsunfähigkeitsbescheinigung, einen Konsilbrief der urologischen Abteilung eines Berliner Krankenhauses und ein ärztliches Attest bei uns ab. Aus diesen Dokumenten, die allesamt auf den Patientennamen Cem Akyol ausgestellt waren, ging hervor, dass er letzte Nacht die Notaufnahme des Krankenhauses aufgesucht hatte. Der diensthabende Urologe hatte ihm »*Miktion nicht möglich*« attestiert; mit anderen Worten: Aus ärztlicher Sicht sei Cem Akyol außerstande, am nächsten Tag bei uns im Institut zum Zweck der Urinuntersuchung Wasser zu lassen.

Unter dem Stichpunkt »*Anamnese*« hielt der Urologe in seinem Bericht fest: »*Gestern Abend Viagra genommen. Dann fünf Stunden Sex gehabt. Nachdem er beim Geschlechtsverkehr seinen fünften Orgasmus hatte, berichtete er, dass sein Penis massiv angeschwollen sei. Diese Schwellung sei nun noch nicht zurückgegangen, und er klagt über Probleme beim Wasserlassen.*«

Unter »*Befund*« vermerkte der Kollege: »*Ödematös geschwollener Penis*«. Als »*Therapieempfehlung*« notierte er: »*Lokal kühlen, hochlagern*«, und schrieb Cem Akyol für zwei Tage arbeitsunfähig.

Ob sich die Arbeitsunfähigkeit auch auf Akyols Sexualleben erstrecke, fragte mich einer unserer Mitarbeiter. Diese nicht ganz ernst gemeinte Frage konnte ich ihm allerdings nicht beantworten.

Von Löwen, Müttern und Lügen

Der eine Mann trug einen Bürstenhaarschnitt, der andere hatte eine Glatze. Beide waren Mitte dreißig und hatten die Statur und das Auftreten von Geldeintreibern aus dem Trash-TV. Eine bedrohliche Aura umgab sie. Doch als diensthabender Rechtsmediziner im Hamburger Institut für Rechtsmedizin musste ich mir ihr Anliegen anhören. Das war im Herbst 1999, und es war eine dieser Begegnungen, die man nicht mehr vergisst.

»Wir sind Löwenmütter«, begann der Glatzköpfige die Unterredung. Seine Miene wurde noch düsterer, als er meinen erstaunten Blick bemerkte. »Sie haben doch bestimmt schon von unserem Verein gehört«, fuhr er fort. »Wir kämpfen gegen den sexuellen Missbrauch von Kindern.«

Warum der Verein »Löwenmütter« in Hamburg durch zwei

Männer mit übermäßig entwickeltem Bizeps vertreten wurde, erklärte er nicht. Stattdessen erzählte er mir, dass sie zu mir gekommen seien, um einen dreijährigen Jungen namens Daniel vor seinem eigenen Vater zu retten. Daniels Eltern lebten getrennt, und der Junge verbringe jedes zweite Wochenende bei seinem Vater. Und jedes Mal wenn er am Sonntagabend zu seiner Mutter zurückkomme, sei sein Anus gerötet, die Analschleimhaut entzündet und geschwollen.

»Sie glauben ja gar nicht, bei wie vielen Ärzten die Mutter mit dem Jungen schon war!«, fuhr die glatzköpfige »Löwenmutter« fort. »Immer montagvormittags nach einem solchen Besuchswochenende führt sie ihn einem Doktor vor. Aber bisher haben sich sämtliche Ärzte geweigert, die richtige Diagnose zu stellen. Dabei kann doch ein Blinder sehen, dass der Junge von seinem Vater vergewaltigt worden ist!«

»Hier, schauen Sie selbst«, ergriff die zweite »Löwenmutter« das Wort. »Das ist der arme kleine Danny«, sagte der Mann mit dem Bürstenhaarschnitt. Er zog einen Umschlag mit Fotografien hervor und legte ein rundes Dutzend Fotos wie eine Patience vor mir auf dem Tisch aus. »Der Junge ist eindeutig missbraucht worden. Das sehen Sie doch wohl auch so, Herr Doktor?«

Beide starrten mich an, während ich die Bilder betrachtete. Sie zeigten einen etwa dreijährigen nackten Jungen in durchweg demütigenden Positionen. Das Kind war von vorne und hinten, mit gespreizten Beinen und in Hockstellung fotografiert geworden. Mit den Händen musste es seine Pobacken auseinanderziehen, um seinen Anus zu zeigen. Sein Gesichtsausdruck verriet überdeutlich, wie sehr diese Prozedur sein Schamgefühl verletzte.

Ich schob die Bilder über den Tisch zu den »Löwenmüttern« zurück. »Ich stimme Ihnen zu«, sagte ich. »Der Junge ist eindeutig missbraucht worden. Ein Kind in dieser Weise zu fotografieren ist absolut unpassend und kommt in der Tat einer seelischen Vergewaltigung nahe.«

Die beiden sahen mich finster an, doch ihre Einschüchterungsversuche machten mich nur noch wütender.

»Vielleicht geht es Ihnen gar nicht um das Wohl dieses Kindes«, hielt ich ihnen vor. »Ich kenne Sie beide nicht. Vielleicht wollen Sie unter dem Deckmantel der Legalität Ihre kranken Fantasien ausleben. Macht Ihnen das Spaß, ein Kind so zu fotografieren?«

Die »Löwenmütter« wurden nun auch wütend oder gaben sich zumindest empört. Unsere Unterredung wurde hitzig und lautstark.

»Möglicherweise war das ja nicht Ihre Absicht«, sagte ich schließlich, als ich mich ein wenig beruhigt hatte. »Aber Sie müssen zur Kenntnis nehmen, dass Sie vollkommen unverhältnismäßig reagiert haben. Auf den bloßen Verdacht hin, dass der Vater dem Jungen etwas angetan haben könnte, haben Sie das Kind traumatisiert, indem Sie es so zur Schau gestellt und fotografiert haben!«

Sie starrten mich immer noch finster an, hielten sich aber mit weiteren Drohungen und Beschimpfungen zurück.

»Wenn der Junge wieder einmal mit verdächtigen Symptomen von einem Besuch bei seinem Vater zurückkommt«, fuhr ich fort, »kann die Mutter mit ihm unsere rechtsmedizinische Ambulanz aufsuchen. Sie soll aber vorher einen Termin vereinbaren, damit ich alles koordinieren kann. Ich werde veranlassen, dass ein Kinderarzt und ein Hautarzt anwesend sind, so dass der Junge die Untersuchung nur einmal über sich ergehen lassen muss.«

Die »Löwenmütter« erklärten sich einverstanden. Einige Wochen später rief die Mutter bei uns an und kündigte an, dass sie uns am kommenden Montagvormittag mit ihrem Sohn aufsuchen würde.

Tatsächlich erschien sie mit Daniel zum vereinbarten Termin. Wir untersuchten den Jungen so schonend wie möglich. Dabei kamen der Kinderarzt, der Dermatologe und ich einhellig zu dem Ergebnis, dass Daniel nicht sexuell missbraucht worden war. Seine Analschleimhaut war zwar akut entzündet, eine mechanische Manipulation konnten wir aber sicher ausschließen. Auch wenn die Ursache unklar blieb, fiel mein Gutachten im entscheidenden Punkt eindeutig aus: Sexueller Missbrauch kam hier als Ursache definitiv nicht in Betracht.

Wiederum vergingen etliche Wochen, dann erschien eines Tages Daniels Vater bei uns im Institut. Er erzählte mir, dass ihn die »Löwenmütter« wegen angeblichen sexuellen Missbrauchs seines eigenen Sohnes bei der Polizei angezeigt hätten.

»Sie haben in Ihrem Gutachten doch bescheinigt, Herr Doktor, dass Daniel nicht vergewaltigt worden ist!«, rief er aus. »Oder habe ich das falsch verstanden?«

Ich schüttelte den Kopf. »Das haben Sie ganz richtig verstanden«, versicherte ich ihm. »Daniel litt zum Zeitpunkt meiner Untersuchung an einer akuten Schleimhautentzündung am Anus, aber die stammt definitiv nicht von sexuellem Missbrauch.«

»Trotzdem haben mich diese Typen angezeigt!«, regte sich der Vater aufs Neue auf. »Bitte helfen Sie mir! Wie kann ich mich gegen diese abwegigen Vorwürfe wehren? Und was kann ich machen, damit Daniel endlich wieder zur Ruhe kommt?«

Nachdenklich schaute ich ihn an. Er wirkte ehrlich erschüttert und wegen des Jungen tief besorgt.

»Auch Ihre Ex-Frau kennt das Gutachten seit Wochen«, antwortete ich. »Was glauben Sie, warum sie und die ›Löwenmütter‹ trotzdem nicht lockerlassen?«

»Das habe ich mich natürlich auch schon gefragt.«

Er unterbrach sich, gab sich dann aber sichtlich einen Ruck.

»Daniels Mutter, meine Ex«, sagte er schließlich, »will vor Gericht durchsetzen, dass ich mehr Unterhalt zahlen muss. Außerdem wäre es ihr wohl am liebsten, wenn mich Daniel nur noch selten sehen darf. Bestimmt steckt sie irgendwie hinter der ganzen Sache!«

»Sie meinen, Ihre Ex-Frau könnte die Veränderungen am Anus

Ihres Sohnes herbeigeführt haben, damit man Sie beschuldigt, Daniel missbraucht zu haben?«, brachte ich seine Vermutungen auf den Punkt.

Er sah mich an und zuckte dabei leicht mit den Schultern. Der Verdacht klang in der Tat ungeheuerlich. Aber wenn Elternteile um Ansprüche im Zusammenhang mit dem gemeinsamen Nachwuchs kämpfen, werfen sie oftmals alle Skrupel über Bord – das hatte mich die berufliche Praxis schon zu Anfang meiner Laufbahn gelehrt.

Wenige Tage später rief mich Daniels Vater im Institut an. »Das Ermittlungsverfahren gegen mich ist eingestellt worden«, berichtete er. »Begründung: Die von den ›Löwenmüttern‹ erhobenen Vorwürfe wurden durch Ihr Gutachten widerlegt.«

Er bedankte sich bei mir, doch er klang nicht besonders erleichtert. Ganz im Gegenteil.

»Diese ›Löwenmütter‹ und meine Ex-Frau geben trotzdem keine Ruhe«, fuhr er fort. »Nach wie vor schleppt Daniels Mutter den Jungen fast jeden Montag, nachdem er bei mir zu Besuch war, zu irgendwelchen Ärzten. Letztes Wochenende, als ich Daniel abholen wollte, haben der Typ mit der Glatze und der andere mich sogar massiv bedroht. Ich sollte den Kontakt mit Daniel abbrechen, haben sie verlangt – sonst würden sie noch ganz andere Saiten aufziehen. ›Du mieser, perverser Drecksack!‹, haben sie mich beschimpft. Und die Typen meinen es ernst! Das habe ich ganz deutlich gespürt. Was soll ich jetzt nur machen, Herr Doktor?«

Er wirkte richtiggehend verzweifelt.

»Gab es irgendwelche Zeugen, als Sie bedroht wurden?«, fragte ich zurück.

Daniels Vater verneinte.

»Dann würde es Ihnen auch nichts bringen, den Spieß umzudrehen und die ›Löwenmütter‹ oder Ihre Ex-Frau anzuzeigen«, überlegte ich laut. »Die Ermittlungen würden genauso ergebnislos eingestellt, und am Ende hätten Sie möglicherweise noch eine Anzeige wegen Verleumdung am Hals.«

»Sie meinen also, ich kann nichts tun?«

»Das habe ich nicht gesagt«, entgegnete ich. »An Ihrer Stelle würde ich versuchen, auf eigene Faust herauszufinden, was hinter der Entzündung von Daniels Analschleimhaut steckt. Irgendeine Ursache muss es geben, auch wenn sich die medizinisch nicht feststellen lässt. Recherchieren Sie doch einfach mal im Umfeld Ihrer Ex – vielleicht finden Sie ja jemanden, der Ihnen einen Hinweis gibt, was Daniels Mutter mit dem Jungen immer anstellt, wenn er sonntagabends von Ihnen zurückkommt.«

Er bedankte sich für den Ratschlag, und wir beendeten das Gespräch.

Wieder waren einige Wochen vergangen, als ich erneut einen Anruf von Daniels Vater erhielt.

»Sie hatten recht, Herr Doktor!«, rief er, ohne sich lange mit einer Vorrede aufzuhalten. »Ich habe meiner ehemaligen Schwiegermutter auf den Zahn gefühlt, und schließlich hat sie ihr Gewissen erleichtert. Sie konnte es wohl auch nicht mehr mit ansehen, wie ihr Enkel von seiner eigenen Mutter gequält wird!«

»Was genau hat Ihre Ex-Schwiegermutter Ihnen denn erzählt?«, unterbrach ich seinen Redeschwall.

»Es ist unglaublich!«, antwortete er. »Meine Ex spielt sich immer als Gesundheitsapostel auf und beschimpft mich, wenn Daniel bei mir mal was zu essen bekommt, das nicht vom Bio-Bauernhof stammt. Und dabei hat sie diesen Öko-Fimmel praktisch als Waffe gegen Daniel eingesetzt – und gegen mich!«

Empört und gleichzeitig erleichtert, weil sich endlich alles aufgeklärt hatte, redete er ohne Punkt und Komma weiter. Erst allmählich konnte ich mir zusammenreimen, was er von Daniels Großmutter erfahren hatte: Immer sonntags, wenn der Junge vom Besuchswochenende bei seinem Vater zurückkam, empfing die Mutter ihn mit einer großen Karaffe voll obergärigem, naturtrübem Fruchtsaft – garantiert biologisch, dick-flüssig und extrem abführend.

Daniel musste die ganze Karaffe, etwa einen Liter, vor dem Schlafengehen austrinken. Daraufhin bekam er jedes Mal in der Nacht von Sonntag auf Montag massiven Durchfall – mit der Folge, dass am nächsten Morgen seine Analschleimhaut gereizt und entsprechend gerötet war. So »präpariert«, schleppte die Mutter ihn zum nächsten Arzt – auch wenn ihr eigentlich längst klargeworden sein musste, dass kein Arzt im ganzen Land allein aufgrund einer geröteten Analschleimhaut sexuellen Missbrauch diagnostizieren würde. Anscheinend war sie regelrecht besessen von ihrem Plan, und die »Löwen-mütter« bestärkten sie darin. Allerdings wussten die höchst-wahrscheinlich nicht, woher die Reizung und Entzündung von Daniels Analschleimhaut tatsächlich rührte.

»Gratuliere, damit dürfte die Sache für Sie und den Jungen ausgestanden sein«, sagte ich, als Daniels Vater atemlos schwieg. »Aber ich empfehle Ihnen dringend, trotzdem noch einen Anwalt einzuschalten. Lassen Sie ihn alles gerichtsfest dokumentieren, was Sie mir eben erzählt haben, und er soll das Jugendamt informieren – nur für den Fall, dass Ihre Ex erneut auf dumme Gedanken kommen sollte.«

Er versicherte, dass er auch diesen Ratschlag ausführen werde, und dankte mir nochmals überschwenglich.

Danach habe ich nie mehr von ihm oder von Daniel gehört.

Aus diesem Fall lässt sich zweierlei lernen. Zum einen: Auch als Rechtsmediziner muss man alle Fakten, Schilderungen und Befunde kritisch hinterfragen, sonst riskiert man, von einer der Parteien instrumentalisiert zu werden. Wer sich – wie die Hamburger »Löwenmütter« – eine gute Sache auf die Fahne geschrieben hat, verfolgt nicht zwangsläufig auch wirklich lautere Absichten. In diesem Fall betrieben die »Löwenmüt-ter« eine regelrechte Hetzjagd gegen den Vater. Sie waren unkritisch gegenüber den Schilderungen von Daniels Mutter, überschätzten sich selbst und verhielten sich damit unprofessionell. Auch wenn sie dem Kind vermutlich helfen wollten, fügten sie ihm letztlich Schaden zu.

Zum andern: Damit sexueller Missbrauch eines Kindes diagnostiziert werden kann, muss mindestens eine der drei folgenden Bedingungen erfüllt sein. Erstens: Es müssen Verletzungen im Anal- oder Genitalbereich des Kindes vorliegen, die sich nicht mit einem Unfallgeschehen oder mit vorsätzlicher Manipulation zur Vortäuschung eines Missbrauchs erklären lassen. Zweitens: Ein Spermanachweis oder (bei geschlechtsreifen Mädchen) eine Schwangerschaft belegen sexuelle Handlungen beziehungsweise Geschlechtsverkehr und damit bei Minderjährigen sexuellen Missbrauch. Drittens: Der Missbrauch ist durch Fotos oder Videos (etwa auf einschlägigen Kinderporno-Seiten im Internet) dokumentiert.

Die selbsternannten Hamburger Kinderschänder-Jäger sind übrigens nie mehr bei mir im Institut für Rechtsmedizin vorstellig geworden – weder die »Löwenmutter« mit der Glatze noch die mit dem Bürstenhaarschnitt. Und ich kann auch nicht behaupten, dass ich sie vermisst hätte.

Selbstverletzung

In der rechtsmedizinischen Praxis haben wir es häufig mit Personen zu tun, die sich selbst Verletzungen zugefügt haben. Viele von ihnen sind Fälle für den Psychiater; bei Borderline-Patienten beispielsweise gehört Selbstverletzung zum Krankheitsbild. Auch Personen mit Extrem-Piercings oder Ganzkörpertätowierung sind normalerweise kein Fall für die Rechtsmedizin: Selbstverletzung aus ästhetischen oder rituellen Gründen ist schließlich nicht strafbar, auch wenn die Grenze zur Selbstgefährdung in manchen Fällen überschritten wird. Ins Visier von Polizei und Justiz geraten Personen mit selbst beigebrachten Verletzungen meist nur dann, wenn sie vortäuschen, Opfer einer Straftat geworden zu sein.

Psychisch gesunde Personen, die sich selbst Schnitt- oder Stichverletzungen zufügen, sich selbst anzünden oder vergiften und anschließend als Verbrechensopfer ausgeben, gehören in der Rechtsmedizin zum Alltag. Dabei ist das Vortäuschen einer Straftat keineswegs ein Bagatelldelikt. Nach § 145 d des Strafgesetzbuchs wird »*mit Freiheitsstrafe bis zu drei Jahren oder mit Geldstrafe bestraft, wer wider besseres Wissen einer Behörde vortäuscht, dass eine rechtswidrige Tat begangen worden sei*«; in schweren Fällen sind sogar Freiheitsstrafen bis zu fünf Jahren möglich.

In bestimmten Lebenssituationen greifen Menschen seit alters her zum Mittel der Selbstverletzung. Das gilt beispielsweise für die Selbstverstümmelung von Soldaten im Krieg. In Haftanstalten ist es fast an der Tagesordnung, dass Häftlinge ihre Gesundheit und körperliche Unversehrtheit gezielt beeinträchtigen, um in den Genuss von Hafterleichterung zu kommen. Und die sogenannte Gliedertaxe, mit der Invaliditätsgrade definiert werden, hat schon manchen Zeitgenossen dazu verleitet, sich selbst eine Zehe oder einen Finger abzuhacken, um Entschädigungsleistungen von seiner Unfallversicherung zu erhalten. Zu den kriminalistischen Klassikern zählt auch der Ladenbesitzer oder Kassierer, der vortäuscht, Opfer eines Überfalls geworden zu sein. Die Verletzungen, die den brutalen Raub beglaubigen sollen, hat er sich selbst beigebracht – und den fehlenden Kasseninhalt in die eigene Tasche gesteckt.

Doch es ist keineswegs immer die Gier nach Materiellem, die zum Vortäuschen von Straftaten verleitet. Häufig bringen sich Menschen in seelischen Krisen oder zwischenmenschlichen Konfliktlagen Verletzungen bei, um die vermeintliche Gewalttat einem Dritten in die Schuhe zu schieben. Das kann eine Person aus dem nahen Umfeld oder auch ein gänzlich Fremder sein. Hintergrund ist dabei meist weniger die Absicht, Dritte gezielt eines Verbrechens zu bezichtigen, als der Wunsch nach Aufmerksamkeit für die eigene Person.

Beispielsweise erscheint eine Frau auf einer Polizeiwache und erstattet Anzeige gegen ihren Ehemann oder Lebensgefährten, weil der mit einem Messer auf sie losgegangen sei. Entsprechende Stich- oder Schnittverletzungen scheinen ihre Aussage zu untermauern. Doch die rechtsmedizinische Untersuchung bringt dann manchmal etwas ganz anderes ans Licht, nämlich dass sich die Frau diese Verletzungen selbst zugefügt hat. Die Gewalterfahrung in ihrer Beziehung mag real sein; aber wenn der Beweis gefälscht ist, der den aggressiven Partner überführen sollte, dann machen die Betreffenden stattdessen sich selbst strafbar.

Selbstverletzungen werden bei Frauen zwei- bis dreimal häufiger beobachtet als bei Männern. Wenn Frauen sich selbst verletzen, steht das oftmals damit in Zusammenhang, dass sie in ihrer Kindheit sexuelle Gewalt erleben mussten. Eine Studie des Rechtsmedizinischen Instituts der Universitätsklinik Hamburg hat gezeigt, dass weibliche Opfer sexueller Gewalt erheblich häufiger ältere Spuren von Selbstverletzung aufweisen als Frauen, die solche Erfahrungen nicht gemacht haben.

Bei den Verletzungen, die Menschen sich selbst zufügen, handelt es sich in der Regel um Schnittwunden. In den meisten Fällen sind es auch die gleichen Körperregionen, die auf diese Weise geschädigt werden, und selbst die Geschichten, die die vermeintlichen Opfer den Ermittlern erzählen, ähneln einander oftmals stark. Doch daneben gibt es immer wieder Fälle, die vom Klischee abweichen – durch ungewöhnliche Verletzungen, die noch keinen Eingang in die rechtsmedizinischen Lehrbücher gefunden haben, oder weil manch ein Zeitgenosse seine Fantasie von den beliebten *CSI*-Fernsehserien beflügeln lässt …

Stigma in Spiegelschrift

Vor einigen Jahren erschien ein Mädchen im Teenager-Alter auf einer schwedischen Polizeiwache. Ihre Stirn und ihr rechter Arm wiesen oberflächliche Verletzungen auf. Die junge Frau berichtete, dass sie von mehreren ihr unbekannten Männern angegriffen und sexuell missbraucht worden sei. Anschließend hätten die Täter ihr die dünnen, parallel verlaufenden Schnittwunden mit einem Messer in Stirn und Arm geritzt.

Die Schnittwunden auf ihrem Arm ergaben zusammen das Wort HORA. Nicht ganz so leicht ließen sich die Zeichen auf ihrer Stirn entziffern: Sie fügten sich zwar gleichfalls zu dem schwedischen Wort für »Hure« zusammen – aber sie waren spiegelverkehrt eingeritzt.

Die Jugendliche wurde gynäkologisch untersucht, doch es fanden sich keine Anzeichen für sexuelle Übergriffe. Rechtsmediziner begutachteten die Schnitte auf ihrer Stirn und ihrem Arm und stellten fest, dass sie allesamt die typischen Merkmale selbst beigebrachter Verletzungen aufwiesen: Es handelte sich durchweg um oberflächliche, parallel angeordnete Ritzer. Sie alle befanden sich in Körperregionen, die für die dominante (»schnittführende«) Hand leicht erreichbar sind.

Außerdem konnten die schwedischen Rechtsmediziner bei dem vermeintlichen Gewaltopfer keinerlei Abwehrverletzungen feststellen. Die junge Frau wies nicht einmal Kratzer im Bereich der Hände und Unterarme auf. Bei einem Kampf, wie sie ihn den Polizeibeamten geschildert hatte, wären jedoch unweigerlich Abwehrverletzungen entstanden. Auch ihre Kleidung war vollkommen unbeschädigt, selbst am rechten Arm, wo die Täter sie angeblich mit dem Messer verletzt hatten. Dabei hatte sie zum Zeitpunkt des Überfalls eng anliegende langärmlige Oberbekleidung getragen.

Schmerzempfindliche Körperstellen (z.B. Augenlid, Brustwarzen, Genitalien) waren unversehrt, desgleichen wichtige

Funktionsbereiche wie Nase oder Ohren – auch das ist typisch für selbst beigebrachte Verletzungen. Schmerzen durch Messerschnitte an der Haut von Bauch, Brust, Oberschenkel oder auch im Gesicht kann man notfalls aushalten. Auf die Idee, sich beispielsweise quer durch die Brustwarze zu schneiden, wird aber so schnell niemand kommen bzw. diesen Plan nach zaghafter Erprobung rasch wieder fallen lassen: Schnitte in dieser hochsensiblen, von endlosen Nervengeflechten versorgten Region sind tausendfach schmerzhafter.

Nicht zuletzt der spiegelverkehrte Schriftzug auf der Stirn der jungen Frau untermauerte den Verdacht, dass sie sich die Schnittwunden selbst zugefügt hatte. Offenbar hatte sie, vor dem Spiegel stehend, ihre Stirn mit dem Messer bearbeitet – und statt HORA stand dort nun AROH.

Doch die oberflächlichen Verletzungen deuten wohl auch in diesem Fall auf eine tiefere, unverheilte Wunde hin – statistisch gesehen am ehesten auf sexuelle Gewalt, die die junge Frau in ihrer Kindheit sehr wahrscheinlich erlebt hat.

Das Kreuz mit dem Haken

Bundesweites Aufsehen erregte im Jahr 1994 der Fall einer damals 17-jährigen Gymnasiastin aus Halle an der Saale. Die junge Frau war seit zwei Jahren aufgrund einer psychosomatischen Erkrankung auf den Rollstuhl angewiesen.

Sie wurde von ihren Eltern zur Polizei gebracht. Auf der linken Wange hatte sie Schnittverletzungen in Form eines Hakenkreuzes. Sie gab an, nach einem Arztbesuch überfallen worden zu sein. Drei Skinheads – zwei junge Männer und ein Mädchen – hätten ihr am Hintereingang des Ärztehauses aufgelauert und mit einem Messer das Hakenkreuz in die Wange gekratzt. Der angebliche Neonazi-Übergriff rief im ganzen Land Empörung und Anteilnahme für das Opfer hervor.

Zehntausende gingen auf die Straßen und demonstrierten gegen den menschenverachtenden Anschlag.

Der Generalstaatsanwalt von Sachsen-Anhalt zog den Fall an sich. Eine 18-köpfige Sonderkommission wurde einberufen. Die junge Frau beschrieb die Täter so genau, dass die Polizei mit Phantombildern an die Öffentlichkeit gehen konnte. Hunderte Polizisten verteilten schriftliche Fahndungsaufrufe. Doch schließlich kamen Zweifel an der Darstellung des vermeintlichen Opfers auf.

Niemand hatte die Tat beobachtet, niemand hatte die junge Frau um Hilfe schreien hören. Ein rechtsmedizinisches Gutachten wurde in Auftrag gegeben, und der Sachverständige kam zu dem Schluss, dass die Schülerin sich die Verletzungen selbst zugefügt hatte. Auch hier waren die Wunden nur oberflächlich. Die Linien des Hakenkreuzes bestanden überdies aus zahlreichen winzigen Einzelverletzungen, die parallel zueinander verliefen. So wie die junge Frau die Tat geschildert hatte, wären jedoch durchlaufende und erheblich tiefere Schnittwunden zu erwarten gewesen – ähnlich wie bei dem Hakenkreuz, das Lt. Aldo Raine (Brad Pitt) in Quentin Tarantinos Film *Inglourious Basterds* seinem Widersacher Hans Landa (Christoph Waltz) in die Stirn schneidet.

Die Ermittler fuhren zu der Schülerin nach Hause, um sie mit dem Ergebnis des Gutachtens zu konfrontieren. Doch die junge Frau, ihre Schwester und ihre Eltern hatten bereits das Weite gesucht.

Die Staatsanwaltschaft leitete ein Ermittlungsverfahren wegen Vortäuschens einer Straftat ein. Allem Anschein nach hatte die junge Frau aus einer seelischen Notlage heraus die ganze Geschichte erfunden. Sie wollte die Zuwendung ihrer Umgebung erzwingen – und setzte darauf, dass Opfer rechtsradikaler Gewalt hierzulande mit maximalem Mitgefühl rechnen können. Unter Fachleuten allerdings werden derlei mutmaßliche Nazi-Greueltaten skeptischer gesehen. Gerade in den östlichen Bundesländern bekommen rechtsmedizinische Sachverständige immer wieder angebliche Opfer mit Hakenkreuz-Ritzungen vorgeführt. Meist stellt der örtliche Rechtsmediziner in derlei Fällen zweifelsfrei eine Selbstbeibringung fest – und der Staatsanwalt stellt das Verfahren dann möglichst geräuschlos wieder ein.

Schon 1993 war im sächsischen Bautzen ein 14-jähriges Mädchen mit einem Hakenkreuz im Gesicht auf einer Polizeistation vorstellig geworden. Angeblich hatten Skinheads ihre Wange mit einem Messer verunstaltet. Doch das Hakenkreuz war spiegelverkehrt in ihre Haut geritzt worden und wies auch darüber hinaus typische Anzeichen der Selbstbeibringung auf. Schließlich gab die Jugendliche zu, dass sie sich habe wichtigmachen wollen.

Ende 2002 ereignete sich im brandenburgischen Guben ein ähnlicher Fall. Die Tochter eines Kubaners, gleichfalls 14 Jahre alt, erschien auf der örtlichen Polizeiwache. Auf ihrer Wange prangte ebenfalls ein Hakenkreuz, das ihr angeblich Neonazis in die Haut geschnitten hatten. Auch hier glaubten die Polizeibeamten anfangs die Geschichte, doch schließlich stellte sich heraus, dass die Jugendliche sich alles nur ausgedacht und die Verletzungen selbst zugefügt hatte.

In Fällen wie diesen wird die Presse meist nicht informiert. Die Mädchen und jungen Frauen, die sich in solcher Weise selbst beschädigen, brauchen in der Regel psychotherapeutische oder psychiatrische Hilfe – doch bestimmt keine Medienaufmerksamkeit. Groß aufgemachte Presse- und Fernsehberichte könnten überdies den falschen Eindruck erwecken, dass rechtsradikale Gewalt nur eine Wahnvorstellung junger Frauen in seelischer Bedrängnis sei.

Dieser Fehlschluss drängte sich gewiss auch manchem Beobachter des Falls Rahel Mahler auf.

Aktivistin auf Abwegen

Im November 2007 beobachtete die damals 17-jährige Rahel Mahler, wie vier glatzköpfige junge Männer ein kleines Mädchen schikanierten. Jedenfalls schildert sie den Vorfall so in der Polizeiwache, wo sie Anzeige erstattet – ganze neun Tage nach der angeblichen Tat.

Der Übergriff fand nach ihrer Aussage auf einem Parkplatz in der sächsischen Kleinstadt Mittweida statt. Die vier Skinheads drangsalierten ein fünf Jahre altes russisches Aussiedlermädchen namens Natascha. Rahel Mahler ging furchtlos dazwischen und forderte die Männer auf, die Kleine loszulassen. Doch die Glatzköpfe gaben nicht etwa klein bei: Sie packten Rahel Mahler und zwangen sie zu Boden. Drei von ihnen hielten sie fest, der vierte zückte einen skalpellartigen Gegenstand und ritzte ihr ein Hakenkreuz auf die Hüfte, nachdem er ihre Haut dort entblößt hatte.

Rahel Mahler gibt an, dass sie lauthals um Hilfe geschrien habe. Von den Balkons der umliegenden Wohnhäuser hätten etliche Anwohner den Übergriff mit angesehen, doch niemand habe eingegriffen oder zumindest die Polizei alarmiert. Nachdem sie ihr das Hakenkreuz in die Hüfte geritzt hätten, wollten die Skinheads ihr als Nächstes eine Rune in die Wange schneiden. Aber nach ihrer Aussage leistete Rahel Mahler so heftige Gegenwehr, dass die Rechtsradikalen schließlich von ihr abließen.

Die zuständige Staatsanwaltschaft in Chemnitz schenkt der jungen Frau nicht einfach Glauben, sondern lässt ihre Angaben überprüfen – allerdings nur oberflächlich. Eine Polizeibeamtin befragt in Gegenwart einer Psychologin die kleine Natascha – und das Mädchen bestätigt alle Angaben. Außerdem holen die Ermittler ein rechtsmedizinisches Gutachten ein. Der Gutachter kommt zu dem Schluss, dass Fremdverschulden nicht auszuschließen sei.

Die Verantwortlichen in der Region stehen daraufhin unter

gewaltigem Druck. Erst im April desselben Jahres war eine Neonazi-Gruppe verboten worden, die das Städtchen Mittweida monatelang terrorisiert hatte. Wenn sie nun nicht rasch und entschlossen reagieren, befürchten die Verantwortlichen, wird die Region ihr Image als Neonazi-Hochburg nie mehr los.

So erklärt sich wohl auch, dass ein Polizeisprecher das rechtsmedizinische Gutachten öffentlich überinterpretiert: Der Sachverständige habe es für »ausgeschlossen« erklärt, verkündet er, dass sich das vermeintliche Opfer selbst das Hakenkreuz in die Haut geritzt habe. Die Öffentlichkeit reagiert wiederum aufgeschreckt und empört.

Rahel Mahler beschreibt die gewalttätigen Glatzköpfe so genau, dass die Polizei auch in diesem Fall mit Phantombildern an die Öffentlichkeit gehen kann. Doch alle Aufrufe verhallen ungehört: Niemand hat den Vorfall mit angesehen. Monatelang wird so fieberhaft wie vergeblich nach dem braunen Quartett gesucht. Ein örtlich bekannter Neonazi, den Rahel Mahler als möglichen Täter identifiziert hat, muss mangels Beweisen wieder auf freien Fuß gesetzt werden. Nicht einmal eine Belohnung von 5000 Euro hilft dem Gedächtnis potenzieller Zeugen auf die Sprünge.

Schließlich werden die Ermittler doch noch misstrauisch. Sie befragen die Eltern von Natascha und erfahren das Unglaubliche: Zum angeblichen Tatzeitpunkt war die Familie mitsamt der kleinen Tochter außerhalb der Stadt. Natascha hatte bei der ersten Befragung auf Suggestivfragen so geantwortet, wie es die Polizeibeamtin erwartet hatte – und die Psychologin anscheinend auch.

»Wir haben keine Zeugen, keine Täter und keine Spuren«, zieht der Sprecher der Staatsanwaltschaft im März 2008 ein ernüchterndes Fazit. Dafür haben sie mittlerweile zwei weitere rechtsmedizinische Gutachten. Beide kommen unabhängig voneinander zu dem Schluss, dass sich Rahel Mahler das Hakenkreuz selbst in die Hüfte geritzt hat. Jedenfalls weisen die

Verletzungen der jungen Frau die für Selbstbeibringung typischen Merkmale auf.

Doch auch Rahel Mahler ist mittlerweile im Besitz eines bedeutsamen neuen Schriftstücks: Im Februar 2008 hat sie den »Ehrenpreis für Zivilcourage« erhalten, verliehen vom »Bündnis für Demokratie und Toleranz«, einer von der Bundesregierung ins Leben gerufenen Initiative. Die junge Frau hat die Auszeichnung stolz entgegengenommen und sich freudestrahlend von den Fotografen ablichten lassen, wie ihr Bild in zahlreichen, auch überregionalen Tageszeitungen zeigt.

Den Verdacht, dass sie die ganze Story erfunden und sich die Verletzungen selbst zugefügt habe, weist sie vehement zurück. Doch die Staatsanwaltschaft leitet ein Verfahren wegen Vortäuschens einer Straftat gegen sie ein.

Im November 2008 wird Rahel Mahler schuldig gesprochen. Das zuständige Amtsgericht hält es für erwiesen, dass der Skinhead-Überfall ein Produkt ihrer Fantasie ist und sie sich das Hakenkreuz selbst in die Hüfte geritzt hat. Doch die junge Frau findet milde Richter und hat überdies noch Glück: Weil sie zur Tatzeit erst 17 war, wird sie lediglich zur Ableistung von 40 Arbeitsstunden verurteilt.

Abgestempelt

Um die Mittagsstunde taumelt ein Mann in eine Polizeidienststelle im Hamburger Stadtteil St. Georg. Er ist etwa Mitte vierzig, von kräftiger Statur und hat diverse blutende Fleischwunden an beiden Armen. Der Mann weist sich als Knut Laue aus, wohnhaft in einem Apartmentblock in der Nähe des Polizeireviers.

»Sie müssen die Kerle finden!«, stammelt er. »Die hätten mich fast umgebracht! Die haben meine Erfindung gestohlen!«

Es dauert einige Zeit, bis sich der Mann so weit beruhigt hat, dass er sich verständlich ausdrücken kann. Dann erzählt er den diensthabenden Polizeibeamten eine haarsträubende Geschichte.

Letzte Nacht sei er plötzlich aufgewacht und habe im Eingangsbereich seines Zweizimmerapartments Schritte gehört. Er sei aus dem Bett gesprungen und habe die Schlafzimmertür geöffnet. Vor ihm hätten vier oder fünf Männer in schwarzen Kampfanzügen gestanden, die Gesichter maskiert. »Die sahen wie Ninjas aus!«, erklärt Laue.

»Kein Ton, sonst bist du tot!«, habe einer der Kerle gezischt. Ein anderer holte eine Drahtschlinge aus der Jacke und schlang sie ihm um den Hals. Er zog die Schlinge so weit zu, dass Knut Laue gerade noch atmen und schlucken konnte.

»Trink das, na los!«, fuhr ihn der dritte Eindringling an. Er öffnete einen Glasflakon und nötigte ihn, die darin befindliche Flüssigkeit zu trinken. Zur Bekräftigung drückte ihm ein weiterer Mann die Spitze eines Fleischermessers in die Seite.

Das Zeug aus dem Flakon schmeckte bitter, und Laue durchzuckte der Gedanke, dass es höchstwahrscheinlich K.-o.-Tropfen waren. Diese Typen wollten bestimmt seine Erfindung klauen! Irgendjemand musste ihnen gesteckt haben, dass er die fertigen Bauzeichnungen auf seinem Notebook abgespeichert hatte – und dass diese Erfindung einige Millionen Euro wert war.

Mit dem Mut der Verzweiflung packte Laue die Schlinge um seinen Hals und schaffte es irgendwie, sie dem Angreifer zu entwinden. Er verteilte Faustschläge in alle Richtungen und bekam schmerzhafte Messerstiche in beide Arme ab.

Schließlich sei es ihm gelungen, einem der Kerle sein Messer zu entreißen.

»Ich habe es dem verfluchten Schwein in seinen Wanst gerammt!«, stößt Laue hervor. »Dann wurde mir schwarz vor Augen – anscheinend fingen die K.-o.-Tropfen an zu wirken. Gerade erst vor einer Viertelstunde bin ich wieder zu mir gekommen. Die Kerle sind natürlich über alle Berge – und mein

Notebook mit den Bauzeichnungen auch! Also machen Sie schon, Herr Wachtmeister!«, drängt Laue. »Sie müssen die verdammten Hunde schnappen!«

Der Polizeibeamte, der Laues Aussage aufnimmt, wechselt einen Blick mit seinem Kollegen. Der hat unterdessen die Personalien des vermeintlich Geschädigten überprüft: Knut Laue ist wegen Betrugs mehrfach vorbestraft. Als Erfinder ist er dagegen bislang nicht in Erscheinung getreten.

Seine Beschreibung der Männer, die ihn angeblich überfallen haben, bleibt ebenso vage wie die Erfindung, die ihm gestohlen worden sei. »Eine revolutionäre neue Antriebstechnik«, lässt er sich lediglich entlocken. »Mehr sage ich dazu erst, wenn das alles patentiert ist!«

Die zuständige Kripo-Dienststelle übernimmt die Ermittlungen. Ein Spurensicherungsteam untersucht Laues Wohnung und findet keinerlei Spuren, die zu seiner Schilderung passen. Noch am selben Tag wird der Mann ins Institut für Rechtsmedizin gebracht. Als diensthabender Rechtsmediziner begutachte ich seine Verletzungen und veranlasse, dass sein Blut und sein Urin toxikologisch untersucht werden.

An beiden Ober- und Unterarmen, an der Brust und am Unterbauch weist der Geschädigte zahlreiche Schnittverletzungen auf. Sie sind allesamt glattrandig und reichen maximal einen halben Zentimeter tief ins Unterhautfettgewebe. Bei heftigen Kampfhandlungen, wie sie angeblich stattgefunden haben, kann er sich diese Verletzungen nicht zugezogen haben. Vielmehr weisen sie die charakteristischen Merkmale von Selbstverletzung auf: Sie verlaufen gleichmäßig, sind nur oberflächlich, folglich harmlos und befinden sich durchweg in weniger schmerzempfindlichen Körperregionen.

Dagegen weisen Laues Hände und Handgelenke nicht einmal einen Kratzer auf. Auch dieses völlige Fehlen von Abwehrverletzungen spricht dafür, dass er sich die angeblich im Kampf erlittenen Wunden selbst zugefügt hat.

Des Weiteren kann ich keinerlei Anzeichen für den angeblichen Strangulationsversuch entdecken. Eine Drahtschlinge hätte zwangsläufig eine Strangulationsmarke oder wenigstens bandförmig angeordnete Abschürfungen an Laues Halshaut hinterlassen müssen. Auffällig ist zudem, dass er weder am Körper noch an den Armen Zeichen stumpfer Gewalteinwirkung aufweist, wie sie bei einem heftigen Handgemenge eigentlich unvermeidlich sind.

Ungefragt erzählt Laue mir während der Untersuchung die gleiche Story, die er einige Stunden vorher schon den Polizeibeamten aufgetischt hat. Dabei fällt mir auf, dass er seine Geschichte herunterleiert wie einen auswendig gelernten Text. Zwischendurch gerät er allerdings mehrfach ins Stocken.

Am nächsten Tag telefoniere ich mit Kriminaloberkommissar Markus Hüther, der die Ermittlungen im Fall Knut Laue leitet. Mittlerweile liegt auch das Ergebnis der Blutuntersuchung vor.

»Die Blut- und Urinproben sind negativ«, eröffne ich ihm. »Der Mann hat in der Nacht weder K.-o.-Tropfen noch sonst irgendetwas Giftiges zu sich genommen. Nach den von mir erhobenen Befunden ist die angebliche Straftat von A bis Z vorgetäuscht.«

Ich erläutere Hüther, dass die Schnittverletzungen oberflächlich sind und sich durchweg an gut erreichbaren Körperstellen befinden. »Es handelt sich ohne Zweifel um selbst beigebrachte Verletzungen«, erkläre ich. »Der Mann hatte niemals eine Drahtschlinge um den Hals, und er hat auch ganz bestimmt nicht mit bloßen Fäusten gegen eine Gruppe von Ninjas gekämpft.«

Oberkommissar Hüther gibt ein leicht genervt klingendes Schnaufen von sich.

»Die Blutspuren in seiner Wohnung passen auch nicht zu dem angeblichen Überfall«, sagt er. »Wir haben keinen Tropfen Blut von dem Mann gefunden, dem Laue ein Messer in den

Bauch gerammt haben will. Auch seine eigenen vermeintlichen Kampfverletzungen haben nirgendwo Tropf- und Spritzspuren hinterlassen, wie sie eigentlich zwingend zu erwarten waren. Stattdessen haben wir ziemlich seltsame Blutmuster an den Wänden gefunden. Warten Sie mal, ich maile Ihnen die Bilder schnell rüber.«

Während wir uns weiter über den Fall Laue im Speziellen und inszenierte Tatorte im Allgemeinen austauschen, trifft Kommissar Hüthers E-Mail in meinem Mail-Account ein, und ich klicke die angehängten Bilddateien auf.

»Wissen Sie was?«, entfährt es mir. »Die Blutspuren an den Wänden entsprechen in Form und Größe genau den Wunden an Laues Armen!«

»Ach so?«, antwortet der Kriminalbeamte erstaunt. »Jetzt verstehe ich, was es mit diesen Mustern auf sich hat. Laue hat die Verletzungen, die er sich selbst beigebracht hat, quasi als Stempel verwendet, um die Wände des angeblichen Tatorts mit Blutspuren zu dekorieren.«

»Nicht besonders erfindungsreich«, gebe ich zurück. »Apropos: Was hat es eigentlich mit Laues Erfindung auf sich, hinter der das Rollkommando angeblich her war?«

»Die existiert wohl auch nur in seiner Fantasie«, antwortet Hüther. »Das Notebook, das ihm die Räuber angeblich entwendet haben, hat Laue selbst letzte Woche im Pfandhaus versetzt. Wir haben den Pfandschein in seiner Wohnung gefunden.«

»Also hat er sich die ganze Story ausgedacht, weil er in wirtschaftlichen Schwierigkeiten steckt?«, frage ich.

»Sieht ganz so aus«, bestätigt Markus Hüther. »Wahrscheinlich hat er darauf spekuliert, dass ihm seine Versicherung einen kräftigen Aufschlag bezahlt, wenn er behauptet, dass auf seinem Laptop wertvolle Informationen gespeichert waren. Stattdessen hat er jetzt zusätzlich zu seinen Schulden auch noch eine Anzeige wegen Vortäuschung einer Straftat am Hals.«

Wir verabschieden uns, und monatelang höre ich nichts mehr von diesem Fall. Doch eines Tages wird Knut Laue erneut zu uns ins Institut für Rechtsmedizin gebracht.

Diesmal weist sein Hals tatsächlich eine Strangulationsmarke auf. Die von mir durchgeführte Obduktion ergibt, dass er sich auch diese letzte, tödliche Verletzung selbst beigebracht hat. Hinweise auf ein Fremdverschulden gibt es wiederum nicht. Während die Ermittlungen gegen ihn wegen des vorgetäuschten Raubüberfalls noch andauerten, hatte sich Knut Laue in seiner Wohnung mit einem Strick das Leben genommen.

So weit die Füße tragen

Zusammengesunken sitzt Herta Sommer in ihrem Rollstuhl. Die ältere Dame macht einen bemitleidenswerten Eindruck. Die Beine kann sie augenscheinlich nicht bewegen. Ihr Gesichtsausdruck ist leidend. Ihr Schwager hat sie vom Parkplatz zu uns ins rechtsmedizinische Institut geschoben.

Die kurze Strecke vom Wartezimmer in den Untersuchungsraum legt sie allein zurück, doch dabei stellt sie sich merkwürdig unbeholfen an. Ihren Rollstuhl bewegt sie nicht mit den Führungsschienen an den Rädern, sondern direkt an den Gummireifen voran.

Herta Sommer ist 66 Jahre alt. Vor rund zehn Jahren wurde sie wegen Betrugs zu einer dreijährigen Freiheitsstrafe verurteilt. Doch aufgrund einer Brustkrebserkrankung und zahlreicher Folgebeschwerden infolge der Chemotherapie wurde ihr bisher immer wieder Haftaufschub gewährt.

Nun hat uns die Staatsanwaltschaft Berlin beauftragt, ihre Haftfähigkeit zu prüfen.

Die deutsche Strafprozessordnung regelt in § 455, dass eine Freiheitsstrafe aufzuschieben ist, wenn der Verurteilte »*in Geisteskrankheit verfällt*«, bei »*Lebensgefahr für den Verur-*

teilten« durch eine Erkrankung oder wenn der körperliche Zustand des Verurteilten eine Unterbringung in einer Strafvollzugsanstalt nicht zulässt. Um letzteren Punkt geht es im Fall von Herta Sommer.

Frau Sommer wird von meiner Kollegin Dr. Karen Soltau federführend begutachtet. Sie erklärt sich mit einer körperlichen Untersuchung und deren Dokumentation einverstanden. Überdies legt sie Dr. Soltau eine umfangreiche eigene Krankenakte vor.

Sie leide unter ständigen starken Schmerzen in Armen und Beinen, im Rücken und in den Schulterblättern, erklärt sie. Wegen Nervenschmerzen in den Beinen könne sie seit zwei Jahren nicht mehr laufen und sei vollständig auf den Rollstuhl angewiesen. Mit dem Rollstuhl könne sie sich in ihrer Wohnung frei bewegen. Jedoch könne sie das Haus nicht ohne fremde Hilfe verlassen, da von der Haustür eine Treppe zur Straße hinabführe. Überdies reiche ihre Kraft nur für zwei Stunden in sitzender Position aus. Dann müsse sie vom Rollstuhl auf ihre Couch wechseln und sich dort im Liegen ausruhen.

Während Frau Sommer ihre eingeschränkten Lebensumstände schildert, wirkt sie niedergedrückt und den Tränen nahe.

Ohne die Hilfe ihres Schwagers könne sie seit Jahren nicht mehr leben, erklärt sie. Er kaufe für sie ein und bringe sie zu den Ärzten, die sie aufgrund ihrer zahlreichen Beschwerden häufig aufsuchen müsse. Von der Krankenkasse sei sie in Pflegestufe 1 eingestuft worden. Zweimal täglich werde sie von einer Pflegekraft besucht, die ihr den Haushalt besorge und sie vollständig wasche, denn auch dazu sei sie nicht mehr selbständig in der Lage.

Überdies leide sie an Taubheitsgefühlen im Unterleib, sei daher seit Jahren inkontinent und müsse Windeln tragen. Die ständigen Schmerzen und ihre Inkontinenz empfinde sie als seelisch extrem belastend. Sie nennt eine ganze Liste starker Schmerzmedikamente, die sie nach eigenen Angaben täglich einnimmt.

Dr. Soltau bittet sie, sich für die Untersuchung zu entkleiden. Frau Sommer erklärt, dass sie sich ohne fremde Hilfe ihrer Kleidung nicht entledigen könnte. Wiederum fällt Dr. Soltau auf, wie unbeholfen die ältere Frau ihren Rollstuhl bedient. Sie versäumt es, die Feststellbremse zu betätigen, so dass der Wagen während des Aus- und Ankleidens unkontrolliert hin und her rollt.

Frau Sommer trägt Baumwollhandschuhe und erklärt zur Begründung, dass sie infolge der Handhabung des Rollstuhls an Ekzemen an beiden Händen leide. Dr. Soltau fordert sie auf, die Handschuhe auszuziehen – die Haut an beiden Händen ist vollkommen intakt. Auch die weitere Untersuchung ergibt, abgesehen von leichtem Übergewicht, keine auffälligen Befunde. Frau Sommers Beine, die sie nach eigenen Angaben seit zwei Jahren nicht mehr tragen können, weisen keine Wassereinlagerungen auf. Die Muskulatur ist normal entwickelt und nicht etwa verkümmert, wie man es nach längerer Immobilität erwarten würde.

Nachdem Frau Sommer wieder angekleidet ist und auch ihre Baumwollhandschuhe wieder angelegt hat, bewegt sie ihren Rollstuhl ins Wartezimmer zurück, wo ihr Schwager sie erwartet. Erneut fällt Dr. Soltau auf, wie ungeschickt die seit Jahren Gelähmte ihr Gefährt steuert.

Nachdenklich vertieft sich die Gutachterin in die Krankenakte. Neben den Unterlagen, die Frau Sommer mitgebracht hat, liegen ihr Arztbriefe und Gutachten von zahlreichen Kliniken und Fachärzten aus den letzten Jahren vor. Darüber hinaus hat Dr. Soltau mit Einverständnis von Frau Sommer weitere Befunde von Ärzten und Krankenhäusern eingeholt, die die ältere Dame behandelt haben.

Bei der kritischen Überprüfung der Unterlagen fallen Dr. Soltau etliche Ungereimtheiten auf. So heißt es in einem Arztbrief, die Patientin sei wegen einer schlaffen Lähmung der Arme und Beine seit vier Jahren auf den Rollstuhl angewiesen. Aus einem kurz davor erstellten Klinikgutachten geht jedoch

hervor, dass Frau Sommer noch vor einem Jahr mit dem Geh-
wagen mobil gewesen sei. Dr. Soltau gegenüber hat sie dagegen angegeben, dass sie sich seit zwei Jahren nur noch mit dem
Rollstuhl bewegen könne.

Ähnlich beklagte sie gegenüber einem Arzt bereits vor vier
Jahren, dass sie inkontinent sei. Bei einem wenige Monate zurückliegenden Arztgespräch erklärte sie jedoch, sie sei erst seit
einem Jahr inkontinent.

Nachdem Dr. Soltau einige Stunden lang die Krankenakte
durchgearbeitet hat, verlässt sie ihr Büro, um sich einen Kaffee
zu holen. Dabei begegnet sie Heike Petry, einer Mitarbeiterin
unseres Instituts, die sich in der Küche gerade einen Tee zubereitet.

»Sag mal, war das vorhin im Wartezimmer Frau Sommer?«,
fragt Frau Petry. »Was hat die denn hier gemacht? Und wieso
sitzt die plötzlich im Rollstuhl?«

Dr. Soltau verschlägt es erst einmal die Sprache. »Jetzt mal
langsam«, sagt sie dann. »Du kennst Herta Sommer?«

»Aber ja!«, antwortet Heike Petry. »Sie wohnt bei mir im
Nachbarhaus. Wir unterhalten uns manchmal nett über den
Zaun hinweg, wenn wir beide im Vorgarten Unkraut jäten.«

»Das wird ja immer bunter!«, bringt Dr. Soltau hervor. »Die
gute Frau kann Gartenarbeit machen?«

Heike Petry lacht und nickt. »Die ist total fit«, bestätigt sie.
»Du würdest staunen, wenn du sehen könntest, was die alles
schleppen kann!«

Dr. Soltau kann es immer noch nicht richtig glauben. Natürlich ist ihr gleich aufgefallen, wie ungeschickt Frau Sommer
ihren Rollstuhl bedient hat. Aber so viel Dreistigkeit hätte sie
ihr trotzdem nicht zugetraut.

»Und du hast sie bei euch in der Straße noch nie im Rollstuhl
gesehen?«, hakt sie noch einmal nach.

»Weder im Rollstuhl noch mit einem Rollator«, antwortet
Heike Petry. »Wenn du dich mit deinen eigenen Augen überzeugen willst, dann geh doch mal am Sonntag zum Trödel-

markt bei uns auf dem Kirchplatz. Da wirst du schon sehen, wie gebrechlich die alte Frau Sommer ist!«

Dr. Soltau bedankt sich bei der Mitarbeiterin für diesen Tipp. Am nächsten Sonntag geht sie zu dem Trödelmarkt und stellt fest, dass Herta Sommer dort tatsächlich einen Verkaufsstand unterhält. Von ihrem Rollstuhl ist weit und breit nichts zu sehen, und auch ihre Taubheit in Armen und Beinen scheint wundersam geheilt. Staunend beobachtet meine Kollegin, wie Frau Sommer eine offenbar schwere Kiste voller Trödel aufnimmt und beschwingten Schrittes zu einem Auto trägt. Sie packt die Kiste in den Kofferraum, kehrt zu ihrem Stand zurück und lädt sich die nächste Kiste auf. Dabei lacht und scherzt sie mit den anderen Händlern an den umliegenden Ständen – auch ihre depressive Verstimmung scheint sie glücklich überwunden zu haben!

Gleich am nächsten Morgen ruft Dr. Soltau bei dem Pflegedienst an, der laut Herta Sommer zweimal täglich eine Pflegekraft zu ihr schickt, um sie zu waschen und ihr den Haushalt zu besorgen.

»Von uns geht niemand dorthin«, erklärt ihr die Geschäftsführerin des Unternehmens. »Die Bescheinigung, die Ihnen Frau Sommer vorgelegt hat, bedeutet nur, dass sie finanzielle Zuwendungen in entsprechender Höhe benötigt. Die Pflegedienstleistungen selbst werden auf dieser Pflegestufe von Angehörigen erbracht.«

Dr. Soltau bedankt sich für die Auskunft und legt kopfschüttelnd auf.

»Aus rechtsmedizinischer Sicht besteht kein Grund, die Haftstrafe von Frau Sommer aufzuschieben«, vermerkt sie abschließend in ihrem Gutachten. *»Wir empfehlen, die Immobilität zu überprüfen, die bei Arztbesuchen stets gegeben war, aber offensichtlich in erheblicher Diskrepanz zu den Freizeitaktivitäten von Frau Sommer steht. Auch bei Rollstuhlabhängigkeit ist Frau Sommer in einer entsprechenden rollstuhlgerechten Umgebung als haftfähig anzusehen.«*

Wie weit ihre Füße Frau Sommer noch getragen haben, vermögen weder Frau Dr. Soltau noch ich zu sagen. Nur so viel: Unsere Mitarbeiterin hat Herta Sommer schon etliche Monate nicht mehr in der Nachbarschaft gesehen, weder im Garten noch auf dem Trödelmarkt.

CSI: Kreuzberg

Um sieben Uhr morgens dringen dumpfe Rufe aus dem Keller eines Mehrfamilienhauses im Berliner Stadtteil Kreuzberg. In der schmucklosen Mietskaserne leben Menschen aus vielerlei Kulturen nebeneinander – Asiaten, Afrikaner, auch einige Südeuropäer und das eine oder andere deutsche Rentnerpaar. In solchen Häusern geht es öfter mal etwas lauter zu. Daher kommt auch so schnell niemand auf die Idee, sich zu beunruhigen oder gar nachzusehen, was es mit dem Geschrei in einem abgelegenen Kellerraum auf sich hat.

Wilhelm und Gerda Mauser leben seit fast drei Jahrzehnten im ersten Stock des geräumigen Mietshauses. Beide Ehepartner sind im höheren Lebensalter und haben den Keller seit längerem nicht mehr betreten. Doch an diesem Donnerstagmorgen Ende September müssen sie in die muffig riechenden Katakomben hinabsteigen. Sie sind auf der Suche nach einem viele Jahre alten Dokument, das sie in einer Behördenangelegenheit benötigen. Und während sie sich durch ein Labyrinth aus düsteren Gängen bewegen, werden die dumpfen Rufe, die zu ihnen dringen, immer lauter.

Das Abteil, das ihrer Wohnung zugeordnet ist, befindet sich in einem besonders abgelegenen Teil des Kellers. Wilhelm Mauser öffnet die Tür und schaltet das Licht ein. Eine Treppe führt weitere Stufen hinunter. Der Raum enthält zahlreiche einfache Bretterverschläge, die mit Vorhängeschlössern versperrt sind. In dem Gang zwischen den Verschlägen liegt eine schmale Gestalt. Zögernd tasten sich die Mausers die Stufen hinunter. Als die Gestalt am Boden erneut unartikulierte Laute von sich gibt, bleibt Gerda Mauser »fast das Herz stehen«, wie sie später aussagen wird.

Doch dann erkennen sie, wen sie vor sich haben: Binh Minh, eine Vietnamesin aus dem dritten Stock. Sie ist an Händen und Füßen gefesselt. Ihre Kleidung ist zerrissen und ebenso wie ihr Gesicht mit Schmutz verschmiert. Die Mausers beeilen sich, die bedauernswerte Frau von ihren Fesseln zu befreien. Ihre Hände sind mit einem Seil auf dem Rücken zusammengeschnürt. Die Füße sind mit ihrem eigenen Büstenhalter gefesselt. Allem Anschein nach ist die Ärmste einem Sextäter zum Opfer gefallen.

»Um Himmels willen«, sagt Gerda Mauser, »wer hat Ihnen das angetan?«

Binh Minh antwortet, aber das Ehepaar versteht kein Wort. Die junge Frau spricht nur wenige Brocken Deutsch. Sie ist Anfang dreißig und Mutter von vier Kindern. Ihren jüngsten Sohn hat die zierliche Frau gerade erst vor ein paar Wochen zur Welt gebracht.

Wilhelm Mauser hilft ihr, sich vom Boden aufzurappeln. Binh Minh kann sich nur mit Mühe auf den Beinen halten. Ihre Hände fühlen sich kalt an. Fürsorglich hängt ihr Gerda Mauser ihren Mantel um die Schultern. Die junge Frau ist offenbar unterkühlt. Außerdem ist ihr T-Shirt großflächig zerfetzt, ihre Brüste sind entblößt.

Gerda Mauser wundert sich, dass Binh weder erleichtert noch verstört wirkt. Die Vietnamesin weint nicht, versucht nichts zu erklären und fragt nicht nach ihren Kindern oder ihrem Mann. Apathisch lässt sie sich von dem alten Ehepaar ans Tageslicht zurückbringen. Mit Leggins und T-Shirt ist sie für die Jahreszeit viel zu dünn bekleidet. An den Füßen trägt sie nur Strümpfe. Wo ihre Schuhe abgeblieben sind, können die Mausers nicht aus ihr herausbringen.

»Die Ärmste steht unter Schock«, sagt Gerda Mauser zu ihrem

Mann. Der zieht sein Handy aus der Tasche und wählt den Notruf.

Im Krankenhaus wird Binh Minh medizinisch erstversorgt. Da ihre Körpertemperatur lediglich 35,7 Grad Celsius beträgt, erhält sie angewärmte Infusionen. Gleichzeitig verständigen die Verantwortlichen der Klinik die Kriminalpolizei. Allem Anschein nach ist die junge Frau Opfer eines Gewaltverbrechens geworden.

Mit den Ermittlungen werden Kriminaloberkommissar Franz Halter und Kriminalkommissarin Ina Gütlich beauftragt. Sie treffen um 9:30 Uhr im Krankenhaus ein, müssen dort aber erst noch auf den Dolmetscher warten. Mit ihren dürftigen Deutschkenntnissen kann sich die Vietnamesin nicht verständlich machen.

Nach einem Blick auf Binh Minh ruft Oberkommissar Halter bei uns im Institut an. Er bittet um eine rechtsmedizinische Untersuchung der Geschädigten, wie das in Fällen üblich ist, bei denen von einer schweren Straftat ausgegangen wird und Personen zu Schaden gekommen sind. Meine Kollegin Dr. Susanne Schubert macht sich gleich auf den Weg.

Der Bereich unserer Arbeit, der die Untersuchung Lebender umfasst, wird als Klinische Rechtsmedizin bezeichnet – in klarer Abgrenzung zu unserer Tätigkeit an den Toten. In der Klinischen Rechtsmedizin werden überwiegend Opfer von Gewalt, aber auch Tatverdächtige untersucht – zum Beispiel, um die Frage zu klären, ob diese selbst Verletzungen davongetragen haben und ihr Handeln vielleicht zu Recht als Notwehr bezeichnen. Im Rahmen der rechtsmedizinischen Untersuchung werden die Verletzungen dokumentiert und hinsichtlich der Art der Gewalteinwirkung und des Zeitpunkts ihrer Entstehung interpretiert. So kann es zum Beispiel für den Ausgang des späteren Gerichtsverfahrens ganz entscheidend sein, wie alt Verletzungen sind, ob sie also vom Wundalter her zu einem möglichen Tatzeitpunkt passen. Nicht nur die Frage, ob Verletzungen lebensgefährlich für das Opfer waren, beeinflusst in der Regel das Strafmaß. Ebenso bedeutsam ist die Frage, ob es sich um »einzeitige«, nur zu einem einzigen Zeitpunkt entstandene Misshandlungsfolgen oder um »mehrzeitige« Gewalteinwirkung handelt. Für die spätere strafrechtliche Bewertung ist unsere rechtsmedizinische Beurteilung von Verletzungen also hochrelevant.

Als der Dolmetscher und Dr. Schubert eingetroffen sind, beginnt Binh Minh ihre Aussage. Auch den beiden kommt sie ungewöhnlich gefasst, ja beinahe teilnahmslos vor. Dabei hat sie nach ihren eigenen Angaben ein wahres Martyrium hinter sich.

Am vergangenen Freitag, also vor bereits sechs Tagen, sei sie mittags aus dem Krankenhaus zurückgekommen, wo sie ihren neugeborenen Sohn besucht habe. Der Junge sei ein paar Wochen zu früh auf die Welt gekommen und werde deshalb in der Neugeborenenstation aufgepäppelt, bevor er nach Hause entlassen werden könne. Jedenfalls habe sie gerade den Hausflur ihres Wohnhauses betreten, als ihr zwei Männer aufgefallen seien.

»Sie standen bei der Eingangstür herum«, erklärt Binh Minh, »und als ich zum Briefkasten ging, um nach der Post zu sehen, folgten sie mir. ›Geld her!‹, fuhr mich der eine Mann an. Der andere griff nach meiner Handtasche.«

Sie habe die Männer beschimpft und um Hilfe geschrien. Darauf habe der eine ihr den Mund zugehalten, und der andere habe sie hochgehoben. Sie habe gezappelt und sich gewehrt, aber die beiden Männer seien viel zu stark für sie gewesen.

»Sie trugen mich in den Keller hinunter«, berichtet Binh Minh, die nur etwa fünfzig Kilogramm wiegt. »Ich wehrte mich nach Leibeskräften, und dabei wurde mein T-Shirt zerfetzt. Sie schleppten mich bis zu dem abgelegenen Kellerraum und schlossen hinter sich die Tür. Der eine Mann durchsuchte meine Tasche und nahm mein ganzes Geld heraus – 290 Euro.

Dann verlor ich das Bewusstsein, und als ich wieder zu mir kam ...«

»Langsam«, unterbricht sie Kriminaloberkommissar Halter. »Sie verloren das Bewusstsein? Aus welchem Grund?«

Der Dolmetscher übersetzt seine Frage.

»Ich weiß nicht«, antwortet Binh Minh und schaut einen Moment lang ratlos vor sich hin. »Ich glaube«, fährt sie fort, »dass sie mir ein Tuch mit einem Betäubungsmittel vor Mund und Nase gehalten haben.«

Kriminalkommissarin Gütlich wirft ihrem Kollegen einen Blick zu. »Sie glauben das?«, hakt sie nach. »Oder erinnern Sie sich daran?«

Binh Minh zuckt mit den Schultern.

Sie habe das Bewusstsein verloren, wiederholt sie. Als sie wieder zu sich gekommen sei, sei sie an Händen und Füßen gefesselt gewesen. Offenbar hätten die Männer ihr den BH ausgezogen, während sie ohnmächtig war, und ihr damit die Füße zusammengebunden. Die Hände hätten sie ihr auf dem Rücken verschnürt.

Ob die Männer sie vergewaltigt hätten, fragt die Kriminalkommissarin.

Wieder hebt Binh Minh die Schultern. »Ich weiß nicht«, übersetzt der Dolmetscher ihre Worte.

Die Männer seien nicht zurückgekehrt, erzählt sie weiter. Sie habe geschrien und gerufen, aber niemand sei ihr zu Hilfe gekommen. Sie sei im Dunkeln im Keller herumgekrochen und habe versucht, die Stufen hochzuroben. Doch mit ihren auf dem Rücken verschnürten Händen habe sie das nicht geschafft. Stattdessen habe sie beim Herumkriechen auch noch ihre Schuhe verloren, die ihr ein wenig zu groß seien.

»Und Sie waren sechs Tage da unten gefangen?«, vergewissert sich Oberkommissar Halter.

Binh Minh nickt. »Ich hatte nichts zu essen«, berichtet sie weiter, »und auch nichts zu trinken. Mir blieb nichts anderes übrig, als meinen eigenen Urin zu trinken. Ich habe immer wieder geschrien, aber erst heute Morgen ist endlich jemand in den Keller heruntergekommen und hat mich gehört.«

Dr. Susanne Schubert ist eine erfahrene Rechtsmedizinerin. Wie sie mir später berichtete, kam ihr die Geschichte, die Binh Minh erzählt hatte, gleich etwas seltsam vor. Und ihre Bedenken werden nicht geringer, während sie die junge Frau untersucht.

Am Hinterkopf der Vietnamesin findet sie einen etwa zehn Zentimeter langen, frisch verschorften Hautstreifen, auf dem das Haupthaar teilweise gänzlich fehlt und teilweise nur eine Länge von 1,2 Zentimetern misst. Das restliche Kopfhaar der jungen Frau ist dagegen rund dreißig Zentimeter lang. Diese Verletzung ist offenkundig nicht vor sechs Tagen entstanden und lässt Dr. Schubert sofort an eine Selbstbeibringung denken. Es kommt keineswegs selten vor, dass sich Frauen Haarbüschel ausreißen, um sich durch Schmerz und Verunstaltung zu bestrafen oder zu versuchen, auf diese Weise seelische Spannungen abzubauen.

Zu diesem Befund passen mehrere zirka drei Zentimeter lange Narben, die Dr. Schubert kurz darauf am Hals der Frau bemerkt. Sie verlaufen parallel und sind offenbar schon älter.

»Haben Sie das selbst gemacht?«, fragt die Rechtsmedizinerin. Binh Minh bejaht diese Frage.

Die etwa 1,5 Zentimeter lange Kratzspur an ihrer rechten Schläfe ist dagegen weder so frisch wie die Verschorfung am Hinterkopf noch so alt wie die Narben am Hals, sondern höchstens vor ein paar Tagen entstanden. Aber abgesehen von einer leichten Rötung an den Handgelenken, wo sie mit dem Strick gefesselt war, weisen die sichtbaren Körperregionen von Binh Minh keine weiteren Verletzungen jüngeren Datums auf. Die Rechtsmedizinerin bittet die junge Frau, T-Shirt und Leggins abzulegen. Mittlerweile ist auch eine gynäkologische Fachärztin aus der Klinik anwesend, außerdem eine Polizeifotografin, die die lädierten Körperregionen ablichtet.

Am Rücken und auf den Oberarmen weist Binh Minh kratzerartige Hautdefekte auf, die parallel verlaufen, maximal 3,5 Zentimeter lang sind und frisch verschorft sind. Auch diese oberflächlichen Verletzungen hat sich die Frau offenbar selbst beigebracht – ob in Täuschungsabsicht oder aufgrund von autoaggressiven Impulsen, bleibt zunächst unklar. Abgesehen von einem rundlichen, 0,8 Zentimeter durchmessenden Hämatom an der Innenseite des linken Oberschenkels entdeckt Dr. Schubert jedenfalls keine Spuren, die durch fremde Gewalteinwirkung verursacht sein könnten.

Auch die Frauenärztin kann bei der anschließenden gynäkologischen Untersuchung keinerlei Auffälligkeiten feststellen. Binh Minh wurde offensichtlich nicht vergewaltigt. Seltsamerweise sind ihre Leggins im Schritt und an den Oberschenkeln zerrissen. Der Slip darunter ist jedoch intakt. Es finden sich auch keine Anzeichen für eine Verunreinigung mit Urin und Exkrementen, wie sie bei mehrtägiger Fesselung unvermeidlich wären. Angeblich waren ihre Hände ja auf dem Rücken zusammengeschnürt.

Schließlich nimmt Dr. Schubert Binh Minh noch Blut für die Laboruntersuchung ab. Wenn die Vietnamesin tatsächlich mehrere Tage ohne Nahrung und Flüssigkeit zugebracht hat, muss sich das in ihren Blutwerten niederschlagen. Dann müsste die Laboruntersuchung unter anderem eine Elektrolytstörung ergeben, die für verminderte Flüssigkeitszufuhr über einen längeren Zeitraum typisch ist.

Noch während die beiden Medizinerinnen das vermeintliche Verbrechensopfer untersuchen, erhält Kriminaloberkommissar Halter einen Anruf von einem seiner Ermittler. Die Kollegen haben den Tatort in Kreuzberg untersucht und einige bemerkenswerte Entdeckungen gemacht.

Das Kellerabteil, das zur Wohnung der vietnamesischen Familie gehört, befindet sich ausgerechnet in dem Raum, in dem Binh Minh angeblich sechs Tage lang im Gang gelegen hat.

Der Verschlag war geöffnet, das Vorhängeschloss ist jedoch nicht beschädigt. Im Innern des Verschlags stießen die Ermittler auf Kleidungsstücke, die offensichtlich einer Frau mit zierlicher Statur gehören: eine Jacke, einen Pullover und eine Cordhose. Außerdem stellten sie eine Handtasche sicher, die unter anderem Binh Minhs Personalausweis enthält.

»Auf dem Boden des Verschlags«, berichtet der Ermittler weiter, »fanden wir noch eine ungeöffnete Flasche Cola und eine angetrocknete Portion Döner.«

»Und was ist mit Urinflecken auf dem Boden?«, fragt Halter. »Oder Uringeruch? Ist euch da was aufgefallen?«

»Fehlanzeige«, antwortet der Polizeibeamte.

Halter informiert Kommissarin Gütlich über die Ermittlungsergebnisse.

»Cola und Döner?«, wiederholt sie. »Warum hat die Frau das unbeachtet stehengelassen, obwohl sie angeblich halb verdurstet und verhungert ist?«

»Stattdessen will sie ja ihren eigenen Urin getrunken haben«, antwortet Halter. »Seltsam nur, dass in dem Keller weder Uringeruch noch Urinflecken wahrzunehmen sind. Wie es möglich sein soll, durch seine Beinkleider hindurch Urin zu trinken, weiß ich auch nicht – da müsste die gute Frau schon eine ziemliche Akrobatin sein.«

Eigentlich gibt es nur eine vernünftige Erklärung, sagen sich die Kriminalbeamten. Binh Minh muss über eine blühende Fantasie verfügen. An unbekannte Täter glauben die beiden mittlerweile nicht mehr.

Halter und Gütlich fahren zu dem Mehrfamilienhaus, um sich selbst ein Bild von den Gegebenheiten zu machen. Unterdessen haben die Ermittler vor Ort einen Nachbarn ausfindig gemacht, der am letzten Wochenende im Keller war. Die Kommissarin befragt ihn, und er erklärt, dass er genau in dem Raum, in dem Binh Minh angeblich gefangen gehalten wurde, am vergangenen Sonntag eine Glühbirne ausgetauscht habe. Er habe jedoch nichts Auffälliges bemerkt – schon gar nicht eine Frau, die gefesselt auf dem Boden lag und Hilfeschreie von sich gab.

»Da war niemand«, erklärt der Nachbar entschieden. »Und die Kellerabteile waren alle versperrt.«

Zur gleichen Zeit klingelt Oberkommissar Halter an der Wohnungstür von Familie Minh. Phong Minh, der Ehemann, öffnet und zeigt sich erstaunt, als ihm Halter seinen Ausweis zeigt. Der Vietnamese lebt bereits seit über zwanzig Jahren in Berlin und kann sich problemlos mit den Beamten verständigen – im Gegensatz zu seiner Frau, die erst vor wenigen Jahren nach Deutschland übersiedelt ist.

»Kriminalpolizei?«, fragt Phong Minh. »Was wollen Sie denn von mir?«

Oberkommissar Halter hat Mühe, sein Befremden zu verbergen. Ob er seine Frau nicht vermisse, fragt er den Ehemann.

Doch Phong Minh winkt nur müde ab. Hinter ihm schreien mehrere Kinder wild herum. »Sie sehen ja selbst, wie es hier zugeht«, sagt er und zeigt in die Wohnung hinter sich. Überall liegen gebrauchte Wäsche, leere Fastfood-Kartons und Spielzeug für Kinder verschiedener Altersklassen verstreut. »Und da fragen Sie ernsthaft, ob ich meine Frau vermisse?«

»Aber Sie haben sie nicht vermisst *gemeldet*«, präzisiert Halter. »Warum nicht?«

Phong Minh schüttelt resigniert den Kopf. Er ist um einiges älter als seine Frau und mit der Situation sichtbar überfordert. »Es ist ja nicht das erste Mal, dass sie plötzlich verschwunden ist«, erklärt er. »Nach ein paar Tagen ist sie bisher jedes Mal zurückgekommen.«

»Und wohin verschwindet sie dann immer?«, will der Kommissar wissen.

Der Ehemann zuckt mit den Schultern. Falls er weiß oder zumindest ahnt, was seine Frau während ihrer »Auszeiten« so treibt, will er jedenfalls nicht darüber reden.

Vielleicht ist sie eine Quartalssäuferin, sagt sich Halter. Vielleicht taucht sie einfach in gewissen Abständen bei einer

Freundin unter, weil sie ihre heimische Situation nicht mehr erträgt. Vielleicht hat sie auch ein Verhältnis mit wem auch immer. Aber solange der Ehemann keine Vermisstenanzeige erstattet, geht die Polizei das alles nichts an. Außer wenn die Frau eine an ihr begangene Straftat vortäuscht, um sich ein Alibi für ihr Verschwinden zu verschaffen. Und für die abhandengekommenen 290 Euro.

Zurzeit sei er arbeitslos, erklärt Phong Minh dem Kriminalkommissar. Aber mit den vier Kindern komme er allein nicht zurecht. »Die Polizei kann mir da auch nicht helfen«, fährt er fort. »Ich habe schon überlegt, ob das Jugendamt mir nicht vorübergehend jemanden zur Unterstützung schicken kann.«

Halter wirft noch einen Blick in die verwahrloste Wohnung. »Darum werden wir uns kümmern«, versichert er Herrn Minh.

Noch am selben Tag nimmt das Jugendamt alle vier in der elterlichen Wohnung lebenden Kinder des Ehepaars Minh in Obhut.

Die beiden Kriminalkommissare fahren noch einmal ins Krankenhaus, um Binh Minh mit den Ermittlungsergebnissen zu konfrontieren. Auch die Laboranalyse der Blutprobe von Binh Minh liegt mittlerweile vor.

»Die oberflächlichen Verletzungen am Rücken und an den Armen haben Sie sich selbst zugefügt«, beginnt Kommissarin Gütlich und legt Binh Minh die entsprechenden Fotos vor. »Die Kratzer verlaufen parallel und befinden sich ausschließlich an Stellen, die Sie als Rechtshänderin bequem erreichen können. Außerdem passen sie nicht zu den defekten Stellen an Ihrem T-Shirt.«

Sie wartet, bis der Dolmetscher übersetzt hat. Binh Minh lässt sich nicht anmerken, was sie von diesen Anschuldigungen hält. Wenn ihre Hände sechs Tage lang hinter dem Rücken gefesselt gewesen wären, führt nun Halter aus, müsste sie an den Handgelenken schwerwiegende Fesselungsspuren aufweisen. Stattdessen seien bei der Untersuchung aber nur geringfügige Druckspuren ohne Abschürfungen und Hauteinblutungen festgestellt worden. »Deshalb steht für uns fest«, sagt der Oberkommissar, »dass Sie das alles selbst inszeniert haben. Es gab keinen Überfall, und Sie wurden auch nicht gefangen gehalten. Sie haben das erfunden, weil Sie wieder einmal für mehrere Tage verschwunden waren und wussten, dass Ihr Mann Sie deswegen zur Rede stellen würde.«

Binh Minh unternimmt noch einen Versuch, ihr Lügengebäude zu retten. Alles, was sie gesagt habe, sei die reine Wahrheit, beteuert sie. Während ihrer Gefangenschaft habe sie furchtbar gefroren und schrecklich an Hunger und Durst gelitten.

Warum sie dann nicht aus der Colaflasche getrunken habe, kontert Kommissarin Gütlich. Und warum sie die Döner-Portion nicht gegessen habe, die sich gleichfalls in ihrem eigenen Kellerabteil befand.

Zum ersten Mal wirkt Binh Minh irritiert. Allem Anschein nach hat sie nicht daran gedacht, dass die Polizisten auf den Kellerverschlag stoßen und dort die verräterischen Indizien finden würden.

Die Colaflasche habe sie mit ihren auf dem Rücken gefesselten Händen nicht öffnen können, behauptet sie. Und von der Döner-Portion habe sie nichts gewusst.

»Hören Sie auf, uns etwas vorzulügen«, herrscht Halter sie an. »Auch Ihre Blutwerte beweisen ganz klar, dass Sie in den letzten Tagen weder an Nahrungsentzug noch an Flüssigkeitsmangel gelitten haben.«

»Und einer Ihrer Nachbarn war am letzten Sonntag in dem Kellerraum, in dem Sie angeblich gefangen gehalten wurden – und hat nichts Auffälliges bemerkt!«, ergänzt die Kommissarin.

Doch die junge Frau beharrt noch immer darauf, dass alles ganz genauso gewesen sei, wie sie es dargestellt habe. Erst als die Kriminalbeamten erwähnen, dass das Jugendamt ihre Kinder in Obhut genommen habe, bricht sie zusammen.

»Wenn ich nicht bei meinen Kindern sein darf, bringe ich mich um!«, stößt sie hervor.

»Geben Sie jetzt zu, dass Sie die ganze Geschichte erfunden haben!«, fordert Halter sie energisch auf.

Unter Tränen gesteht Binh Minh schließlich die Wahrheit. Letzte Woche habe sie eine Folge der TV-Serie *CSI* gesehen, in der es um die Verschleppung einer jungen Frau gegangen sei. »Da kam mir die Idee, das nachzustellen, wenn ich das nächste Mal eine Pause von meinem Mann und den Kindern brauche«, räumt sie ein. »Ich wollte niemanden in Schwierigkeiten bringen – bitte glauben Sie mir!«

Sie erleidet einen regelrechten Zusammenbruch. Kriminaloberkommissar Halter unterrichtet den Sozialpsychiatrischen Dienst des Krankenhauses. Daraufhin wird sie zur weiteren Behandlung an einen Psychiater überwiesen.

Die Staatsanwaltschaft stellt das Ermittlungsverfahren gegen unbekannt ein. Von einem Verfahren gegen Binh Minh wird aufgrund ihrer persönlichen Situation und der ohnehin schon bestehenden familiären Belastung der jungen Frau abgesehen.

Kalte Krieger

1998 wandte sich der russische Spion Alexander Litwinenko erstmals öffentlich gegen seine bisherige »Firma«, den Geheimdienst FSB. Er bezichtigte die KGB-Nachfolgeorganisation, weltweit zahlreiche Morde verübt zu haben. Nach seiner Flucht in den Westen offenbarte er sich westlichen Geheimdiensten und erklärte unter anderem, der FSB unterstütze die Terrororganisation al-Qaida. Den russischen Staatspräsidenten und ehemaligen Geheimdienstchef Wladimir Putin bezichtigte er überdies der Pädophilie.

Im November 2006 starb Litwinenko qualvoll in einem Londoner Krankenhaus. Unter starker Anteilnahme der Weltöffentlichkeit siechte der bis dahin gesunde Mittvierziger binnen weniger Wochen dahin. Die Ärzte konnten den zunächst rätselhaften Verfall nicht stoppen. Anfangs nahmen sie an, dass Litwinenko mit der chemischen Substanz Thallium vergiftet worden sei. Erst kurz vor seinem Tod stellte sich heraus, dass der Ex-Agent an der Strahlenkrankheit litt: In seinem Urin fanden sich große Mengen von radioaktivem Polonium-210.

Auf dem Sterbebett gab Litwinenko der *Times* sein letztes Interview. Darin behauptete er, der Kreml habe ihn ermorden lassen.

Nur vor dem Hintergrund dieser hollywoodtauglichen Agentenstory lässt sich die Geschichte des russischen Ehepaars Makarov verstehen. Als der Russe mit dem gefährlich klingenden Namen und seine Frau Dunja Ende 2009 zum ersten Mal bei der Berliner Charité vorstellig werden, ist die Erinnerung an Alexander Litwinenkos mysteriösen Strahlentod noch frisch.

Sergej Makarov ist damals Mitte fünfzig, seine Frau ein paar Jahre jünger. Beide klagen über Gewichtsverlust, Abgeschlagenheit und Rückenschmerzen. Dr. Jens Herwig, einer der behandelnden Ärzte, untersucht die Hände von Dunja Makarova: Sie sind mit rötlichen Ekzemen bedeckt und stark vernarbt. Die Eheleute äußern den Verdacht, dass sie vergiftet worden seien – und zwar vom russischen Geheimdienst.

Dr. Herwig fällt allerdings auf, dass die Hautveränderungen an Dunja Makarovas beiden Handgelenken wie abgezirkelt enden. »Es sieht aus, als seien die Hände in eine Flüssigkeit eingetaucht worden«, vermerkt der Arzt. Darüber hinaus können keine medizinischen Ursachen für die Symptome festgestellt werden, über die beide Eheleute klagen.

Sergej Makarov war nach eigenen Angaben bis 1990 in Diensten des KGB. Nach dem Ende der Sowjetunion arbeitete er für eine KGB-Nachfolgeorganisation, den SWR, in Brüssel und Wien. 1992 wurde er entlassen – angeblich, weil er in Wien

»auf eine gigantische Korruption in der dortigen KGB-Residentur gestoßen« sei.

Ist Makarov also ein ähnlich hochkarätiger Überläufer wie Litwinenko? Kenner der notorisch undurchsichtigen Agentenszene bezweifeln das. Während seiner aktiven Zeit im Geheimdienst war Makarov lediglich mit der Auswertung von Informationen befasst. Unter anderem bot er sich dem Bundesnachrichtendienst (BND) als Quelle für Insiderwissen über die russische Agentenszene an – doch der BND zeigte kein Interesse.

Im November 2010 erscheinen die Makarovs zum ersten Mal bei uns im Institut für Rechtsmedizin. Beide wirken verängstigt und erschöpft. Nach eigenen Angaben haben sie eine wahre Odyssee hinter sich.

Ganz egal wo in Berlin sie sich einmieteten, in Steglitz, Schöneberg oder Charlottenburg – nach kürzester Zeit hätten ihre Verfolger sie erneut aufgespürt und ihre Wohnung kontaminiert. Dunja Makarova reinigt die jeweilige Wohnung mehrmals täglich mit stark essighaltigen Putzmitteln. Sämtliche persönlichen Besitztümer bewahrt das Ehepaar in verschließbaren Plastiktüten auf. Selbst die Sitzmöbel in ihrem Apartment sind in Plastikfolie gehüllt.

Nachdem sie mehrfach die Polizei alarmiert und behauptet hatten, Opfer von Giftanschlägen zu sein, nahm das Landeskriminalamt schließlich Ermittlungen gegen unbekannt auf. KTU-Teams untersuchten die angeblich kontaminierte Unterkunft des Ehepaars. Außer starkem Essiggeruch konnten sie nichts Auffälliges feststellen. Keine Strahlenbelastung, kein Quecksilber oder andere Giftstoffe.

Doch gegenüber meinem Kollegen, dem Rechtsmediziner Dr. Björn Schaller, klagen die Makarovs erneut über Abgeschlagenheit und Schmerzen im Rückenbereich. Dunja Makarova weist ihre Hände vor, die mit aufgeplatzten und verschorften Ekzemen bedeckt sind. Mein Kollege nimmt den beiden Russen Blutproben ab. Außerdem müssen sie Haar- und Urinproben abgeben.

Aus der Patientenakte der Makarovs geht hervor, dass beide sich bereits einige Monate vorher stationär im Berliner Bundeswehrkrankenhaus behandeln ließen. Angeblich waren sie in ihrem Charlottenburger Hotelzimmer radioaktiv verstrahlt worden. Doch die Ermittlungsbehörden konnten in dem Hotel keinerlei erhöhte Strahlenwerte feststellen. Auch der Gesundheitscheck im Bundeswehrkrankenhaus erbrachte keine nennenswerten Befunde. Die Angst des Ehepaars sei nicht gespielt, erklärte einer der behandelnden Bundeswehrärzte gegenüber den Ermittlern. Die beiden hätten sich in eine pathologische Angst vor angeblichen Giftattacken hineingesteigert.

Das einzige erwähnenswerte Resultat des Krankenhausaufenthalts ist eine unbezahlte Rechnung. Angeblich hatte das Auswärtige Amt Sergej Makarov vorher telefonisch die Übernahme der Kosten zugesagt. Doch daran konnte sich im Außenministerium niemand erinnern.

Die Blut-, Haar- und Urinproben der Makarovs werden bei uns im Labor untersucht. Diesmal ist der Befund in beiden Fällen positiv: Sowohl Sergej Makarov als auch seine Frau weisen stark erhöhte Quecksilberwerte auf!

Fragt sich nur, wie sie mit der hochgiftigen Substanz in Berührung gekommen sind. Aus unserer Sicht ist eine gezielte Selbstbeibringung durchaus möglich.

Wie in solchen Fällen nicht unüblich, gibt das Landeskriminalamt Berlin ein Zweitgutachten in Auftrag, um unsere Resultate und insbesondere deren Interpretation zu überprüfen. Unsere Kollegen vom Rechtsmedizinischen Institut der Universität München sollen anhand der von uns asservierten Blut-, Urin- und Haarproben der Makarovs untersuchen, ob und in welcher Konzentration die beiden Russen mit Quecksilber oder anderen Schwermetallen vergiftet worden sind.

Insbesondere sollen die Sachverständigen zu Zeitpunkt und Zeitraum sowie zur möglichen Art der Kontamination Stellung nehmen.

Mit ihrem Gutachten vom Februar 2011 bestätigen die Münchner Rechtsmediziner unsere Ergebnisse. Anhand der Haarproben stellen sie fest, dass das Ehepaar Makarov im Zeitraum August bis November 2010 einmal oder mehrmals mit Quecksilber kontaminiert worden ist. Innerhalb der ersten vier Zentimeter der untersuchten Haarproben fanden sich doppelt so hohe Quecksilberkonzentrationen wie in den anderen Abschnitten. Da das menschliche Haupthaar um zirka einen Zentimeter pro Monat wächst, muss die Kontamination also innerhalb dieses Vier-Monats-Zeitraums stattgefunden haben. In den Blut- und Urinwerten der Eheleute finden die Gutachter gleichfalls »keine Hinweise für eine chronische oder häufigere Aufnahme von Quecksilber«.

Auf welchem Weg das Schwermetall in den Organismus gelangt ist, können auch die Münchner Rechtsmediziner nicht feststellen. Grundsätzlich kommt orale Aufnahme, also Verschlucken, genauso in Frage wie die Inhalation quecksilberhaltiger Dämpfe.

Ob sich die Makarovs selbst vergiftet haben oder ob ihnen das Quecksilber von Dritten heimtückisch verabreicht wurde, kann aus rechtsmedizinischer Sicht nicht abschließend geklärt werden. Aber die Behauptung der beiden Russen, dass sie mindestens seit März 2010 fortlaufend vergiftet würden, passt nicht zu den Ergebnissen der rechtsmedizinischen Haaranalyse. Die Ekzeme, die im März 2010 an Dunja Makarovas Händen festgestellt wurden, können nicht durch Quecksilberattacken hervorgerufen worden sein. Allem Anschein nach haben sich die Eheleute, kurz bevor sie im November 2010 bei uns im rechtsmedizinischen Institut untersucht wurden, gezielt selbst mit dem Schwermetall vergiftet, um ihrer Story Glaubwürdigkeit zu verleihen.

Zu diesem Schluss gelangt auch das Landeskriminalamt Berlin: Im Januar 2011 stellt es das Ermittlungsverfahren gegen unbekannt ein. *»Eine fortdauernde Vergiftung hier in Deutschland kann ausgeschlossen werden«*, heißt es im Abschlussbericht. *»Gezielte Selbstkontamination durch die Eheleute ist möglich.«*

Die Makarovs aber können und wollen sich mit diesem Ergebnis nicht abfinden. Die Ermittlungen seien von interessierter Seite beeinflusst worden, behaupten sie. Anklagend zeigt Dunja Makarova nach der Einstellung des Verfahrens ihre Hände vor: Die Haut ist erneut blutig aufgeplatzt – »Ein eindeutiges Zeichen«, ruft sie aus, »dass wir akut vergiftet werden!« Doch das geheimnisvolle Gift konnte weder in ihrem Organismus noch im Blut ihres Mannes jemals nachgewiesen werden.

Gleichwohl tingelt Sergej Makarov nach wie vor durch die Lande und bietet sein angebliches Insiderwissen feil. Man darf gespannt sein, wo die Eheleute als Nächstes auftauchen und ihre bizarren Giftstorys zum Besten geben werden. Bevor sie in Berlin Verwirrung stifteten, trieben sie in Russland, Estland und Polen das gleiche Spiel.

Da ihm die Geheimdienste die kalte Schulter zeigen, versucht Sergej Makarov mittlerweile sein Glück bei den Medien. Das Bundesamt für Verfassungsschutz stuft die Makarovs schlicht als *»Nachrichtenschwindler«* ein, *»die falsche, verfälschte oder veraltete Informationen … anbieten«*. Doch für den österreichischen *Kurier* beispielsweise darf der *»einstige KGB-Analyst und heutige Journalist«* Russlands aktuelle Syrien-Politik interpretieren: eine *»Fortsetzung des Kalten Krieges mit anderen Mitteln«*, urteilt Makarov.

Zumindest für ihn selbst und seine Frau scheint der Kalte Krieg bis heute nicht beendet zu sein.

Lebensgefährliche Mutterliebe

Auf der Station 15C einer großen Kinderklinik im Südwesten Berlins werden ausschließlich schwerstkranke Kinder behandelt. Die meisten von ihnen leiden an Krebs oder lebensbedrohlichen Stoffwechselerkrankungen. Dagegen wirkt der Fall des kleinen Leon Appelt zunächst wenig dramatisch und noch weniger spektakulär.

Anfang September 2007 wird der Junge von seiner Kinderärztin Dr. Ingrid Ranke in die Klinik eingewiesen. Leon ist 18 Monate alt und mit acht Kilo Körpergewicht deutlich unterernährt. Seine Muskeln und Koordinationsfähigkeit sind nicht altersentsprechend entwickelt. Ebenso wie Dr. Ranke stehen Chefarzt Prof. Ulrich Hütterer und seine Stationsärzte vor einem Rätsel. Trotz gründlicher Untersuchung können sie keine organische Ursache für die ernste Gedeihstörung des Kindes finden. Und doch wirkt der Junge schwer krank. Als Leon in der Klinik aufgenommen wird, ist er so schwach, dass er über eine Magensonde mit Nahrung versorgt werden muss.

Um der mysteriösen Erkrankung auf die Spur zu kommen, nehmen Prof. Hütterer und sein Team aufwendige und belastende Untersuchungen an dem Jungen vor. Bei älteren Patienten wird hierfür ein venöser Zugang am Arm oder an der Hand gelegt, um die erforderlichen Schmerz- und Narkosemittel zu verabreichen. Doch die Armvenen des kleinen Leon sind aufgrund der zierlichen Konstitution des Jungen viel zu fein und reißen bei den Versuchen, sie zu punktieren, immer wieder ein. Daher legt ihm Prof. Hütterer einen sogenannten Hickman-Katheter, einen venösen Zugang am Hals, um den Jungen auf diesem Weg mit den notwendigen Infusionen – Medikamente und Flüssigkeit – zu versorgen. Auf die Idee, dass Leons Mutter oder Vater irgendeine Schuld an dem erbarmungswürdigen Zustand ihres Kindes treffen könnte, kommen zu diesem Zeitpunkt weder die Kinderärztin Dr. Ranke noch ihre Kollegen in der Klinik.

Die Kinderärztin kennt Silke und Ingo Appelt als verantwortungsbewusste Eltern. Die Mutter ist Ende zwanzig, der Vater Mitte dreißig. Die Appelts leben in einfachen, aber anscheinend geordneten Verhältnissen. Beide Elternteile beziehen Frührente und sind nicht berufstätig. So können sie sich ganz der Betreuung ihres gemeinsamen Kindes widmen.
Leon war einige Wochen zu früh geboren worden, hatte sich aber in seinem ersten Lebensjahr gut entwickelt. Zu den routinemäßigen Vorsorgeuntersuchungen erschienen die Eltern immer pünktlich. Auch als Dr. Ranke zusätzliche Untersuchungen anordnete, um die Ursache der Entwicklungsstörung zu ergründen, kooperierten Silke und Ingo Appelt und wirkten aufrichtig besorgt.
Bei einer Gelegenheit jedoch reagierte Silke Appelt seltsam unangemessen. Anfang August 2007 eröffnete ihr die Kinderärztin so schonend wie möglich, dass die verzögerte Entwicklung des Jungen auf eine geistige Behinderung hindeuten könnte – und die Mutter ging mit einem Achselzucken darüber hinweg.
Aber an diesen irritierenden Moment erinnert sich Dr. Ranke erst viel später wieder. Als es für Leon fast schon zu spät ist.

Auch Monika Erbst, die zuständige Stationsschwester auf der Kinderstation, findet Silke Appelts Benehmen irritierend. Im Rahmen des »Rooming-in«-Programms können Elternteile Tag und Nacht bei ihren Kindern in der Klinik bleiben. Auf diese Weise wird den kleinen Patienten zumindest der zusätzliche Schock der Trennung von ihrer wichtigsten Bezugsperson erspart – wenn sie schon aus ihrer gewohnten Umgebung gerissen werden und schmerzhafte Untersuchungsprozeduren erdulden müssen. Silke Appelt macht von dieser Möglichkeit auch eifrig Gebrauch: Sie weicht nicht von der Seite ihres Sohns und besteht sogar darauf, in demselben Bett wie Leon zu schlafen. Aber gleichzeitig kommt sie der erfahrenen Stationsschwester emotional erstaunlich unbeteiligt vor.

Am 6. Oktober, rund sechs Wochen nach seiner stationären Aufnahme, bekommt der ohnehin geschwächte Leon plötzlich hohes Fieber. Der kleine Junge muss sich erbrechen und hat offensichtlich heftige Schmerzen. Als das Fieber über 40 Grad Celsius ansteigt, wird er eilends auf die Intensivstation gebracht. Hier stellen die Ärzte fest, dass er an einem septischen Schock leidet, der schwersten Form einer bakteriellen Blutvergiftung. Der kleine Leon schwebt zeitweise in Lebensgefahr. Sein Blut ist mit Darmkeimen überschwemmt, deren Herkunft für die Mediziner vollkommen rätselhaft ist.

Auf der Intensivstation bessert sich sein Gesundheitszustand rasch, doch in den folgenden vier Wochen fiebert der Junge erneut. Er wird auf die Kinderstation zurückverlegt und muss dort weitere belastende und schmerzhafte Untersuchungen über sich ergehen lassen. Leon bekommt Antibiotika und zeitweise auch Cortison. Die Haare fallen ihm aus. Innerhalb von vier Wochen wird sein Blut fünfzehnmal im Labor analysiert – und fast jedes Mal finden sich andere Darmkeime in den untersuchten Proben.

Die Ärzte stehen nicht nur vor einem medizinischen Rätsel, sie sind zudem hochgradig beunruhigt: Darmbakterien sind extrem infektiös und daher außerhalb des Verdauungstrakts schon in geringen Mengen tödlich. Wie ist es überhaupt möglich, dass Leons Blut trotz medikamentöser Behandlung Darmkeime enthält? Und wie kann es sein, dass das Keimspektrum in den Blutproben alle paar Tage wechselt?

Grundsätzlich kommen drei Erklärungen in Frage: Blutkrebs, mangelnde Hygiene in der Klinik oder ein Defekt der Darmwand, durch den die Keime in die Blutbahn gelangt sein könnten. Dass Leon an Blutkrebs erkrankt ist, kann schon nach kurzer Zeit durch Blutuntersuchungen ausgeschlossen werden. Prof. Hütterer veranlasst eine Überprüfung der hygienischen Bedingungen in seiner Klinik. Es werden sogar Wasserproben aus dem Waschbecken in Leons Krankenzimmer untersucht. Das Ergebnis ist, wie erwartet, negativ: Gerade auf dieser Station mit ihren immungeschwächten kleinen Patienten werden die Hygienevorschriften besonders streng überwacht und umgesetzt. Im Übrigen weist kein einziges Kind auf der Station ähnliche Symptome wie Leon auf.

So bleibt nach Einschätzung der Mediziner von den drei möglichen Ursachen nur noch eine übrig: Die Keime müssen durch die Darmwand des Jungen in sein Blut gelangt sein. Das geschwächte Kind muss nun auch noch mehrere Darmspiegelungen über sich ergehen lassen. Doch auch diese schmerzhaften Untersuchungen erbringen keinen Befund. Die Darmwand des Jungen scheint intakt. Gleichwohl fördert jede neue Blutuntersuchung weitere – und fast jedes Mal andere – Spuren von Darmflora zutage. So etwas hat selbst der erfahrene Mediziner Prof. Hütterer noch nicht erlebt. Allem Anschein nach leidet der Junge an einer äußerst seltenen Erkrankung.

Mit Oberarzt Dr. Rupp und dessen Kollegin Dr. Beste diskutiert er die Möglichkeit, dass Leon an dem *Makrophagen-Aktivierungssyndrom* oder einer noch selteneren Unterform dieses Syndroms leiden könnte – einer Autoimmunerkrankung, die mit Fieber und anderen Symptomen hochgradiger Entzündung einhergeht. Mit Hilfe einer auswärtigen Spezialistin stellen sie weitere aufwendige Untersuchungen an. Doch auch diese Spur führt ins Leere – die Ärzte finden keine Ursache für Leons immer lebensbedrohlicheres Fieber.

Nach einem erneuten schweren Fieberschub fällt Leon am 15. Oktober ins Koma und wird abermals auf die Intensivstation verlegt. Dort klingt die Entzündung überraschend schnell ab, und das Fieber sinkt. Das wiederholt sich in den folgenden Wochen noch zweimal: Nach kurzer Zeit kann der Junge jeweils zu seiner Mutter ins Krankenzimmer zurückkehren.

Leons Allgemeinzustand wird jedoch immer schlechter. An Tagen mit besonders hohem Fieber ähnelt er fast schon einem Sterbenden. Seine Hautfarbe ist grau, er wirkt apathisch. Sein Gesicht und sein Bauch sind unnatürlich aufgedunsen. Und die Ärzte um Prof. Hütterer finden nach wie vor keine Erklärung – vor allem aber keine wirksame Therapie.

Das Verhalten der Mutter irritiert mittlerweile nicht mehr nur Stationsschwester Monika Erbst. Auch die Oberärzte Dr. Beste und Dr. Rupp sind davon zunehmend befremdet. Silke Appelt wehrt sich jedes Mal vehement, wenn ihr Kind auf die Intensivstation verlegt werden soll. »Nix da, Schatzi, sterben kann er auch zu Hause!«, faucht sie einmal ihren Mann Ingo an, als der sie davon zu überzeugen versucht, dass Leon auf die Intensivstation gehört. Erst als Dr. Beste ihr androht, das Jugendamt einzuschalten, gibt Silke Appelt ihren Widerstand auf.

So wie Stationsschwester Monika gewinnen auch die beiden Oberärzte den Eindruck, dass der Mutter das Leiden ihres Sohnes nicht sonderlich nahegeht. »Mir kommt es fast so vor«, sagt Dr. Rupp einmal zu seiner Kollegin, »als ob sie den Trubel genießt, den wir hier veranstalten, um Leons Leben zu retten.« Dabei haben die Ärzte den Eltern mehrfach eindringlich erklärt, wie es um Leon steht: Ihr Kind schwebt in Lebensgefahr, und seine Aussichten sind alles andere als gut.

Leons Vater Ingo wirkt zunehmend besorgt, doch Silke Appelt reagiert nach wie vor seltsam unangemessen. »Dann können wir den Urlaub nächste Woche wohl vergessen!«, ruft sie theatralisch aus, als Leon ein weiteres Mal auf die Intensivstation verlegt werden muss.

Die Oberärztin schreckt regelrecht zusammen, als sie diesen Kommentar der Mutter hört. »Ich will kein Wort mehr von anstehenden Urlauben hören! Ihr Junge könnte jeden Tag sterben, ist Ihnen das denn immer noch nicht bewusst?«, fährt sie Silke Appelt an und wendet sich erneut dem komatösen Leon zu.

Später erzählt Dr. Beste ihrem Kollegen von diesem gespenstischen Vorfall. Die beiden Oberärzte fragen sich, ob sich Frau Appelt aus Selbstschutz derart verschließt oder ob das Schicksal ihres Kindes ihr wirklich so wenig bedeutet. Was ja eigentlich kaum vorstellbar ist – schließlich verbringt sie seit Wochen praktisch jede Minute an und sogar in Leons Krankenbett. Immer wieder treibt sie die Ärzte an, weitere Untersuchungen anzustellen.

»Sie müssten einmal sehen, wie sie sich benimmt, wenn sie sich unbeobachtet glaubt«, sagt Monika Erbst zu Dr. Rupp und Dr. Beste. »Dann behandelt sie den Kleinen wie einen Gegenstand, der gar nicht zu ihr gehört. Die Frau verhält sich wirklich sonderbar.«

Schwester Iris, eine weitere Mitarbeiterin der Kinderstation, stimmt ihr zu. »Frau Appelt trägt ihren Jungen in der Klinik herum wie eine Einkaufstasche. Und wenn sie ihn streichelt, dann sieht es aus, als wollte sie eine Decke glattstreichen.« Vor ein paar Tagen habe die Mutter in ihrer Gegenwart auf Leon gezeigt und lachend ausgerufen: »Jetzt hat er schon wieder hohes Fieber! Die finden ja sowieso nicht, was er hat!«

Auch Prof. Hütterer macht sich seine Gedanken über Silke Appelt. Das sogenannte *Münchhausen-Stellvertreter-Syndrom* kommt zwar äußerst selten vor, aber das trifft auf das *Makrophagen-Aktivierungssyndrom* ja genauso zu. Irgendeine Ursache müssen die rätselhaften Symptome des Jungen haben. Und falls diese Ursache weder im Körper des Kranken noch in mangelnder Hygiene liegt, bleibt vielleicht noch eine andere Möglichkeit: dass jemand aus Leons nächster Umgebung die Symptome künstlich hervorruft.

Ende Oktober, knapp acht Wochen nach Leons stationärer Aufnahme in der Kinderklinik, äußert Prof. Hütterer während der Chefarztvisite erstmals diesen Verdacht. Leon liegt apathisch in seinem Bett und scheint kaum wahrzunehmen, dass ihn eine ganze Menschentraube in weißen Kitteln umringt.

»Haben Sie schon mal an *Münchhausen-Stellvertreter-Syndrom* gedacht?«, fragt Hütterer in beiläufigem Tonfall und wirft den beiden Oberärzten einen raschen Blick zu. Dr. Beste und Dr. Rupp schauen erschrocken von ihrem Chef zu Silke Appelt. Die Mutter sitzt neben dem Jungen am Bettrand. An ihren sonderbaren Gesichtsausdruck – halb anklagend, halb triumphierend – haben sich weder die Ärzte noch die Schwestern gewöhnen können, obwohl Mutter und Kind nun schon seit fast zwei Monaten hier in der Klinik sind.

»Es war nur so eine Idee«, lenkt der Professor ein. »So etwas ist ja eigentlich kaum vorstellbar.«

Doch später bei der Nachbesprechung kommt er noch einmal auf seinen Verdacht zurück. In seiner früheren Stellung in einer westdeutschen Universitätsklinik hatte er es tatsächlich einmal mit einer Mutter zu tun, deren Kind an dem äußerst seltenen *Münchhausen-Stellvertreter-Syndrom* litt. Sie verabreichte ihrer kleinen Tochter heimlich Giftstoffe und bedrängte anschließend die Ärzte, das Mädchen »auf den Kopf zu stellen«, um dem mysteriösen Leiden auf die Spur zu kommen.

Als sich schließlich herausstellte, dass sie die Krankheit des Kindes künstlich herbeigeführt hatte, und die Ärzte ihr das auf den Kopf zusagten, brach sie zusammen. Unter Tränen beteuerte sie, ihr selbst sei es unbegreiflich, wie sie ihrer Tochter etwas so Grausames antun konnte. Das Mädchen erholte sich rasch, nachdem es von seiner Mutter getrennt worden war. Die kleine Patientin, die am *Münchhausen-Stellvertreter-Syndrom* litt, war zwar körperlich erkrankt; ihre Mutter aber war psychisch krank – und ließ deshalb ihr Kind leiden.

Der damalige Fall, führt Prof. Hütterer weiter aus, sei schon bizarr genug gewesen. Aber eine Mutter, die ihr bereits schwerstkrankes Kind mit Darmbakterien vergiftet – nein, so etwas sei doch jenseits des Vorstellbaren. Seine beiden Oberärzte stimmen ihm zu.

Ohnehin haben sie nichts in der Hand, was einen so ungeheuren Verdacht gegen Silke Appelt stützen könnte. Die Mutter verhält sich sonderbar, zweifellos, aber auf ihre wenig einfühlsame Art ist sie für den Jungen doch seit Wochen praktisch ununterbrochen da. Manch einer der kleinen Patienten auf Station 15C wäre froh, wenn er wenigstens ab und zu einmal von seinen Angehörigen Besuch bekäme. So gesehen, verhalten sich Leons Eltern und vor allem die Mutter geradezu mustergültig. Außerdem verfügt die Klinik weder über das nötige Personal noch über die technischen Möglichkeiten, um das Geschehen im Krankenzimmer lückenlos zu überwachen. Ganz abgesehen davon, dass so eine Observation rechtlich gar nicht zulässig wäre.

Also leitet der Chefarzt keine Maßnahmen ein, um die Mutter von Leon fernzuhalten. Sonderlich wohl ist ihm dabei allerdings nicht.

Gut eine Woche später wird Leon wieder auf die Intensivstation verlegt. Der Hickman-Katheter muss erneuert werden, außerdem soll das bedauernswerte Kind eine weitere Darmspiegelung über sich ergehen lassen. Die Ärzte hoffen immer noch, dass die in fast schon regelmäßigen Abständen wiederkehrenden Blutvergiftungen auf eine bisher nicht entdeckte Perforation der Darmwand des Kindes zurückzuführen sind. Wenn es ihnen nur endlich gelänge, diesen Defekt aufzuspüren und zu beheben, wäre der Junge gerettet. Doch die Zeit läuft ihnen davon. Leon wird von Tag zu Tag schwächer.

Seine erneute Verlegung auf die Intensivstation bringt tatsächlich den entscheidenden Erkenntnisfortschritt und letztlich die Rettung des Jungen – aber auf ganz andere Weise als von den Ärzten erwartet.

Während Leon auf der Intensivstation betreut wird, nutzt Schwester Iris auf Station 15C die Gelegenheit, um sein Krankenzimmer zu reinigen. Silke Appelt ist gleichfalls abwesend, und so kann Schwester Iris in aller Ruhe hantieren. Auf dem Fußboden in einer Ecke entdeckt sie eine offene Waschtasche. Sie wirft einen Blick hinein und bemerkt zwei Einwegspritzen.

Als sie diese herausnimmt, fällt ihr auf, dass sich in einer der Spritzen Reste einer bräunlichen Substanz befinden. Schwester Iris riecht daran – es handelt sich eindeutig um Kot.

Sofort alarmiert sie ihre Vorgesetzte Monika Erbst. Die Stationsschwester begutachtet ihrerseits die Waschtasche samt Inhalt, und auch ihr wird die Brisanz des Fundes auf der Stelle klar. Umgehend informiert sie Prof. Hütterer. Der Chefarzt lässt den Inhalt der Spritzen im klinikeigenen mikrobiologischen Labor untersuchen. Der Chef der Mikrobiologie selbst, Dr. Walter Hartmann, analysiert die bräunliche Substanz in der einen Spritze – und weist darin unter anderem Darmbakterien nach.

Zwei Tage nach dem makabren Fund konfrontiert Prof. Hütterer Silke und Ingo Appelt mit ihrer Entdeckung. Trotz seiner großen medizinischen Erfahrung ist der Chefarzt erschüttert. Auch wenn ihm ein solcher Verdacht kurz in den Sinn gekommen war – wer hätte sich denn ernstlich vorstellen können, dass eine Mutter ihrem eigenen Kind etwas Derartiges antut?

Bei dem Gespräch sind auch die Oberärzte Dr. Beste und Dr. Rupp sowie der Chefmikrobiologe Dr. Hartmann anwesend. Prof. Hütterer erklärt den Eltern, allem Anschein nach habe jemand von außen Darmkeime in Leons Blut injiziert. Dabei äußert er keinen konkreten Verdacht, sondern schaut die Eltern nur fragend an.

Doch Silke Appelt ist sofort klar, dass sie verdächtigt wird. »Unverschämtheit!«, ruft sie aus und stürzt aus dem Zimmer. Unfähige Stümper seien die Ärzte in dieser Klinik, schreit sie. Und jetzt auch noch solche haltlosen Beschuldigungen – das sei zu viel! »Komm, Schatzi!«, treibt sie ihren vollkommen verdatterten Mann an. »Wir holen Leon und nehmen ihn mit nach Hause!«

Sie rennt zum Zimmer von Leon, der mittlerweile wieder auf Station 15C ist. Doch als sie den Raum betreten will, stellt sich ihr ein kräftig gebauter Pfleger in den Weg. Prof. Hütterer hat vorsorglich eine Sitzwache vor Leons Tür angeordnet, bevor er das Elternpaar mit seinem Verdacht konfrontiert hat.

Noch während Silke und Ingo Appelt auf dem Weg zur Kinderstation sind, informieren die Ärzte das Jugendamt und die Polizei. Um den Jungen vor weiteren Übergriffen zu schützen, untersagt das Jugendamt Berlin-Reinickendorf noch am selben Tag beiden Elternteilen bis auf weiteres jeden Kontakt zu ihrem Sohn. Immerhin lässt sich zu diesem Zeitpunkt nicht ausschließen, dass auch Ingo Appelt zumindest als Mitwisser in die Sache verstrickt ist. Allerdings ist sich Prof. Hütterer ziemlich sicher, dass der Vater keine Ahnung hatte. Beim *Münchhausen-Stellvertreter-Syndrom* verheimlichen die Betreffenden ihr Handeln mit großem Geschick vor ihrer Umgebung – und bis zu einem gewissen Grad auch vor sich selbst.

Kriminaloberkommissarin Sabine Drillich ist eine erfahrene Ermittlerin. Sie gehört der Abteilung »Delikte gegen Schutzbefohlene« des Berliner Landeskriminalamtes an und ist auf die Verfolgung von Kindesmissbrauchs- und Kindesmisshandlungsdelikten spezialisiert. Doch auch sie kann ihr Entsetzen nicht ganz verbergen, als sie die Strafanzeige der beiden Oberärzte Dr. Rupp und Dr. Beste aufnimmt.

»Sie verdächtigen also die Kindsmutter«, vergewissert sie sich, »ihrem Sohn über den venösen Zugang am Hals Darmbakterien injiziert zu haben?«

Die Oberärzte bestätigen das. »Wir nehmen an, dass sie ihren eigenen Kot in den Einwegspritzen aufgezogen hat, die in der Waschtasche gefunden wurden«, erklärt Dr. Rupp.

Die Fieberschübe seien immer nur dann aufgetreten, wenn die Mutter kurz vorher allein bei Leon gewesen sei, ergänzt Dr. Beste. »Wir vermuten, dass Leon am *Münchhausen-Stellvertreter-Syndrom* leidet, zugefügt durch seine Mutter«, merkt die Oberärztin an.

Die beiden Mediziner setzen der Kriminaloberkommissarin in laienverständlichen Worten auseinander, was es mit dieser bizarren und für die kindlichen Opfer oftmals lebensgefährlichen Erkrankung auf sich hat.

Im angloamerikanischen Sprachraum spricht man vom *Münchhausen-by-proxy-Syndrom*. Der Name leitet sich vom Münchhausen-Syndrom ab. Bei diesem manipulieren Personen ihren eigenen Körper, um eine Erkrankung vorzutäuschen und die Aufmerksamkeit von Ärzten und anderen Helfern auf sich zu lenken. Beim *Münchhausen-Stellvertreter-Syndrom* dagegen handelt es sich um Elternteile – fast ausnahmslos die Mütter der betroffenen Kinder –, die den Gesundheitszustand ihres Kindes beeinträchtigen. Das Kind muss hier also als »Stellvertreter« der Mutter eine künstlich herbeigeführte Erkrankung auf sich nehmen, damit die Mutter in den Genuss ärztlicher Aufmerksamkeit und Zuwendung kommt. Definitionsgemäß leidet das betroffene Kind am *Münchhausen-Stellvertreter-Syndrom;* die Bezugsperson, die Mutter, leidet an einer psychischen Störung, die unterschiedlichster Art sein kann.

Die Mutter ruft – meist durch Giftstoffe – eine Erkrankung des Kindes künstlich hervor. Ein ums andere Mal führt sie ihr Kind dann Ärzten vor und verlangt aufwendige Untersuchungen, die für das Kind meist belastend und schmerzhaft sind. Auf Befragen verneint sie beharrlich, die Ursache der Beschwerden zu kennen. Werden Mutter und Kind getrennt, erholt sich das Kind meist rasch wieder.

Wenn man die zentralen Merkmale so zusammenfasst, führt Dr. Beste weiter aus, scheint es nicht besonders schwierig, dieses Syndrom zu diagnostizieren. Aber zum einen tritt das *Münchhausen-Stellvertreter-Syndrom* extrem selten auf – nur wenige Ärzte verfügen daher über die nötige Erfahrung, um die Symptome zu erkennen. Und zum Zweiten ist es für medizinisches Fachpersonal, das sich ja aus persönlicher Überzeugung der Hilfe für Kranke und Leidende verpflichtet hat, kaum vorstellbar, dass eine Mutter ihrem eigenen Kind absichtlich Schmerzen und Leid zufügt.

Trotzdem lassen sich sowohl beim Kind als auch bei der Mutter einige charakteristische Merkmale unterscheiden, referiert Dr. Rupp weiter. Entsprechend geschulte Ärzte können anhand dieser Punkte überprüfen, ob sie möglicherweise einen Fall von *Münchhausen-Stellvertreter* vor sich haben. Er zählt die wichtigsten Merkmale kurz auf:

Die Mutter fällt meist dadurch auf, dass sie ihrem Kind in der Klinik nicht von der Seite weicht. Scheinbar opfert sie sich für das Kind auf – aber selbst bei lebensbedrohlichen Krisen des Kindes bleibt sie gelassen oder sogar unbeteiligt.

Beim Kind treten typischerweise Symptome auf, die trotz gründlicher Untersuchung unerklärlich bleiben. Das Symptombild scheint zu keiner bekannten oder höchstens zu einer extrem seltenen Erkrankung zu passen. Bewährte Therapien bleiben wirkungslos. Und die Symptome treten bei dem Kind stets in zeitlicher Verknüpfung mit der Anwesenheit der Mutter auf. Was die Mutter über die Vorgeschichte der Krankheit ihres Kindes berichtet, passt überdies nicht zu den Untersuchungs- und Laborbefunden. Bei beharrlicher Nachfrage stellt der Arzt in der Regel fest, dass die Mutter zur vorherigen Behandlung des Kindes falsche oder unvollständige Angaben macht. Allerdings sind Mütter mit *Münchhausen-Stellvertreter-Syndrom* nicht selten medizinisch ausgebildet, so dass ihre erfundenen Berichte zunächst plausibel klingen.

Schließlich haben die beiden Oberärzte ihre Ausführungen beendet und die Strafanzeige gegen Silke Appelt unterschrieben. »Und ich dachte immer«, sagt Kriminaloberkommissarin Drillich zum Abschied, »ich hätte schon das ganze Spektrum an Delikten gegen Schutzbefohlene miterlebt. Mütter, die ihren Kindern Bisswunden zufügen oder sie mit kochend heißem Wasser verbrühen. Väter, die ihren Nachwuchs mit brennenden Zigaretten foltern oder vom Balkon werfen. Aber eine Mutter, die ihrem kleinen Sohn ihre eigene Scheiße ins Blut spritzt – so etwas habe auch ich noch nicht erlebt.«

Beim *Münchhausen-Stellvertreter-Syndrom* werden Kinder

nicht aus Grausamkeit misshandelt. Letztlich geht es ihren Peinigern nur darum, sich bei medizinischen Helfern wichtigzumachen, deren Aufmerksamkeit zu gewinnen und während der »Erkrankung« des Kindes Lob und Zuspruch für ihre vermeintliche Selbstaufopferung zu erfahren. Doch wenn man ihnen nicht rechtzeitig auf die Spur kommt, opfern sie stattdessen ihren »Stellvertreter« – ein in der Mehrzahl der Fälle nicht einmal zweijähriges Kind.

Noch am selben Tag leitet Oberkommissarin Drillich Ermittlungen gegen Silke Appelt ein. Beide Elternteile werden befragt, und rasch zeigt sich, dass der Vater von den Machenschaften seiner Frau nicht das Geringste wusste. Silke Appelt dagegen verwickelt sich in Widersprüche.

Zunächst wird sie nur der Misshandlung ihres Sohns verdächtigt. Doch die Oberkommissarin weist ihre Mitarbeiter an, auch nach Anhaltspunkten für versuchte vorsätzliche Tötung zu suchen.

Auch die Einwegspritzen aus der Waschtasche von Silke Appelt werden noch am selben Tag mikrobiologisch und molekulargenetisch untersucht. Zwei Tage später liegt das Ergebnis vor: Die Bakterien in der bräunlichen Substanz, die in einer der Spritzen gefunden wurde, stimmen mit Keimarten überein, die auch mehrfach in Leons Blut nachgewiesen wurden.

Daraufhin erwirkt der zuständige Staatsanwalt einen Durchsuchungsbeschluss für die Wohnung der Familie Appelt in einem Wohnblock in Berlin-Reinickendorf. Im Badezimmerschrank finden die Ermittler eine Einwegspritze vom gleichen Fabrikat wie die Spritzen, die in Silke Appelts Waschtasche entdeckt wurden.

Damit erhärtet sich der Verdacht gegen die Kindsmutter, auch wenn die Tat nach wie vor kaum vorstellbar erscheint: Allem Anschein nach hat Silke Appelt ihrem kleinen Sohn ihre eigenen Fäkalien über den Hickman-Katheter an seinem Hals in die Blutbahn injiziert.

Es fragt sich nur, ob Frau Appelt vorhatte, den Jungen zu töten, überlegt Sabine Drillich. Das Team, das die Wohnung der
Appelts durchsucht hatte, berichtete ihr von befremdlichen
Beteuerungen der Kindsmutter. »Sehen Sie meinen Mann und
mich doch an!«, forderte Silke Appelt die Beamten auf. »Wir
sind beide schwer krank und können kein krankes Kind ge-
brauchen.«
War das schon so etwas wie ein Geständnis?, fragt sich Sabine
Drillich. Zeigt die Äußerung, dass das Geschehene Silke Appelt belastet?

Die Oberkommissarin fährt zur Klinik und befragt Prof. Hütterer als Zeugen. Der Chefarzt bestätigt zunächst die Darstellung seiner beiden Oberärzte, die die Strafanzeige gegen Silke
Appelt erstattet haben.
»Wir haben den Jungen wochenlang im wahrsten Sinne auf
Herz und Nieren untersucht«, erklärt der Chefarzt. »Er musste wahre Torturen über sich ergehen lassen – Darmspiegelungen, Knochenmarkspunktion, das ganze Programm. Aber wir
konnten keine endogene Ursache für die wiederholte Blutvergiftung mit Darmbakterien und die dadurch ausgelösten Fieberschübe finden.«
»War der Mutter Ihrer Ansicht nach bewusst«, fragt die Kriminalbeamtin, »dass sie ihr Kind in Lebensgefahr brachte?«
»Bei seinem Zustand hätte jeder einzelne Darmkeim in der
Blutbahn ausgereicht, um den Jungen zu töten«, antwortet
Prof. Hütterer. »Ich habe Frau Appelt mehrfach erklärt, dass
eine solche Blutvergiftung unmittelbar lebensbedrohlich ist.«
»Also wusste sie, dass sie Leon möglicherweise töten würde?«,
hakt die Oberkommissarin nach.
Prof. Hütterer schaut sie ernst an und nickt. »In den zurückliegenden Wochen«, sagt er, »war der Gesundheitszustand des
kleinen Leon mehrfach so kritisch, dass an den Tod des Jungen
zu denken war. Frau Appelt war sich des schwerwiegenden
Krankheitsbildes ihres Sohnes sehr wohl bewusst.«

»Und wie geht es dem Kleinen jetzt?«, will die Ermittlerin noch wissen, bevor sie sich von dem Chefarzt verabschiedet. Das Gesicht des Mediziners hellt sich auf. »Perfekt«, antwortet er. »Seit die Kindsmutter keinen Kontakt mehr zu ihm hat, ist der Zustand des Jungen stabil.«

Allerdings gehen noch fast zwei Monate ins Land, bis Leon aus der Klinik entlassen werden kann.

Prof. Hütterer lässt den Hickman-Katheter labortechnisch untersuchen und informiert Sabine Drillich über das Ergebnis, das niemanden mehr überrascht: An der Katheterspitze fanden sich Bakterien eines Keimstamms, der bis Anfang November 2007 mehrfach auch im Blut des Jungen nachgewiesen worden war. Und danach – seit das Kontaktverbot zwischen Mutter und Kind verhängt wurde – kein einziges Mal mehr.

Nach fast viermonatigem Klinikaufenthalt wird Leon entlassen. Unterdessen hat das Familiengericht beiden Elternteilen das Sorgerecht entzogen. So kommt Leon vorübergehend in die Obhut einer Pflegefamilie. Mittlerweile ist er zwanzig Monate alt. Aus dem apathischen Kind mit der grauen Gesichtsfarbe ist ein lebhafter kleiner Junge geworden, der allerdings in seiner körperlichen und geistigen Entwicklung immer noch deutlich zurückgeblieben ist.

Währenddessen mahlen die Mühlen der Justiz beharrlich weiter. Unter der Federführung von Oberstaatsanwalt Peter Wandler ermittelt die Kripo nun wegen versuchten Mordes gegen Silke Appelt.

Die Staatsanwaltschaft beauftragt die Forensische Psychiaterin Dr. Helene Lagny mit einem Fachgutachten zum psychischen Zustand von Silke Appelt. Die Sachverständige soll insbesondere darlegen, ob die Einsichts- und Steuerungsfähigkeit der Beschuldigten zur Tatzeit aufgrund einer krankhaften seelischen Störung erheblich eingeschränkt oder möglicherweise sogar aufgehoben war.

Die Gutachterin gelangt zu dem Schluss, dass Leons Mutter

für ihre Taten zur Verantwortung gezogen werden kann. Daraufhin erhebt Oberstaatsanwalt Wandler Anklage gegen Silke Appelt wegen versuchten Mordes an ihrem Sohn Leon. Gleichzeitig fordert er ein rechtsmedizinisches Gutachten an. Und damit kommt das Institut für Rechtsmedizin der Charité ins Spiel.

Viele Menschen glauben ja, dass wir Rechtsmediziner nur für die Untersuchung von Toten zuständig sind. Aber das trifft keineswegs zu. Die Arbeit mit lebendigen Individuen – die sogenannte Klinische Rechtsmedizin – nimmt an unserem Institut einen recht breiten Raum ein. Im Auftrag der Ermittlungsbehörden werden lebende bzw. überlebende Opfer von Gewaltdelikten untersucht – insbesondere Opfer von Kindesmisshandlung oder Vergewaltigung. Die Methoden, die wir bei toten Körpern einsetzen, um ein Tatgeschehen zu rekonstruieren, lassen sich grundsätzlich auch bei überlebenden Gewaltopfern anwenden. Und gerade wenn es sich um misshandelte kleine Kinder handelt, die ja noch nicht selbst schildern können, was ihnen angetan wurde, sind die Befunde der Klinischen Rechtsmedizin oftmals von entscheidender Bedeutung.

Meine Mitarbeiterin Dr. Saskia Guddat ist auf die Begutachtung misshandelter und missbrauchter Kinder spezialisiert. Auch im Fall Leon Appelt erstellt sie zusammen mit mir das rechtsmedizinische Gutachten, das die Staatsanwaltschaft mit dem Vermerk »*Eilt sehr!*« bei uns angefordert hat. Bis dahin hat die Beschuldigte kein förmliches Geständnis abgelegt. Die Staatsanwaltschaft muss sich also auf einen reinen Indizienprozess einstellen – und so kommt dem rechtsmedizinischen Gutachten für die Überführung der Angeklagten eine Schlüsselrolle zu.

Die staatsanwaltliche Fragestellung lautet: »*Ergeben sich aus den Krankenunterlagen des Kindes Anhaltspunkte für ein (vorsätzliches) Fremdverschulden? Wenn ja, gegen wen richtet sich aus dortiger Sicht der Verdacht? Kann aus den einzelnen*

Blutvergiftungen auf konkrete Zeitpunkte oder zumindest
Zeiträume geschlossen werden, an bzw. in welchen dem Kind
Darmbakterien injiziert worden sind? Könnten die Blutvergif-
tungen auf mangelnde Hygiene des Krankenhauspersonals
oder im Krankenzimmer zurückzuführen sein?«

Bei unserem Gutachten stützen wir uns auf die staatsanwaltliche Ermittlungsakte und auf die Krankenakte der Klinik. Außerdem nimmt Dr. Guddat als federführende Gutachterin
Kontakt mit Kriminaloberkommissarin Sabine Drillich auf
und fordert die Ergebnisse der laborchemischen Untersuchungen an. Zusätzlich regen wir eine molekulargenetische
Analyse – also die Erstellung eines DNA-Profils – des Inhalts
der Einwegspritzen an, die Anfang November in Silke Appelts
Waschtasche aufgefunden wurden.

Die Antworten in unserem Gutachten decken sich in allen wesentlichen Punkten mit den Vermutungen der Klinikärzte.
Eine endogene, also aus dem Innern des kleinen Patientenkör-
pers stammende Ursache der Blutvergiftungen und Fieberschübe ist mit Sicherheit auszuschließen. Damit kommt einzig
eine Fremdeinwirkung als Ursache in Betracht. Aber auch auf
Hygienemängel in der Klinik lässt sich die Vergiftung mit
wechselnden Bakterienspezies keineswegs zurückführen.

Auffällig ist dagegen, dass es sich bei den Darmkeimen in den
Einwegspritzen teilweise um die gleichen Bakterien handelt,
die im Blut des Jungen nachgewiesen wurden. Der Inhalt der
Spritzen weist zudem dieselbe DNA auf wie die Speichelprobe
von Silke Appelt. Ebenso auffällig ist, dass sich die Mutter je-
des Mal an den Tagen vor einem Fieberschub im Rahmen des
Rooming-in um ihren Sohn gekümmert hat. Dagegen waren
die Blutproben, die Leon während seiner Aufenthalte auf der
Intensivstation entnommen wurden, ausnahmslos frei von
Darmkeimen.

Wann genau die Fäkalbakterien jeweils in den Hickman-Katheter injiziert wurden, lässt sich anhand der untersuchten
Keimkulturen nicht festlegen, da das Bakterienwachstum im

Körper von unterschiedlichen Faktoren abhängt. Aber der Schluss liegt nahe, dass jedes Mal dann, wenn eine neue Keimzusammensetzung in Leons Blut nachgewiesen wurde, dem Jungen kurz vorher eine weitere Injektion verabreicht worden sein muss. Insgesamt sind in der Krankenakte 14 Keimspezieswechsel dokumentiert. Aus rechtsmedizinischer Sicht besteht somit der Verdacht, dass Silke Appelt dem Jungen mehrfach ihren eigenen Kot über den zentralen Venenkatheter zugeführt hat – höchstwahrscheinlich mindestens vierzehnmal.

Am 22. April 2008 erlässt das Amtsgericht Tiergarten Haftbefehl gegen Silke Appelt. Sie wird ins Untersuchungsgefängnis gebracht, verweigert die Nahrungsaufnahme und magert auf 33 Kilogramm ab. Zeitweilig schwebt sie in Lebensgefahr und wird ab Anfang Juli vom Vollzug der U-Haft verschont. Stattdessen muss sie sich zunächst auf der geschlossenen psychiatrischen Abteilung eines Berliner Krankenhauses behandeln lassen. Schließlich erhält sie die Erlaubnis, bei ihren Eltern in der brandenburgischen Provinz zu wohnen, und muss sich zweimal pro Woche bei der örtlichen Polizei melden. Die Eltern sind beide arbeitslos und beziehen Hartz IV.
Mittlerweile hat das Familiengericht Ingo Appelt das alleinige Sorgerecht übertragen. Leon, inzwischen drei Jahre alt, lebt bei seinem Vater. Zur Mutter haben er und sein Vater seit fast anderthalb Jahren keinen Kontakt mehr, als im April 2009 der Prozess vor der 32. Großen Strafkammer des Landgerichts Berlin beginnt.

Medien und Öffentlichkeit nehmen lebhaften Anteil an der Verhandlung gegen Silke Appelt. Deren Verteidigerinnen geben sich zunächst siegesgewiss: Die Behauptungen der Staatsanwaltschaft seien abwegig. Nicht durch heimtückische Mordanschläge seitens seiner eigenen Mutter, sondern durch krasse Hygienemängel in Prof. Hütterers Klinik sei Leon lebensgefährlich vergiftet worden.

Die Angeklagte schweigt zu allen Vorwürfen. So läuft es also auf einen Indizienprozess hinaus. Und bald schon zeigt sich, dass die Verteidigung auf wackligen Füßen steht. Oberstaatsanwalt Wandler lässt zahlreiche Zeugen aufmarschieren. Die Klinikärzte, der Chefmikrobiologe und die Schwestern von Station 15C werden angehört. Kriminaloberkommissarin Drillich referiert ihre Ermittlungsergebnisse.

Auch die Diplom-Psychologin Monika Dorrit wird in den Zeugenstand gerufen. Sie hat für ein weiteres forensisch-psychiatrisches Gutachten ausführlich mit der Angeklagten gesprochen. Die Psychologin berichtet, dass sich Silke Appelt seit Anfang 2009 auf eigenen Wunsch in psychotherapeutischer Behandlung befinde. Sie habe ihr anvertraut, dass sie in ihrer Kindheit häufig von ihrem Vater geschlagen worden sei. Als Jugendliche sei sie von einem Onkel über Jahre hinweg sexuell missbraucht worden. Als sie damit gedroht habe, ihn anzuzeigen, habe sich der Onkel umgebracht. Deshalb fühle sie sich bis heute schuldig.

Im vergangenen Oktober, führt die Psychologin weiter aus, habe Silke Appelt zu ihr gesagt: »Ich habe keine Hoffnung mehr.« Daraufhin habe sie die Angeklagte gefragt: »Warum haben Sie keine Hoffnung mehr? Weil viele Leute glauben, Sie hätten Ihr Kind geschädigt, oder weil es wirklich so war?« Und Silke Appelt habe geantwortet: »Weil es so war.«

Als Sachverständige des Instituts für Rechtsmedizin der Charité erläutert Dr. Saskia Guddat die wesentlichen Punkte unseres Gutachtens: Als Ursachen für die wiederholte Vergiftung des Jungen mit Darmbakterien in seinem Blut scheiden Hygienemängel in der Klinik definitiv aus. Es besteht kein Zweifel daran, dass die Keime mit den Einwegspritzen injiziert wurden – und deren Inhalt und Außenfläche weisen den genetischen Fingerabdruck von Silke Appelt auf.

Den Verteidigerinnen ist natürlich klar, dass das rechtsmedizinische Gutachten ein wesentliches Fundament der Anklage darstellt. Entsprechend vehement attackieren sie Dr. Guddats

Interpretation der Befunde. Dass auf Station 15C damals angeblich keine Hygienemängel festgestellt wurden, argumen-
tieren sie, beweise überhaupt nichts: Schließlich habe die Klinik selbst diese Untersuchungen angestellt, und dort habe man
sicher kein Interesse daran, etwaige Verunreinigungen zuzu-
geben. Und dass es gerade auf Kinderstationen durch einge-
schleppte Viren oder Bakterien immer wieder mal zu tragischen Vorfällen komme, sei ja sattsam bekannt.

Doch mit dieser Attacke läuft die Verteidigung von Silke Appelt ins Leere. Ausführlich und völlig emotionslos erläutert
Dr. Guddat nochmals, dass eine wiederholte Blutvergiftung
mit vierzehnmal wechselnder Zusammensetzung der Keim-
spezies keinesfalls durch mangelnde Hygiene hervorgerufen
werden könne. Bei den nachgewiesenen Bakterien handele es
sich ausnahmslos um Darmkeime. Als Quelle komme einzig
der Verdauungsapparat eines lebenden Menschen in Frage.
Deshalb hätten die Ärzte ja so beharrlich durch immer neue
Darmspiegelungen versucht, einen Defekt in der Darmwand
des Jungen aufzuspüren. Da diese aber keinen Defekt aufwies,
müssten die verabreichten Fäkalbakterien von einer Person
aus der Umgebung des Jungen stammen. Der Inhalt wie auch
die Außenfläche der in der Waschtasche aufgefundenen Einwegspritze wiesen Silke Appelts DNA auf. Und schließlich
habe der Junge immer nur dann Blutvergiftungen erlitten,
wenn er unmittelbar vorher von Silke Appelt »versorgt« worden war.

Dr. Guddat wird als Sachverständige entlassen. Der Verteidigung ist es nicht gelungen, die Glaubwürdigkeit unseres Gutachtens zu erschüttern.

Unter der drückenden Beweislast bricht die Angeklagte nach
fast zweimonatigem Schweigen zusammen. Am zehnten Verhandlungstag lässt sie eine ihrer Verteidigerinnen eine vorbe-
reitete Erklärung vorlesen.

»Ich habe meinem Sohn sehr geschadet«, heißt es darin. *»Es*

stimmt, dass ich Leon meinen eigenen Kot gespritzt habe. Diesen habe ich in der allgemein zugänglichen Besuchertoilette auf eine Kanüle gezogen, so dass ein wässriges Gemisch entstand. Ich habe das zweimal gemacht – warum und wie ich auf diese Idee kam, kann ich nicht erklären.«

Keinesfalls habe sie ihr Kind töten wollen, heißt es in ihrer Erklärung weiter. »Es war immer so, dass Leon, wenn er Fieber bekam, von den Schwestern und Ärzten noch mehr Zuwendung erhielt. Ich habe auch immer die Schwestern geholt, wenn er Fieber hatte, und dann ging es ihm auch besser. Von der Intensivstation kam er rasch zurück, so dass ich nie Angst um sein Leben hatte. Ich vertraute den Ärzten, auch wenn es von außen nicht immer so aussah.«

Abschließend beteuert die Angeklagte, dass Leon ihr Wunschkind sei und dass sie ihm niemals habe schaden wollen. »Die größte Strafe für mich ist, dass ich meinen Sohn nicht mehr sehen kann. Ich bereue, was ich Leon angetan habe. Es gibt keine Entschuldigung dafür.«

Am elften Verhandlungstag räumt sie zusätzlich ein, ihrem Sohn noch ein drittes Mal ihren eigenen Kot in den Hickman-Katheter am Hals gespritzt zu haben. Darüber hinaus macht sie keine Angaben und beantwortet auch keinerlei Fragen mehr.

Nach dem Geständnis der Angeklagten bleibt für das Gericht noch die Schuldfähigkeit zu klären und das Strafmaß festzulegen. Ein weiterer Sachverständiger wird gehört: Der Nervenarzt und Psychotherapeut Arno Gellert erläutert, dass Silke Appelt durch Erfahrungen häuslicher Gewalt in der Kindheit und sexuellen Missbrauchs als Jugendliche seelischen Schaden genommen habe. Ihre Einsichts- und Steuerungsfähigkeit sei zur Tatzeit erheblich eingeschränkt, jedoch nicht gänzlich aufgehoben gewesen.

Das Gericht schließt sich der Ansicht des Sachverständigen an. Ein vorsätzlicher Tötungsversuch kann der Angeklagten nicht nachgewiesen werden. Ihre Behauptung, sie habe darauf vertraut, dass die Ärzte Leon nach jeder Attacke retten würden, lässt sich nicht widerlegen. So wird sie schließlich wegen Misshandlung von Schutzbefohlenen, gefährlicher Körperverletzung sowie Verletzung der Fürsorge- und Erziehungspflicht zu einer Freiheitsstrafe von vier Jahren und sechs Monaten verurteilt. Die Verteidigung legt Einspruch ein, doch der Bundesgerichtshof bestätigt das Urteil im März 2010 in letzter Instanz: Die Berliner Richter hätten bereits ein äußerst mildes Urteil gesprochen, da sie der Angeklagten erheblich verminderte Schuldfähigkeit zubilligten.

Wenn sich für Silke Appelt nach spätestens viereinhalb Jahren die Gefängnistore wieder öffnen, ist sie immer noch eine junge Frau. Das Gericht hat in seinem Urteil darauf hingewiesen, dass die Angeklagte erneut ein Kind gebären und an diesem »ihre psychiatrische Erkrankung ausleben« könnte. Dennoch hat sich die Strafkammer dagegen entschieden, Silke Appelt nach Verbüßung ihrer Strafe in einer psychiatrischen Einrichtung unterbringen zu lassen.

Der lautlose Tod

Der berühmte französische Schriftsteller Emile Zola starb 1902 in Paris an einer Kohlenmonoxid-Vergiftung – der Kaminabzug in seinem Wohnhaus hatte versagt. Die Schweizer Malerin und Bildhauerin Sophie Taeuber-Arp, bis heute bekannt als »die Frau auf dem Fünfzig-Franken-Schein«, kam 1943 gleichfalls durch Kohlenmonoxid um. Zwei von unzähligen tragischen Todesfällen, die im 20. Jahrhundert die Öffentlichkeit erschütterten.

Nur scheinbar gehören solche Tragödien einer fernen Vergangenheit an, in der unsere Groß- oder gar Urgroßeltern ihre Wohnungen mit Kohleöfen beheizten und mit Gaslampen schummrig beleuchteten. Tatsächlich rangieren Intoxikationen mit Kohlenmonoxid in den Industrienationen auf Platz eins der tödlichen Vergiftungsarten. Allein in Deutschland kommen jährlich zwischen 1500 und 2000 Menschen durch eine Kohlenmonoxid-Vergiftung ums Leben.

Erdgas in unseren modernen Heizsystemen enthält zwar – anders als seine Vorgänger, das Stadtgas und das Leuchtgas – kein Kohlenmonoxid mehr. Und auch Suizide mit Autoabgasen kommen hierzulande nur noch selten vor, seit moderne Katalysatortechnik den Kohlenmonoxid-Anteil im Abgas minimiert hat. Doch bei der Verbrennung von Gas und festen Brennstoffen wird nach wie vor Kohlenmonoxid freigesetzt.

Defekte Gasthermen und blockierte Schornsteine löschen nicht selten ganze Familien aus. Die Renaissance von Öfen und Kaminen – als dekorative Alternative oder kostensparende Ergänzung zur modernen Heizung – trägt gleichfalls dazu bei, dass wir Rechtsmediziner es auch im 21. Jahrhundert nach wie vor mit Kohlenmonoxid-Giftopfern zu tun bekommen. Durch isolierverglaste Fenster und kältebrückenfrei gedämmte Wände sind viele Wohnungen heute ungleich besser abgedichtet als in der Ära der Kohleheizungen. So kann sich die Raumluft schon bei kleinen Abzugsstörungen rasch mit tödlichem Kohlenmonoxid anreichern. Gleichzeitig mangelt es in der heutigen Bevölkerung vielfach an elementarem Wissen über die Gefährlichkeit dieses geruchlosen Gases, vor dem unser Organismus uns eben nicht durch ein quälendes Erstickungsgefühl warnt.

Vor allem in Ländern mit niedrigen Sicherheitsstandards kommen nach wie vor mit trauriger Regelmäßigkeit zahlreiche Kumpel durch Bergwerksunglücke zu Tode. Um nicht von tödlichen Kohlenmonoxid-Konzentrationen unter Tage überrascht zu werden, nahmen die Bergleute im Harz früher Kanarienvögel mit »in den Berg«, die sogenannten Harzer Roller (nicht zu verwechseln mit dem gleichnamigen deftigen Weichkäse). Wenn die Vögel aufhörten zu singen und bewusstlos von ihrer Stange fielen, war es für die Kumpel höchste Zeit, ans Tageslicht zurückzukehren. In modernen europäischen Bergwerken haben elektronische Sensoren die Kanarienvögel ersetzt, und Grubengase werden ab einer bestimmten Konzentration automatisch abgesaugt.

Aber selbst eine ganze Schar Kanarienvögel hätte einem jungen Heavy-Metal-Fan beim Wacken-Festival 2012 vermutlich nicht das Leben retten können: Um sich vor Kälte und Regen zu schützen, legte er sich auf seinem Pkw-Anhänger unter einer zeltartig aufgespannten Plastikplane schlafen. Durch ein in Dauerbetrieb laufendes Dieselaggregat in unmittelbarer Nähe wurden stundenlang kohlenmonoxidhaltige Abgase unter die Plane geblasen. Am nächsten Morgen war der junge Mann tot – im Schlaf gestorben durch eine Kohlenmonoxid-Intoxikation.

Unglücksfälle dieser Art ereignen sich weltweit sehr häufig. Doch größeres Aufsehen erregen sie meist nur dann, wenn sie durch ungewöhnliche Umstände oder durch die Zahl der Opfer besonders tragisch erscheinen. So machte im Dezember

2010 ein Drama Schlagzeilen, das sich an der US-Westküste ab-spielte: Fünf junge Männer zwischen 16 und 19 Jahren feierten in einem Motelzimmer eine Geburtstagsparty. Die Zündung ihres Autos, das sie in der Garage direkt unter dem Zimmer geparkt hatten, war defekt, daher ließen sie den Motor die Nacht über laufen. Irgendwann legten sie sich schlafen, und durch den Holzfußboden drangen unaufhörlich Autoabgase zu ihnen herauf. Am nächsten Tag bot sich dem Motel-Betrei-ber ein furchtbarer Anblick: Die fünf Jugendlichen waren alle-samt tot.

In meinen fast zwei Berufsjahrzehnten als Rechtsmediziner habe ich schon so viele tödliche Kohlenmonoxid-Vergiftun-gen – sei es am Leichenfundort oder vor mir auf dem Sektions-tisch – gesehen, dass ich sie nicht mehr zählen kann. Manch-mal sieht man schon auf den ersten Blick, womit man es zu tun hat. Das sind die Fälle, die einander ähneln, zum Beispiel, was die Leichenfundortsituation, eine offensichtliche Kohlen-monoxid-Quelle oder den Unfallmechanismus anbelangt. Was für eine Tragödie hinter einem oder mehreren sich zeitgleich ereignenden Todesfällen steckt, offenbart sich in anderen Fällen erst auf den zweiten Blick, nachdem die Ereignisse am Leichenfundort rekonstruiert, technische Sachverständige hinzugezogen und unsere Laborergebnisse ausgewertet wor-den sind.
Aber eines haben diese Fälle alle gemeinsam: Polizeiermittler und Rechtsmediziner müssen bei jedem zunächst unklaren Todesfall die Differenzialdiagnose »tödliche Kohlenmonoxid-Vergiftung« im Hinterkopf haben; zu leicht bezahlen es weite-re Unbeteiligte mit dem Leben, wenn diese Diagnose versäumt wird und weiterhin ungehindert tödliches Gas ausströmt.

»Vergast«

Zum dritten Mal an diesem Samstag ruft Lothar Habert bei seinem Sohn an. Er lässt das Telefon mehrere Minuten lang klingeln, aber Sven hebt nicht ab. Auch seine Mailbox hat er ausgeschaltet. Allmählich ist Vater Habert doch beunruhigt.

Sven war schon als Jugendlicher psychisch labil, und seine Persönlichkeit ist noch immer nicht gefestigt. Im Gegenteil, sagt sich Lothar Habert, der Tod seiner Mutter im vergangenen Jahr hat den Jungen erneut aus der Bahn geworfen. Dabei ist Sven mittlerweile Anfang dreißig.

Lothar Habert setzt sich an seinen Schreibtisch und fährt den Computer hoch. Es ist kurz nach 21 Uhr. Am liebsten würde er einfach bei seinem Sohn vorbeischauen. Schließlich wohnen sie beide in Berlin-Charlottenburg, nur wenige Kilometer voneinander entfernt. Aber Sven hält nichts von unangekündigten Besuchen. Und bei dem Gedanken an die Typen, die er einmal in der Wohnung seines Sohns angetroffen hat, vergeht Lothar Habert jede Lust auf einen Überraschungsbesuch.

Vielleicht ist Sven einfach zu betrunken, um ans Telefon zu gehen, sagt sich der Vater. Es wäre nicht das erste Mal, dass sich sein Sohn abends volllaufen lässt. Aber zumindest seine Mail wird Sven ja hoffentlich demnächst mal lesen und beantworten.

»Hallo, Sven, bitte melde Dich, mache mir Sorgen. Viele Grüße, Vater«, tippt Lothar Habert und schickt die E-Mail an Svens Google-Account.

Gerade will er sein Mail-Programm wieder schließen und den PC herunterfahren, da ertönt ein akustisches Signal. Erstaunt schaut Lothar Habert auf den Monitor: Er hat bereits eine Antwort-Mail von Sven. Das kann nur eine automatische Rückantwort sein. Also ist Sven verreist?, wundert sich der Vater und öffnet die Nachricht.

Lothar Habert starrt auf den Bildschirm, ohne gleich zu begreifen, was er liest.

»5.2. – 21:15
Betr.: RE: Melde Dich
Sven Habert, gest. 31.1.«

Vater Habert greift erneut zum Telefon. Kurz überlegt er noch, seine Tochter Amelie anzurufen. Aber die arbeitet bei einem großen Konzern und ist wieder mal in den USA unterwegs. Lothar Habert atmet tief durch und alarmiert die Polizei.

Polizeioberkommissar Jens Meller und seine Kollegin Eva Hasselmann fahren sofort zur Schleswigstraße 17, Sven Haberts Wohnadresse in Charlottenburg. Aufgrund der automatischen Antwort-Mail, die sein Vater erhalten hat, besteht der Verdacht, dass sich der junge Mann selbst getötet hat.
Sven Habert wohnt im fünften Stock. Oberkommissar Meller drückt auf den Klingelknopf an der Haustür. Niemand öffnet. Die Haustür ist geschlossen, lässt sich jedoch durch Druck gegen das Türblatt öffnen.
Die beiden Kriminalbeamten verständigen sich durch einen Blick. Einen Aufzug gibt es in diesem Mietshaus aus den 1930er-Jahren natürlich nicht. Sie eilen die Treppen hinauf und stehen kurz darauf atemlos vor Sven Haberts Wohnungstür. Wieder klingeln sie, doch in der kleinen Wohnung rührt sich nichts.
Polizeikommissarin Hasselmann klopft energisch gegen die Tür. Keine Reaktion.
»Wir rufen die Feuerwehr«, entscheidet Meller. »Sie sollen die Tür aufbrechen – und sag ihnen, sie sollen sich beeilen. Verdacht auf Suizid. Vielleicht lebt der Mann ja noch, und die Mail war so etwas wie ein Hilferuf.«

Während die beiden Zivilpolizisten vor der Wohnungstür auf das Eintreffen der Berufsfeuerwehr warten, kommt eine junge Frau die Treppe hinauf.

»Ist etwas mit Sven?«, fragt sie erschrocken.

Die Polizeibeamten weisen sich aus. Wie sie denn heiße, fragt Kommissarin Hasselmann die junge Frau. »Wollten Sie zu Herrn Habert?«

Sie stellt sich als Lisa Münzer vor. »Ich bin die beste Freundin von Amelie – von Svens Schwester«, erklärt sie. Auf Amelies Bitte schaue sie ab und zu nach ihm. »Sie ist aus beruflichen Gründen viel unterwegs und macht sich Sorgen wegen ihrem Bruder«, fügt Lisa Münzer hinzu. »Er ist depressiv, seit die Mutter der beiden letztes Jahr gestorben ist.«

Kommissarin Hasselmann klärt die junge Frau über den Sachverhalt auf. Kurz darauf erscheint ein Spezialist von der Berufsfeuerwehr und öffnet Sven Haberts Wohnungstür. Sie war nur zugezogen, nicht verschlossen.

»Sven!«, ruft Lisa Münzer und will als Erste die Wohnung betreten.

Aber Kommissarin Hasselmann hält sie zurück. »Ich muss Sie bitten, hier im Treppenhaus zu bleiben«, sagt sie. »Wir wissen nicht, was uns da drinnen erwartet.«

Lisa Münzer wird bleich. Sie setzt sich gegenüber der Wohnungstür auf die Treppe, die in den sechsten Stock hinaufführt. Kommissarin Hasselmann und ihr Kollege betreten die Wohnung und schließen hinter sich die Tür.

In der Wohnung ist es dunkel und so kalt wie in einem Kühlschrank. »Herr Habert?«, ruft Oberkommissar Meller. Keine Antwort. Er schaltet das Flurlicht ein und macht seiner Kollegin ein Zeichen. Sie soll einen Blick in die beiden Räume werfen, die sich rechts von dem kleinen Flur befinden. Er selbst schaut in dem Wohnzimmer auf der linken Seite und in dem Raum am Ende des Flurs nach.

Die Kommissarin inspiziert das Badezimmer und die Küche. Alles wirkt heruntergekommen und verschmutzt. Eva Hasselmann dreht sich zu ihrem Kollegen um und schüttelt den Kopf.

Im Wohnzimmer sieht es nicht viel besser aus. Oberkommissar Meller wirft nur einen flüchtigen Blick in den karg eingerichteten Raum. Boden und Möbel sind mit Staub bedeckt. Bücher und Magazine liegen überall verstreut. Von Sven Habert auch hier keine Spur.

Der Raum am Ende des Flurs muss das Schlafzimmer sein, sagt sich Meller. Die Tür ist angelehnt. Als der Oberkommissar sie öffnet, kommt ihm ein Schwall eiskalter Luft entgegen. Meller schaltet das Deckenlicht ein. Obwohl er in mehr als zwanzig Jahren Polizeidienst schon einiges gesehen hat, verschlägt ihm der Anblick für einen Moment den Atem.

Auf dem Bett liegt bäuchlings eine reglose Gestalt. Kopf und Oberkörper stecken in einem überdimensionalen blauen Müllsack. Vorsichtig fasst Meller den Körper am Fußknöchel an und überzeugt sich davon, dass die Leichenstarre bereits eingetreten ist.

Der Müllsack enthält anscheinend noch eine Reihe unförmiger kleinerer Objekte. Der Kommissar mustert die Szenerie nachdenklich. Wenn das ein Suizid ist, dann ist es einer der seltsamsten, mit denen er es bisher zu tun hatte.

»Einen Notarzt brauchen wir jedenfalls nicht mehr«, sagt er. Sein Blick fällt auf die Bücher und Magazine, die neben dem Toten auf dem Bett verstreut liegen.

»Sieh dir das an«, sagt er zu seiner Kollegin. »Herr Habert war in der rechten Szene unterwegs.«

An der Wohnungstür wird geklingelt. »Was ist mit Sven?«, ruft Lisa Münzer und klopft gegen die Tür. »Kann ich jetzt reinkommen?«

»Ganz im Gegenteil«, sagt Meller zu seiner Kollegin. »Wir gehen jetzt auch wieder raus und übergeben den Fall an die zuständigen Kollegen.«

Während die Polizeikommissare auf ihre für Todesermittlungen zuständigen Kollegen warten, kommt eine Frau mittleren Alters die Treppe hoch. Sie will in den sechsten Stock weitergehen, doch dann mustert sie die beiden genauer und bleibt am Treppenabsatz stehen.

»Ist etwas mit Herrn Habert?«, fragt sie. »Wie geht es ihm?«

Oberkommissar Meller zückt seinen Ausweis. »Sven Habert ist tot«, erklärt er. »Die genauen Umstände seines Ablebens werden noch ermittelt.«

Die Frau wirkt aufrichtig bekümmert. Sie stellt sich als Helga Barke vor, eine Nachbarin aus dem Dachgeschoss. »Ich kannte Herrn Habert nur flüchtig«, sagt sie. »Wir haben nur ab und zu im Treppenhaus ein paar Worte gewechselt. Aber mir ist aufgefallen, wie sehr er sich im letzten Jahr verändert hat. Er kam mir immer so bedrückt vor. Außer wenn …« Sie bricht unvermittelt ab.

Kommissarin Hasselmann lächelt sie aufmunternd an. »Was wollten Sie eben noch sagen, Frau Barke? Jede Beobachtung kann hilfreich sein.«

Helga Barke schaut einen Moment lang vor sich hin. Sie scheint um einen Entschluss zu ringen. Doch schließlich gibt sie sich einen Ruck.

»Früher hatte Herr Habert nicht solche Freunde«, erklärt sie mit gesenkter Stimme. »Ist mir jedenfalls nicht aufgefallen – bis letzten Herbst.«

Welche Freunde sie meine, fragt Oberkommissar Meller. Dabei kann er sich schon denken, worauf die Nachbarin hinauswill.

»Na, solche Kerle mit Springerstiefeln. Sie wissen schon!« Frau Barke wirft über das Geländer einen Blick ins Treppenhaus hinunter. »Wenn die zu Besuch waren, wurde es bei Herrn Habert immer ziemlich laut.«

»Sie meinen, er hatte Freunde aus der rechtsradikalen Szene?«, vergewissert sich Heller.

Helga Barke nickt mit zusammengekniffenem Mund und hat es plötzlich sehr eilig, in ihre Wohnung hinaufzukommen. Und Oberkommissar Heller ist sich mit einem Mal überhaupt nicht mehr sicher, dass Sven Habert einfach nur seine Selbsttötung auf möglichst makabre Weise inszeniert hat. Vielleicht steckt noch etwas anderes dahinter, sagt er sich.

Kurz darauf treffen Kriminaloberkommissar Jörg Bartusch und Kriminalkommissarin Linda Pauly ein. Meller weist sie in den Sachverhalt ein.

»Herr Habert hat anscheinend zur rechten Szene gehört«, erklärt er abschließend und wiederholt, was die Nachbarin aus dem sechsten Stock ausgesagt hat. »In der Wohnung liegen überall braune Kampfschriften herum.«

Kriminaloberkommissar Bartusch sieht Meller fragend an. Irgendetwas da drinnen hat dem Kollegen anscheinend aufs Gemüt geschlagen.

»Seien Sie vorsichtig«, sagt der Polizeioberkommissar aber nur, bevor er und Kommissarin Hasselmann sich von den beiden Kripobeamten verabschieden.

Gegen 23:15 Uhr betreten Jörg Bartusch und Linda Pauly die Wohnung von Sven Habert. Während sich der Oberkommissar im Schlafzimmer des mutmaßlichen Suizidenten umsieht, durchsucht seine Kollegin die Küche.

Neben der Spüle liegt eine halbvolle Mülltüte auf dem Boden. Linda Pauly zieht Handschuhe an, um nicht auch noch ihre DNA- oder Faser-Spuren dort zu hinterlassen. Dann öffnet sie die Mülltüte und zieht zwei Flaschen heraus. Die eine ist aus Plastik und trägt die Aufschrift *Schwefelsäure*. Die zweite Flasche ist aus Glas und war ursprünglich mit Billig-Wodka vom Discounter gefüllt.

Als sich die Kommissarin wieder aufrichtet, fällt ihr Blick auf den kleinen Küchentisch. Zwischen Stapeln schmutzigen Geschirrs liegt dort ein Schnellhefter mit der Aufschrift *Kochbuch*. Linda Pauly schlägt ihn auf und hält unwillkürlich die Luft an.

Der Ordner enthält Rezepte für ganz spezielle »Menüs«. Für Sprengsätze, Bomben mit Zeitzünder – und für Sprengstoffgürtel.

»Jörg! Sieh dir das an!«, ruft die Kommissarin. Mit dem Ordner in der Hand eilt sie den Flur entlang. »Sven Habert war ein Bombenbastler«, sagt sie, als sie die Schlafzimmertür erreicht hat.

Mit einer Handbewegung hält Oberkommissar Bartusch sie davon ab, den Raum zu betreten. Beide starren einige Sekunden lang wortlos auf den Leichnam, dessen Kopf und Oberkörper in der übergroßen blauen Mülltüte stecken.

Dann berichtet die Kommissarin, was sie in Sven Haberts Küche entdeckt hat. »Möglicherweise hat er einen Sprengsatz gebastelt«, fügt sie hinzu, »der uns um die Ohren fliegt, wenn wir die Leiche vom Bett heben.«

»Ich habe mich auch schon gefragt, was sich in dem Plastiksack so alles verbirgt«, gibt Bartusch zurück. »Ich meine, außer dem Toten selbst. Schau dir nur diese sonderbaren Wölbungen an.«

Er zeigt auf den blauen Müllsack, ohne ihn zu berühren. Im Kopfbereich wirkt das Plastik an mehreren Stellen eigenartig aufgebläht – »Wie von kleinen Luftballons«, kommentiert der Oberkommissar. Er deutet auf die Bücher und Magazine, die neben dem Toten auf dem Bett liegen. »Jede Menge Gebrauchsanleitungen für Sprengsätze und Feuerwaffen. Und für die perfekte Durchführung terroristischer Anschläge.«

Linda Pauly lenkt Bartuschs Aufmerksamkeit auf Sven Haberts Kleiderschrank an der Wand neben dem Bett. Hinter der halb offenen Schranktür sind ein Paar Springerstiefel und eine schwarze Bomberjacke zu erkennen, die ordentlich an einem Kleiderbügel aufgehängt ist.

Bartusch wirft einen Blick auf seine Armbanduhr. Es ist 23:30 Uhr.

»Rückzug«, ordnet der Kriminaloberkommissar an. »Wir verschieben die Leichenschau und die weitere Untersuchung der Wohnung. Vorher brauchen wir die Sprengstoff-Experten vom LKA. Fordere KTU 62 an, die sollen hier die Lage checken. Es besteht der Verdacht, dass unter oder neben dem Toten ein Sprengsatz angebracht ist. Wir brauchen außerdem weitere Polizeikräfte und die Feuerwehr. Die sollen die Straße weiträumig absperren und die Bewohner auf eine mögliche Evakuierung vorbereiten.«

Eine Viertelstunde nach Mitternacht treffen zwei Beamte vom Landeskriminalamt ein. Sie sind auf das Aufspüren und Entschärfen sogenannter USBVs spezialisiert. Die Abkürzung USBV steht für *Unkonventionelle Spreng- und Brandvorrichtungen,* also selbstgebastelte Bomben.

Mit Detektoren und einem Sprengstoff-Spürhund überprüfen die Entschärfer die Wohnung und insbesondere das Bett mit der bizarr vermummten Leiche darauf.

Draußen im Haus, in den benachbarten Gebäuden und unten auf der Straße herrscht währenddessen gewaltige Aufregung. Trotz der fortgeschrittenen Nachtstunde sind zahlreiche Anwohner auf den Beinen. Die Ankündigung der Polizeibeamten, dass die Häuser wegen Bombenalarms möglicherweise geräumt werden müssten, hat die Leute aufgeschreckt. Ein halbes Dutzend Polizeifahrzeuge blockiert die Straße. Hinter den Absperrbändern haben sich Menschentrauben gebildet. Die Einsatzkräfte der Berufsfeuerwehr halten sich bereit, um die Polizei bei der Evakuierung der Hausbewohner zu unterstützen.

Um kurz nach halb eins geben die Spezialisten vom LKA Entwarnung. Sie haben in Sven Haberts Wohnung weder tickende Zeitbomben noch Sprengfallen gefunden, die bei versehentlicher Berührung in die Luft gehen könnten. Weisungsgemäß haben die Sprengstoffexperten den Plastiksack weder aufgeschnitten noch von der Leiche entfernt, um die Auffindesituation nicht zu verfälschen. Doch mit Hilfe ihrer Messgeräte konnten sie zweifelsfrei feststellen, dass der Plastiksack keine gefährlichen Vorrichtungen enthält.

Abgesehen von einem halbvollen kleinen Kanister mit Ameisensäure konnten in der Wohnung auch keine Substanzen oder

Werkzeuge gefunden werden, die zur Herstellung von USBVs geeignet wären.

Bartusch und seine Kollegin atmen auf. Der Oberkommissar ordnet an, die Evakuierung abzusagen. Die Straßensperre wird aufgehoben, die Einsatzkräfte von Polizei und Berufsfeuerwehr werden entlassen.

»Also los«, sagt Jörg Bartusch zu Linda Pauly. »Zweiter Anlauf.«

Um 0:40 Uhr sind die beiden Kriminalbeamten erneut im Schlafzimmer von Sven Habert. Auch auf den erfahrenen Ermittler Jörg Bartusch wirkt der Anblick des Toten in der unförmigen Plastikvermummung beklemmend.

Die Spezialisten vom LKA konnten mit ihren Detektoren nicht feststellen, worum es sich bei den ballonartigen Gegenständen im Kopfbereich der Leiche handelt. »Möglicherweise sind es Tüten, die Habert mit Giftgas gefüllt hat, um sich auf diese Weise zu töten«, überlegt Linda Pauly.

»Falls es sich bei dem Toten wirklich um Sven Habert handelt«, gibt Bartusch zurück. »Ruf die Rechtsmedizin an«, fordert er seine Kollegin auf. »Sie sollen ein Transportkommando schicken, das die Leiche mitsamt dem Plastiksack und allem, was sich darin befindet, abholt. Die endgültige Identifizierung des Toten muss bis zur Obduktion warten.«

Linda Pauly ruft bei uns im Institut für Rechtsmedizin an. Währenddessen untersucht Bartusch die Leiche, soweit das möglich ist, ohne den Plastiksack zu öffnen oder zu entfernen. Der Tote ist mit einer blau karierten Schlafhose und einem blauen Nachtshirt bekleidet, von dem ein schmaler Streifen unter der Plastiktüte hervorsieht. An den Füßen trägt er braune Hausschuhe, unter der Schlafhose Boxershorts.

Bartusch schiebt das Nachtshirt und den Plastiksack im Rückenbereich ein wenig nach oben. Auch die Hosenbeine der Schlafhose schiebt er über Fußknöcheln und Waden hoch, ohne irgendwelche Verletzungen zu entdecken.

»Keine Hinweise auf ein Kampfgeschehen«, sagt er zu Linda Pauly, die einen Schreibblock gezückt hat und sich Notizen macht. »Die Leichenstarre ist ausgeprägt. Leichenflecken an Rücken und Beinen sind lagegerecht und intensiv hellrot gefärbt. Keine Fäulniserscheinungen – vermutlich, weil das Schlafzimmerfenster auf Kipp steht und es hier im Raum nur drei bis vier Grad sind.«

Sie sehen sich weiter im Schlafzimmer um. In dem Durcheinander aus Büchern, Zeitschriften und verstreuten Wäschestücken ist das Schriftstück bis dahin niemandem aufgefallen. Es liegt auf dem kleinen Glastisch neben dem Bett. Offenbar ist es mit dem Computer verfasst und mit einem Tintenstrahldrucker ausgedruckt worden.

Mein Letzter Wille
– Keine Gäste
– Niemanden benachrichtigen
– Keine Trauerfeier
– Kein Pfarrer, kein Redner
– Urnenbestattung
Sven Habert

Der karge Abschiedsbrief ist mit blauem Kugelschreiber unterschrieben und auf den 31. Januar datiert.

»Glaubst du, der Brief ist echt?«, fragt Linda Pauly ihren Kollegen.

»Finde seinen Personalausweis«, antwortet der Oberkommissar, »dann können wir die Unterschriften vergleichen.«

Bei der weiteren Begehung der kleinen Wohnung stoßen sie auf eine Umhängetasche aus Kunstleder. Sie liegt im Wohnzimmer auf einem Sessel und enthält unter anderem einen Schlüsselbund und eine Geldbörse mit Sven Haberts Personalausweis. Die Unterschrift auf dem Abschiedsbrief entspricht dem Schriftzug in Haberts Ausweis.

Die Kriminalbeamten konzentrieren ihre Suche nun auf rezeptpflichtige Medikamente und sonstige Hinweise auf mögliche Krankheiten von Sven Habert und damit vielleicht auf ein Suizidmotiv. Aber außer einer Schachtel mit rezeptfreien Tabletten gegen Bauchkrämpfe finden sie nichts.

»Falls er wirklich depressiv war, wie es die Freundin seiner Schwester gesagt hat, hat er jedenfalls nichts dagegen unternommen«, sagt Bartusch.

Linda Pauly blättert einen Aktenordner durch, den sie auf dem Computertisch im Wohnzimmer entdeckt hat. »Er war Hartz-IV-Empfänger«, sagt sie. »Nach seiner bevorzugten Lektüre zu urteilen, hat er Ausländer gehasst. Aber warum sollte er sich selbst töten? Solche Typen schaden doch normalerweise eher anderen Leuten und tun sich nicht gleich selbst was an.«

Oberkommissar Bartusch zuckt mit den Schultern. »Vielleicht hat Sven Habert sich selbst ja mehr als jeden anderen gehasst«, sagt er.

Um halb zwei wird endlich die Leiche abgeholt. Die Fahrer der Rechtsmedizin packen den Toten mitsamt seinem Plastiksack in einen Leichensack. Die Kriminalkommissare nehmen Sven Haberts Hausschlüssel an sich, versiegeln die Wohnung und machen sich auf den Heimweg.

Während der Tote im Kühlraum des Instituts für Rechtsmedizin lagert, ermitteln die Kriminalbeamten weiter im Fall Sven Habert.

Am nächsten Tag ruft Oberkommissar Bartusch den Vater des mutmaßlichen Suizidenten an. Er informiert Lothar Habert über den Stand der Ermittlungen. »Die Identität des Toten ist noch nicht endgültig geklärt. Aber wir müssen davon ausgehen, dass es Ihr Sohn ist und dass er sich selbst getötet hat.« Er spricht dem Vater sein Beileid aus und bittet ihn, im Verlauf des Vormittags zwecks Klärung einiger offener Fragen im Kommissariat vorstellig zu werden.

Lothar Habert wirkt tief erschüttert, als er kurz vor Mittag in der Dienststelle der Kripo erscheint. Er sieht älter aus als die 52 Jahre, die er laut Personalausweis zählt. Erst vor einem halben Jahr hat er seine krebskranke Frau verloren – und nun auch noch seinen Sohn.

»Sven war eigentlich immer ein schwieriger Junge«, erklärt er mit matter Stimme. »Vor drei Jahren wurde er im Krankenhaus psychiatrisch behandelt, weil er mit dem Leben einfach nicht zurechtgekommen ist. Mit 19 hat er schon einmal versucht, sich das Leben zu nehmen.«

Er verliert kurzzeitig die Fassung. Der Oberkommissar schaut rücksichtsvoll zur Seite und wartet, bis sich der Vater wieder halbwegs gefangen hat.

»Wann haben Sie denn zum letzten Mal mit Ihrem Sohn gesprochen?«, fragt er.

Lothar Habert muss nicht lange überlegen. »Vorletzten Sonntag«, antwortet er. »Da haben wir telefoniert, und Sven war überhaupt nicht anzumerken, dass er sich schlecht gefühlt hat. Im Gegenteil – er hat mir von einem neuen Job erzählt, um den er sich gerade beworben hatte. Er kam mir optimistischer vor als seit langem.« Vater Habert schüttelt den Kopf. »Aber Sven war immer schon perfekt darin, seine psychischen Probleme zu verbergen.«

Noch am Nachmittag desselben Tages schließt Oberkommissar Bartusch seinen Ermittlungsbericht vorläufig ab. »*Zum zweifelsfreien Ausschluss eines Fremdverschuldens und zur Klärung der Identität wird eine Obduktion angeregt*«, vermerkt er routinemäßig.

Am nächsten Tag liegt der Tote bei uns auf dem Sektionstisch. Zusammen mit meinem Kollegen Dr. Lilienthal und einer Sektionsassistentin führe ich die Obduktion durch. Kopf und Oberkörper der Leiche sind immer noch in dem übergroßen Plastiksack verborgen.

Kriminalkommissarin Pauly ist ebenso anwesend wie ihr Kollege Bartusch. Mit Überraschungen hinsichtlich der Identität des Toten ist eigentlich nicht zu rechnen; auch erwartet keiner der Anwesenden, dass im Innern des Müllsacks doch noch Hinweise auf Fremdverschulden auftauchen werden. Doch die geheimnisvollen Ballons im Kopfbereich des Toten lassen Bartusch und Pauly keine Ruhe. Was mag es damit auf sich haben?

Als Erstes stellen wir fest, dass der Plastiksack aus mehreren blauen Mülltüten besteht, die mit farblosem Klebeband aneinandergeklebt wurden.

Wir schneiden ihn der Länge nach vorsichtig auf. Im Innern ist alles mit Blut verschmiert. Auch der Kopf und das Gesicht des Toten, der rücklings auf dem Tisch liegt, sind mit Blut verklebt.

Dennoch erkennt ihn Bartusch anhand des Porträtfotos in seinem Personalausweis zweifelsfrei wieder. »Das ist Sven Habert«, sagt er. »Wie erwartet.«

Damit ist die Frage nach der Identität des Toten beantwortet. Doch die Anspannung hält uns alle weiter in Bann.

Im Kopfbereich des Plastiksacks befinden sich insgesamt sieben kleinere, durchsichtige Plastiktüten. Alle sind durch Knoten verschlossen; fünf von ihnen sind ballonartig aufgebläht wie von einem farblosen Gas. Die beiden anderen sind zerfetzt und leer.

»Die gefüllten Tüten werden asserviert und toxikologisch untersucht«, wende ich mich an die Sektionsassistentin.

Seine Arme hat Sven Habert vor der Brust verschränkt. In der totenstarren linken Hand hält er ein kurzes Klappmesser mit gelben Griffschalen. Der Tote umklammert das Messer wie einen Stift, so dass nur die dreieckige Spitze zwischen Mittel- und Zeigefinger hervorschaut. Die Hände und das Messer sind gleichfalls mit Blut verschmiert.

Auch nachdem wir den Toten entkleidet haben, sind keine äußeren Verletzungen zu sehen. Das Blut stammt also offenbar nicht von Wunden, die sich Sven Habert selbst mit dem Messer beigebracht hat. Es muss aus seinem Mund und aus seiner

Nase hervorgequollen sein, die noch immer mit blutigem Schleim verklebt sind.

Die Körpervorderseite und die linke Gesichtshälfte weisen Totenflecken in kräftigem Rot auf. Auch die Haut der Fingernagelbetten ist intensiv rot gefärbt.

Ich schaue Oberkommissar Bartusch an. »Wie es für mich im Moment aussieht«, sage ich, »wollte sich der Mann nicht einfach durch Überstülpen der Tüte ersticken. Er wollte sich selbst vergiften – und dafür hat er diese kleineren Tüten mit irgendeinem hochgiftigen Gas gefüllt und um seinen Kopf herum in dem zusammengeklebten Plastiksack deponiert.«

Mit dem Skalpell zeige ich auf die durchsichtigen Plastiktüten, die wir auf einer Bahre neben dem Sektionstisch abgelegt haben.

»Mit dem Messer«, fahre ich fort, »wollte er dann vermutlich eine Tüte nach der anderen aufstechen und das Gas direkt neben seinem Gesicht herausströmen lassen. Aber nachdem er die zweite Tüte zerstochen hatte, ist er offenbar schon bewusstlos geworden.«

»Sie glauben also, dass diese kleinen Tüten mit einem giftigen Gas gefüllt sind?«, fragt Bartusch. »Haben Sie auch schon eine Idee, um was für ein Gas es sich dabei handeln könnte?«

Mein Kollege und ich sehen uns kurz an.

»Kohlenmonoxid«, sage ich.

Dr. Lilienthal nickt bekräftigend. »Die hellroten Leichenflecken und die auffällige Rötung unter den Fingernägeln sind typisch für eine Kohlenmonoxid-Vergiftung. Und der Austritt von blutigem Schleim aus Nase und Mund würde auch dazu passen«, erklärt er.

Kriminalkommissarin Pauly schüttelt sich. »Wozu diese aufwendige und makabre Inszenierung?«, fragt sie. »Wenn er sich schon selbst töten wollte – warum hat er sich nicht einfach mit der Plastiktüte erstickt?«

Weder Dr. Lilienthal noch ich kommen dazu, ihr gleich zu antworten. Wir öffnen gerade die Brust- und Bauchhöhle des Toten, und was wir im Innern des Körpers vorfinden, bestätigt unseren Verdacht.

Das Leichenblut ist kirschrot. Herz, Lunge und andere lebenswichtige Organe weisen eine akute Blutstauung auf.

Ein orientierender Schnelltest der Kohlenmonoxid-Konzentration im Herzblut beseitigt unsere letzten, ohnehin nur noch hypothetischen Zweifel. Bei diesem von einigen Kollegen auch »Formaldehyd-Probe« genannten Test gibt man Herzblut und Formalin zu gleichen Teilen in ein Reagenzglas, verschließt dieses mit einem Stopfen und schüttelt es kräftig. Wenn es sich um kohlenmonoxidhaltiges Blut handelt, ist die Blutprobe nach dem Durchmischen dunkelrot gefärbt. Zur Kontrolle macht man das Gleiche mit Herzblut einer Person, die sicher nicht an einer Kohlenmonoxid-Vergiftung verstorben ist. Diese Kontrollprobe hat nach dem Durchmischen eine helle, schmutzig graubraune Farbe.

»Sven Habert ist eindeutig an einer Kohlenmonoxid-Vergiftung gestorben«, bekräftige ich. »Höchstwahrscheinlich hat er das Gas zu Hause in seiner Küche hergestellt und in die Tüten abgefüllt. Als Ausgangssubstanzen haben ihm die Schwefelsäure und die Ameisensäure gedient – wenn diese beiden Substanzen miteinander reagieren, werden große Mengen an Kohlenmonoxid freigesetzt.«

Linda Pauly schaut mich kopfschüttelnd an. »Wer sich so etwas ausdenken kann, ist doch zumindest einigermaßen intelligent und findig«, sagt sie. »Wenn er auch nur einen Bruchteil seiner kreativen Energie darauf verwendet hätte, sein Leben auf die Reihe zu bekommen – dann hätte er sich auch nicht umbringen müssen. Und wenn er sich unbedingt töten wollte«, wiederholt sie ihre Frage von vorhin, »warum hat er sich nicht einfach unter der Plastiktüte erstickt?«

»Aus medizinischer Sicht ist das nicht besonders rätselhaft«, antworte ich. »Wenn Sie an Sauerstoffmangel sterben – also beim klassischen Ersticken –, ist das ein qualvoller Tod. Wenn Sie sich dagegen mit Kohlenmonoxid vergiften, haben Sie kein

Erstickungsgefühl, sondern spüren höchstens Schwindel und Kopfschmerzen. Sie werden müde, und ab einer Konzentration von etwa fünfzig Prozent Kohlenmonoxid in Ihrem Blut verlieren Sie das Bewusstsein. Steigt die Konzentration weiter an, ist nach kürzester Zeit Feierabend. Das Kohlenmonoxid blockiert die Sauerstoffaufnahme in den roten Blutkörperchen. Sie sterben an einem *inneren Ersticken*. Das läuft auf zellulärer Ebene ab. Die roten Blutkörperchen transportieren nicht mehr den Sauerstoff, wie es eigentlich sein sollte, sondern Kohlenmonoxid. Die roten Blutkörperchen stehen als Sauerstoffträger also nicht mehr zur Verfügung, und das läuft ganz ohne ein qualvolles Erstickungsgefühl ab. Davon merken die Betroffenen überhaupt nichts.«

Die junge Kriminalbeamtin sieht mich skeptisch an. So ganz scheint sie nicht davon überzeugt zu sein, dass Sven Habert diese ungewöhnliche Art der Selbsttötung gewählt hat, um ohne Erstickungsgefühl und damit möglichst wenig qualvoll zu sterben.

»Was ihn letztlich dazu bewegt hat und wie er auf die Idee dazu gekommen ist, kann ich natürlich auch nicht sagen«, räume ich ein.

Oberkommissar Bartusch hat längere Zeit geschwiegen und nachdenklich vor sich hin geschaut. »Ich hätte da eine Idee«, sagt er jetzt und sieht von Dr. Lilienthal und mir zu seiner Kollegin. »Erinnerst du dich?«, fragt er Kommissarin Pauly. »Das ging mir schon am Tatort durch den Kopf. Und jetzt, wo wir wissen, wie er sich getötet hat, denke ich das erst recht.«

Wir alle schauen ihn neugierig an.

»Ein Neonazi, der sich selbst *vergast*«, sagt Bartusch. »Wie sehr muss dieser Mann sich gehasst und verachtet haben!«

Inneres Ersticken

Kohlenmonoxid ist ein farbloses und geruchloses Gas, das bei der unvollständigen Verbrennung organischer Substanzen entsteht. Bei einer tödlichen Kohlenmonoxid-Vergiftung erstickt man ohne Erstickungsgefühl. Wer sich – versehentlich oder vorsätzlich – mit Kohlenmonoxid vergiftet, stirbt also einen vergleichsweise »sanften« Tod. Das macht die Tragik von tödlichen Unfällen durch Kohlenmonoxid-Vergiftung aus. Diese Eigenschaft hat Kohlenmonoxid allerdings auch zum Geheimtipp in einer makabren Suizidenten-Szene gemacht, deren Jünger sich zum Teil im Internet zu kollektiver Selbsttötung verabreden – aber dazu mehr am Ende dieses Kapitels.

Wenn man jemanden würgt oder drosselt oder ihm Mund und Nase gleichzeitig zuhält, kann der Betroffene nicht mehr ausatmen. Er bekommt also die »verbrauchte« (sauerstoffarme und mit Kohlendioxid angereicherte) Atemluft nicht mehr aus seinem Körper heraus. Das führt schon nach wenigen Sekunden zu einer *Kohlendioxid-Retention,* einer Anreicherung von Kohlendioxid im Blut. Kohlendioxid ist der stärkste Atemantrieb im Gehirn. Mehr Kohlendioxid im Blut bewirkt auf zentraler Ebene im Gehirn einen vermehrten Atemreiz, eine erhöhte Atemfrequenz und letztlich das Erstickungsgefühl, das jeder kennt, der einmal für längere Zeit die Luft angehalten hat.

Ein solches mit Todesängsten einhergehendes Erstickungsgefühl gibt es bei einer Kohlenmonoxid-Vergiftung aus den genannten Gründen (»inneres Ersticken«) nicht. Man bemerkt es also überhaupt nicht, wenn man sich damit vergiftet. Das kann hilfreich sein, wenn man sich das Leben nehmen will. Kohlenmonoxid ermöglicht ein sanftes Sterben. Doch es führt auch zu tödlichen Unglücksfällen, wenn irgendwo Kohlenmonoxid unbemerkt ausströmt und die Personen, die sich dort aufhalten, langsam vergiftet werden, bis sie das Bewusstsein verlieren und dann versterben.

Aber der Reihe nach: Wenn die Konzentration von Kohlenmonoxid im Blut über einen gewissen Prozentsatz steigt, kommt es bei den Betroffenen zunächst zu Schwindelgefühl, Müdigkeit und Kopfschmerzen. Steigt der Kohlenmonoxidgehalt im Blut weiter an, weil sich der Betreffende immer noch dem ausströmenden Gas aussetzt, dann verliert er das Bewusstsein.

Kohlenmonoxid blockiert die Bindungsstellen des Sauerstoffs am Hämoglobin, dem roten Blutfarbstoff, indem es sich dort anlagert. So verhindert es, dass das Hämoglobin seiner eigentlichen Aufgabe nachkommen kann, nämlich dem Transport von Sauerstoff.

Die Betroffenen ersticken auf zellulärer Ebene und damit ohne Erstickungsgefühl, da sich das Ganze für sie völlig unbemerkt und schmerzfrei abspielt.

Wenn etwa fünfzig Prozent des Hämoglobins von Kohlenmonoxid blockiert sind und damit nicht mehr für Sauerstoffmoleküle zur Verfügung stehen, besteht akute Lebensgefahr. Steigt die Konzentration weiter an, tritt unweigerlich der Tod ein.

Mit Kohlenmonoxid angereichertes Hämoglobin hat eine kräftige hellrote, auch als kirschrot bezeichnete Eigenfarbe, die sich deutlich von dem Rotton unterscheidet, den »normales«, mit Sauerstoff angereichertes Blut aufweist. Diese Tatsache kann dem Rechtsmediziner bei der Obduktion erste Verdachtsmomente liefern.

Bereits im Altertum war Kohlenmonoxid als Suizid- und Mordgift bekannt. Schon im preußischen Landrecht von 1794 heißt es: »Der unvorsichtige Gebrauch der Kohlen in verschlossenen Gemächern und der Dampf, der darin befindlichen Personen gefährlich werden könnte, ist unter Strafe gestellt.« Ich selbst erinnere mich noch sehr gut, dass bei meiner Großmutter das Badewasser mit einem im Badezimmer fest installierten Kohleofen aufgeheizt wurde. In die Badezimmertür waren in Bodennähe Lüftungsschlitze eingelassen, und von innen warnte ein Schild: »*Nicht verschließen!*« Sonst hätte die Anreicherung von Kohlenmonoxid – als Resultat der Kohleverbrennung in der Raumluft – möglicherweise zum Tod geführt.

Als Mordgift machten sich die Nationalsozialisten Kohlenmonoxid vor allem bei der berüchtigten »Aktion T4« zunutze. Unter diesem Kürzel befahl Adolf Hitler im Jahr 1939 die Ermordung von ungefähr 100 000 geistig behinderten Menschen, die im NS-Sprachgebrauch als »lebensunwert« galten. Für ihren zynisch so genannten »Gnadentod« wurden die Opfer in luftdicht abgeschottete Schuppen oder Hallen gepfercht, in die man etwa zwanzig Minuten lang Kohlenmonoxid einleitete. Erst wenn sich im Vergasungsraum niemand mehr rührte, wurde die Kohlenmonoxid-Zufuhr eingestellt. Hilfskräfte mit Gasmasken öffneten die Tore. Ihnen bot sich ein Anblick wie aus dem Innersten der Hölle: Die Leichen waren mit Exkrementen und Erbrochenem beschmutzt. Viele Opfer hatten sich im Sterben aneinandergeklammert und mussten gewaltsam voneinander gelöst werden, damit man die Körper zu den Krematoriumsöfen bringen konnte …

Vor diesem Hintergrund erscheint die Spekulation von Oberkommissar Bartusch in unserem Fall nicht abwegig: Der keineswegs ungebildete Sven Habert, in dessen Wohnung die Kriminalbeamten eine ganze Bibliothek mit »braunen« Kampfschriften fanden, hat zweifellos gewusst, welche Rolle Kohlenmonoxid bei den Massenmorden der Nazis spielte. Vielleicht wurde er erst durch solche Lektüre auf die Idee gebracht, sich selbst mit Kohlenmonoxid zu vergasen. Demnach hätte er sich aus krankhaftem Selbsthass das Leben genommen.
Tatsächlich ergab unsere toxikologische Untersuchung, dass Sven Haberts Herzblut einen Kohlenmonoxid-Gehalt von 66 Prozent aufwies – auch ohne noch weitere Plastikbeutel

aufzustechen, die er vorsorglich mit selbst produziertem Kohlenmonoxid gefüllt hatte.

Übrigens wurde in Berlin noch bis in die 1990er Jahre mit »Stadtgas« gekocht und geheizt, was immer wieder zu tragischen Unglücksfällen führte – das Stadtgas hatte immerhin einen Kohlenmonoxid-Anteil von zehn Prozent. Aber auch Suizidenten, die ihrem Leben ein Ende setzten, indem sie den Gashahn am Küchenherd aufdrehten, waren jahrzehntelang für Polizisten und Notärzte ein schaurig vertrauter Anblick. Das heutzutage in Haushalten verwendete Erdgas enthält kein Kohlenmonoxid mehr. Doch das bedeutet keineswegs, dass man in deutschen Wohnungen seither vor tödlicher Gasvergiftung sicher wäre …

Ein tragischer Irrtum

Als Laurent Boigny zwei Tage vor Weihnachten im Berliner Hauptbahnhof aus dem ICE steigt, ist sein älterer Bruder Jean-Claude außer sich vor Freude. Die jungen Männer stammen von der Elfenbeinküste, aber Jean-Claude lebt mit seiner Familie seit vielen Jahren in Berlin. Laurent studiert Maschinenbau in Helsinki – und so haben sich die beiden Schwarzafrikaner zuletzt vor fast zwei Jahren gesehen.
Sie begrüßen sich überschwenglich. Auch Jean-Claudes Ehefrau Louise und ihre drei kleinen Kinder sind mit zum Bahnhof gekommen, um den sehnlichst erwarteten Gast willkommen zu heißen.
In Jean-Claudes betagtem Toyota fahren sie zurück zu dem Mietshaus in Berlin-Reinickendorf, wo die fünfköpfige Familie in einer engen Dachgeschosswohnung lebt. Laurent muss auf einer Klappliege in der Küche übernachten, aber das stört den 25-jährigen Studenten überhaupt nicht. Hauptsache, er

kann endlich wieder einmal mit seinem großen Bruder und dessen Familie palavern, lachen und feiern.

Vor Freude über das Wiedersehen trinken Laurent und Jean-Claude am Abend ein paar Gläser zu viel. Aber am nächsten Morgen klagt nur Laurent über Kopfschmerzen und Schwindelgefühl. Der zwei Jahre ältere Jean-Claude lacht ihn aus: »In deinem Alter habe ich doppelt so viel vertragen!«

Sie machen einen langen Spaziergang an der Spree. Die eiskalte Winterluft lindert Laurents Beschwerden. Doch als sie am Abend wieder um den Esstisch im Wohnzimmer versammelt sitzen, trinkt er keinen Tropfen Alkohol.

Trotzdem fühlt er sich am nächsten Morgen noch elender als am Vortag. Er hat stechende Kopfschmerzen. Ihm ist so schwindelig, dass er am liebsten auf seinem Klappbett liegen bleiben würde. Aber das geht nicht – Schwägerin Louise beansprucht die Küche, um das Mittagessen vorzubereiten.

Laurent begleitet seinen Bruder und die Kinder zur Schlittschuhbahn. Es ist der Tag vor Heiligabend, und die ganze Stadt ist festlich geschmückt. An der frischen Luft fühlt sich Laurent wieder ein wenig besser. Aber Jean-Claude kann ihn anspornen und aufziehen, so viel er will – sein kleiner Bruder weigert sich, auf Schlittschuhen ein paar Runden auf der Eisbahn zu drehen. Dabei ist er eigentlich der sportlichere der beiden Brüder. In Helsinki hat er sich zu einem richtigen Wintersport-Freak entwickelt. Doch er fühlt sich zu schwindlig und schwach.

Jean-Claude und Louise fangen an, sich Sorgen zu machen. Aber Laurent wiegelt ab: »Alles halb so wild.« Höchstwahrscheinlich habe er sich eine Grippe eingefangen. Schließlich will er seinem Bruder und der Schwägerin nicht zur Last fallen.

Am nächsten Morgen, lange vor Tagesanbruch, wird die Familie durch ein gurgelndes Geräusch aus dem Schlaf gerissen. Jean-Claude stürzt in die Küche – dort windet sich sein Bruder auf der Schlafliege, mit verdrehten Augen und Schaum vor dem Mund. Seine Arme und Beine zucken. Er wirft den Kopf hin und her – und fällt im nächsten Moment in tiefen Schlaf.

Jean-Claude ist alarmiert. Sein Bruder leidet offenbar an einer ernsten, möglicherweise lebensgefährlichen Krankheit. Nur mit großer Mühe gelingt es ihm, Laurent aufzuwecken. Der Jüngere reagiert erstaunt, als Jean-Claude ihn fragt, ob er öfter solche Anfälle habe.

»Was denn für Anfälle?«, antwortet er und will von seinem Bett aufspringen. Aber dann ächzt er und hat Mühe, sich aufzurappeln. »Mir tut alles weh«, sagt er. »Jeder einzelne Muskel in Armen und Beinen – als ob ich den ganzen Tag Langlaufski gefahren wäre.«

Auch seine Zunge fühlt sich wund und geschwollen an. Während seines »Anfalls« muss er sich darauf gebissen haben. Doch er erinnert sich an nichts.

»Wenn du mich fragst, das war ein epileptischer Krampfanfall«, sagt Jean-Claude. »Du musst zum Arzt gehen – keine Widerrede!«, fügt er energisch hinzu, als Laurent protestiert. »Ich bin hier der Familienälteste, und ich bringe dich jetzt auf der Stelle ins Krankenhaus.«

In der Klinik wird Laurent Boigny gründlich durchgecheckt. Die computertomographische Untersuchung ergibt, dass der junge Mann an einem Hirntumor leidet. Die Klinikärzte regen eine sofortige Operation an, aber davon will Laurent nichts wissen. Er ist niedergeschlagen und durcheinander. Kann er sich nicht gleich zu Anfang des neuen Jahres in Finnland operieren lassen, wo er als Student krankenversichert ist?, fragt er schließlich. Die Ärzte stimmen zu.

Auf dem CT-Bild ist zu sehen, dass der Tumor in Laurents Kopf von der Hirnanhangdrüse ausgeht und einen Durchmesser von einem Zentimeter hat. Der Hirndruck ist noch im Normalbereich. Ein plötzliches schnelles Wachstum des Tumors und eine damit eintretende rapide Verschlechterung seines Gesundheitszustandes ist nach Ansicht der Klinikärzte innerhalb der nächsten Tage nicht zu erwarten.

Sie sind sich sicher, mit dem Tumor die Ursache des epileptischen Krampfanfalls gefunden zu haben. Die Hälfte aller Hirntumorpatienten leidet an epileptischen Anfällen. Doch die lassen sich mit einem Antiepileptikum gut beherrschen.

»Legen Sie sich aber in Finnland gleich nach Neujahr unters Messer«, schärft einer der Ärzte seinem Patienten noch ein. »Und vergessen Sie nicht, regelmäßig die Tabletten einzunehmen.« Dann wird Laurent Boigny mit Einverständnis der Klinikärzte entlassen.

Sein Bruder hat ihm während der stundenlangen Untersuchungen beigestanden. Als sie zu Jean-Claudes Wohnung zurückfahren, ist es schon dunkel. Heiligabend.

Zu Hause hat Schwägerin Louise alles für die feierliche Bescherung vorbereitet. Der Tannenbaum ist geschmückt, die Geschenke sind verpackt, das Festessen steht auf dem Tisch.

Laurent ist an diesem Abend in sich gekehrt. Seinem Bruder kommt er immer noch bedrückt vor – kein Wunder, denkt Jean-Claude, nach so einer Diagnose.

Doch im Verlauf des Abends hellt sich Laurents Stimmung wieder auf. Mehrfach schaut er sich das CT-Bild seines Tumors an. »So eine winzige Wucherung«, sagt er zu seinem Bruder. »Wäre doch gelacht, wenn ich mich von dieser Erbse unterkriegen lassen würde!«

Sorgfältig liest er den Beipackzettel seines Antiepilektikums durch und nimmt die für den Abend vorgeschriebene Dosis ein. Mit Rücksicht auf Laurent gehen sie alle früh zu Bett.

Als Jean-Claude am nächsten Morgen in die Küche kommt, liegt sein Bruder bäuchlings auf dem Boden neben dem Klappbett. Sein Kopf ist zur Seite verdreht, sein Mund mit blutigem Schaum verschmiert. Laurent ist nur mit T-Shirt und Boxershorts bekleidet, und so nimmt Jean-Claude wahr, dass sich Laurents Darm unkontrolliert entleert hat.

Er kauert sich neben seinen Bruder und rüttelt ihn am Arm.

Doch dann prallt er förmlich zurück: Laurents Körper fühlt sich eiskalt an. Und er ist steif und starr.

Totenstarr.

»Die Ärzte haben ihn umgebracht!«, schreit Jean-Claude Boigny. »Sie haben ihn entlassen, obwohl er diesen Tumor und Krämpfe hatte! Wenn sie ihn sofort operiert hätten, wäre er noch am Leben!«

Kriminaloberkommissar Jürgen Hauck kann die Wut und den Schmerz des jungen Schwarzafrikaners gut nachempfinden. Wenn Ärzte bei jemandem einen Hirntumor feststellen, ihn nach Hause schicken und er am nächsten Tag tot aufgefunden wird – dann stellt sich zweifellos die Frage, ob sie mit ihrer Einschätzung, dass keine sofortige Operation nötig sei, richtiggelegen haben.

Aus den Entlassungspapieren, die die Klinik am Heiligabend ausgestellt hat, geht eindeutig hervor, dass Laurent Boigny nicht entgegen ärztlichem Rat, sondern mit Einverständnis der behandelnden Mediziner entlassen worden ist. Also empfiehlt der Oberkommissar dem zuständigen Staatsanwalt eine Obduktion wegen des Verdachts auf Fremdverschulden. Der Richter, der die Ermittlungsakte vom Staatsanwalt nach den Weihnachtstagen auf den Tisch bekommt, sieht das genauso. Und so landet Laurent Boigny vier Tage nach Weihnachten bei mir im Institut für Rechtsmedizin auf dem Obduktionstisch.

Die konkreten staatsanwaltlichen Fragen an uns lauten: Hätten die Ärzte dem Patienten zur sofortigen Operation raten müssen, anstatt ihn nach der Untersuchung nach Hause zu entlassen? Oder hätte er nicht zumindest zu weiterer Überwachung stationär aufgenommen werden müssen? Ist Laurent Boigny aufgrund diagnostischer Versäumnisse gestorben? Wäre er noch am Leben, wenn die Ärzte sofort operiert oder ihn zumindest stationär überwacht hätten? An der mutmaßlichen Todesursache, dem Hirntumor, zweifelt zu diesem Zeitpunkt im Grunde niemand.

Bei schnell wachsenden Hirntumoren wird der Tod häufig durch einen Anstieg des Hirndrucks verursacht. Das Gehirn wird durch den Tumor einerseits insgesamt größer, andererseits reagiert es relativ unspezifisch auf diesen »Fremdkörper«, und zwar mit einem Hirnödem: Es schwillt an. Das Gehirn kann sich aber innerhalb der Schädelhöhle kaum ausweiten, da das knöcherne Schädeldach nicht nachgibt. Deshalb dehnt es sich auf dem einzigen möglichen Weg aus, nämlich nach unten in Richtung Wirbelsäule.

Dort ist im Schädel eine Öffnung (*Foramen magnum* – großes Hinterhauptsloch), durch die das Rückenmark mit dem Gehirn verbunden ist. Kurz oberhalb des Hinterhauptslochs befindet sich der Hirnstamm, der die verschiedenen Teile des Gehirns, wie Großhirn, Kleinhirn und Mittelhirn, mit dem Rückenmark verbindet. Wenn sich das Gehirn nach unten ausdehnt, wird der Hirnstamm durch das Hinterhauptsloch in den Wirbelkanal gedrückt, was lebensgefährliche Folgen hat. Klemmt sich der Hirnstamm dort ein, dann wird das Kreislaufzentrum komprimiert, und da im Hirnstamm sämtliche Kreislauf- und Atemreflexe zentral auf übergeordneter Ebene gesteuert werden, setzen Herzschlag und Atmung aus. Die Folge: Der Betroffene stirbt.

Auch bei einer schweren Alkoholvergiftung oder bei einem Schädel-Hirn-Trauma ist es genau dieser immer gleiche Mechanismus, der zum Tod führt: Das Gehirn reagiert auf jeden dieser schädigenden Einflüsse mit einer Hirnschwellung, die zur Einklemmung des Hirnstamms im Wirbelkanal, zur Kompression des Kreislaufzentrums und somit zu Atemlähmung führt.

Die Ergebnisse der Obduktion von Laurent Boigny sind eine Überraschung. Bei der Untersuchung seines Gehirns kann ich keine Zeichen für eine Einklemmung des Hirnstamms feststellen. Der Tumor hat noch immer einen Durchmesser von einem Zentimeter, und das Gehirn weist auch keine Schwellung auf.

Woran also ist Laurent Boigny verstorben? Die Ärzte in der Klinik lagen in ihrer Einschätzung seines gesundheitlichen Zustandes richtig, als sie seinem Drängen nachgaben und ihn entließen, anstatt sofort zu operieren oder ihn zumindest noch einige Zeit stationär zu überwachen. Aber vielleicht lagen sie mit ihrer Diagnose trotzdem zumindest teilweise falsch?

Es ist zunächst nur ein Bauchgefühl. Doch ich habe gelernt, auf solche Signale zu achten. Intuition ist ja oftmals nichts anderes als die Summe, die unser Unterbewusstsein aus persönlichen Erfahrungen zieht, die wir im Lauf der Jahre gemacht haben – in diesem Fall also aus meiner beruflichen Erfahrung mit Kohlenmonoxid-Vergiftungen.

Das Leichenblut ist mir eine Spur zu hellrot verfärbt, aber das allein sagt noch nichts aus. Kurz entschlossen bitte ich unseren Toxikologen, noch während der Obduktion die Kohlenmonoxid-Konzentration im Hämoglobin des Herzbluts zu bestimmen und mich umgehend über das Ergebnis zu informieren. Mit einem unspezifischen Schnelltest wie der Formaldehyd-Probe ist mir hier nicht geholfen. Möglicherweise geht es um das Leben einer ganzen Familie, nämlich der von Jean-Claude Boigny. Deshalb muss definitiv geklärt werden, ob es eine Bedeutung hat, dass das Blut des Toten hellrot verfärbt ist. Übrigens untersuchen wir auch bei Brandtodesfällen regelmäßig den Kohlenmonoxid-Gehalt im Blut. Er gibt unter anderem Aufschluss darüber, ob die betreffende Person noch am Leben war, als der Brand ausbrach – oder ob womöglich nachträglich Feuer gelegt wurde, um ein Gewaltverbrechen zu vertuschen. War das Brandopfer noch am Leben, als das Feuer ausbrach, dann muss sich das in erhöhten Kohlenmonoxid-Blutwerten niederschlagen, weil der Betreffende ja noch einige Atemzüge gemacht und damit das Rauchgas eingeatmet hat.

Kurz darauf liegt das toxikologische Untersuchungsergebnis vor: Laurent Boignys Herzblut weist eine Konzentration von siebzig Prozent Kohlenmonoxid auf – ein nicht nur extrem hoher, sondern auch in jedem Fall tödlicher Wert!

Oh, verdammt, denke ich – die Kohlenmonoxid-Vergiftung hat er sich doch bestimmt in der Wohnung seines Bruders zugezogen! Der Tote hat seitdem vier Tage in unserer Kühlung gelegen – und während dieser ganzen Zeit ist irgendwo in der Wohnung Kohlenmonoxid ausgeströmt …

Aus der Ermittlungsakte weiß ich, dass der Bruder des Verstorbenen verheiratet ist und drei Kinder hat. Vor meinem geistigen Auge sehe ich fünf Tote kreuz und quer in der Wohnung liegen.

»Ich brauche ein Telefon – schnell!«, rufe ich meinen Mitarbeitern zu.

Noch vom Obduktionssaal aus rufe ich den zuständigen Kriminaloberkommissar an. »Herr Hauck, bitte sorgen Sie dafür, dass die Familie sofort aus ihrer Wohnung geholt wird!«, sage ich. »Laurent Boigny ist an einer Kohlenmonoxid-Vergiftung gestorben. Ich befürchte das Schlimmste für die Leute dort!«

Angespannt warte ich auf einen Rückruf von Jürgen Hauck.

Nach knapp einer Stunde ist er wieder am Telefon. »Alles gesund und munter, Herr Professor. Sie haben die Pferde umsonst scheu gemacht.«

»Das kann nicht sein«, antworte ich. »Der Tote hat eine Konzentration von siebzig Prozent Kohlenmonoxid in seinem Blut! Und aus der Aussage des Bruders geht klar hervor, dass er sich die ganze Zeit in der Wohnung aufgehalten hat.«

»Da wird eben bei Ihnen im Labor jemand falsch gemessen haben«, gibt der Oberkommissar zurück. »Die Feuerwehr war in der Wohnung und hat alles überprüft. Nirgendwo erhöhte Kohlenmonoxid-Konzentrationen.«

Er ist hörbar sauer wegen des vermeintlichen Fehlalarms. Aber ich kann nicht glauben, dass sich unsere Toxikologen geirrt haben. Sicherheitshalber bitte ich die Kollegen, die Messung zu wiederholen. Das Ergebnis ist genau dasselbe wie beim ersten Mal: siebzig Prozent!

Knapp drei Stunden nach meinem Telefonat mit dem Oberkommissar greife ich wieder zum Telefon. »Herr Hauck«, sage ich, »wir arbeiten jetzt schon seit Jahren zusammen. Sie wissen, dass hier im Institut keine Dilettanten beschäftigt sind und wir unsere Arbeit gewissenhaft machen. Wenn wir bei zweimaliger Messung siebzig Prozent Kohlenmonoxid im Blut des Mannes finden, dann ist er an einer Kohlenmonoxid-Vergiftung gestorben. Da beißt die Maus keinen Faden ab, und da kann mir die Feuerwehr sonst was erzählen. In der Wohnung des Bruders muss irgendwo eine Kohlenmonoxid-Quelle sein. Glauben Sie mir das jetzt einfach und schicken Sie um Himmels willen einen Spezialisten dorthin, der eine gründliche Kohlenmonoxid-Messung durchführt.«

Mein beschwörender Tonfall scheint seine Wirkung nicht verfehlt zu haben. Jedenfalls verspricht mir Oberkommissar Hauck, sich umgehend zu informieren, wer neben der Feuerwehr solche Untersuchungen kurzfristig übernimmt, und diesen Spezialisten dann in die Wohnung der Familie Boigny in Reinickendorf zu schicken.

Wieder vergehen mehrere Stunden, die ich in Anspannung verbringe. Wenn ein Verstorbener hellrötliche Totenflecken aufweist, die Muskulatur die typische Farbe von Räucherlachs hat und die Organe blutreich sind, dann wird jeder erfahrene Rechtsmediziner vermuten, dass der Betreffende an einer Kohlenmonoxid-Vergiftung gestorben ist. Aber letztlich sind das alles unspezifische Befunde, und ihre Bewertung ist mehr oder weniger subjektiv. Anders bei der Bestimmung von Kohlenmonoxid im Herzblut. Hier gibt es keinerlei Spielraum für eine subjektive Bewertung: Laurent Boigny ist an einer tödlichen Kohlenmonoxid-Dosis gestorben – und die Quelle muss in der Wohnung seines Bruders sein.

Endlich kommt der erlösende Anruf: Ein darauf spezialisierter Ingenieur von einem örtlichen Gasversorger hat die Werte in der gesamten Wohnung nochmals gemessen. Tatsächlich ist die Kohlenmonoxid-Konzentration in der Luft eines Raums deutlich erhöht – in der Küche, also dort, wo der junge Student geschlafen hat.

Die in der Küche installierte Gastherme ist defekt. Da das Gas nur unvollständig verbrannte und die Abgase nicht vollständig abgeleitet wurden, reicherte sich die Raumluft in der Küche unmerklich immer mehr mit Kohlenmonoxid an.

Offenbar hatte die Feuerwehr nur in den Wohnräumen gemessen – ein Fehler, der leicht zu weiteren tödlichen Vergiftungen hätte führen können. Gerade in der Küche hatte sich Laurent Boigny ja als Einziger jede Nacht über viele Stunden hinweg aufgehalten und sich so dem Kohlenmonoxid ausgesetzt.

»Sie hatten also doch recht«, sagt Oberkommissar Hauck zu mir.

Wir philosophieren noch ein paar Minuten lang über den tragischen Fall. »Da besucht der arme Kerl seinen Bruder und kommt durch eine defekte Gastherme in dessen Wohnung um«, sinniert Hauck. »Wie der Bruder sich jetzt wohl fühlen mag?«

Aus fachlicher Sicht beschäftigt mich noch ein weiterer ungewöhnlicher Aspekt dieses Falls. »Unsere Diagnostik«, sage ich, »war auch durch die dunkle Haut des Toten erheblich eingeschränkt. Das charakteristische Hellrot oder auch Kirschrot der Leichenflecken, das uns sonst einen ersten Hinweis auf eine mögliche Kohlendioxid-Vergiftung gibt, ist bei einem dunkelhäutigen Menschen nicht zu sehen.«

»Hätten die Klinikärzte nicht doch etwas merken können«, fragt Hauck, »wenn sie ihn genauer untersucht hätten?«

»Gute Frage«, antworte ich. »Mit dem Hirntumor hatten die Kollegen eine plausible Erklärung für die Symptome gefunden, unter denen der Student litt; für seine Kopfschmerzen, die Abgeschlagenheit und das Schwindelgefühl und genauso für den Krampfanfall. Allerdings sind das alles Symptome, die genauso bei einer Kohlenmonoxid-Vergiftung auftreten können. Auch der epileptische Anfall könnte Ausdruck der Kohlenmonoxid-Intoxikation gewesen sein, die er während des Schlafens in der Küche erlitten hat.«

»Also doch ein diagnostisches Versäumnis in der Klinik?«, hakt Hauck nach.

»Nein«, antworte ich. »Auch wenn es sich bitter anhört: Ich glaube nicht, dass auch nur ein einziger Klinikarzt in Deutschland an Kohlenmonoxid denken würde, wenn er einen Patienten mit dieser Symptomatik vor sich hätte. An so etwas denken nur Rechtsmediziner.«

Familientod

An einem Montagmittag im Juli erscheint ein älterer Mann auf einer Polizeiwache in Berlin-Biesdorf. »Bitte kommen Sie sofort mit«, fordert er die wachhabenden Beamten auf. »Meine Familie ist in Lebensgefahr!«

Polizeiobermeister Jo Altorff versucht den Mann zu beruhigen.

»Sagen Sie uns doch erst einmal, wer Sie sind. Und dann schildern Sie uns, was passiert ist und warum Sie glauben, dass für Ihre Familie Lebensgefahr besteht.«

Der ältere Mann weist sich als Albert Sandkühler aus. Er ist Rentner, wohnhaft im Berliner Stadtteil Reinickendorf.

Letzten Monat habe ihn seine Lebensgefährtin verlassen, fährt Albert Sandkühler fort. Sie heiße Jeanette Murke. »Sie ist mit unseren Kindern und ihrem Liebhaber Torsten Hollbruck in eine Wohnung in der Otto-Hensel-Straße in Biesdorf gezogen. Den ganzen Vormittag über habe ich immer wieder bei Jeanette geklopft und geklingelt – aber sie macht einfach nicht auf, Herr Wachtmeister!«

Polizeiobermeister Altorff stützt die Ellbogen auf den Schaltertisch und lächelt den älteren Mann beschwichtigend an.

»Schauen Sie, Herr Sandkühler, Ihre frühere Freundin ist doch bestimmt eine erwachsene Frau. Wenn sie mit einem anderen zusammenzieht, dann geht das die Polizei nichts an. Und ob

Frau Murke mit Ihnen sprechen will, ist ja auch ganz allein ihre Entscheidung.«

»Aber sie hat unsere Kinder mitgenommen!«, wiederholt Albert Sandkühler. »Ich befürchte das Schlimmste! Normalerweise kommen die Kleinen alle angerannt und machen einen Höllenlärm, wenn es an der Tür klingelt. Aber da ist alles totenstill.«

Polizeiobermeister Altorff wirft seiner Kollegin Canan Bölum einen Blick zu, und sie macht ein mitfühlendes Gesicht. Möglicherweise ist dieser Albert Sandkühler nicht nur außer sich vor Eifersucht, sondern auch ein bisschen verwirrt. Schließlich ist er mit seinen 69 Jahren nicht mehr der Jüngste.

»Wie alt sind Ihre Kinder denn, Herr Sandkühler?«, fragt die Polizeimeisterin.

»Der Älteste ist fünf«, antwortet Sandkühler, wie aus der Pistole geschossen. »Marcel, unseren Jüngsten, hat Jeanette letzten Herbst zur Welt gebracht. Da war unsere Welt noch in Ordnung – dachte ich jedenfalls.«

Albert Sandkühler ballt seine Hände zu Fäusten und starrt düster vor sich hin. Den Polizeibeamten wird der ältere Mann langsam unheimlich.

»Ihre ehemalige Freundin ist wohl um einiges jünger als Sie?«, fragt Jo Altorff.

Albert Sandkühler nickt. »Jeanette war zwanzig, als wir uns kennengelernt haben – und ich war 63. Uns beiden war klar, dass das nicht einfach werden würde. Aber mehr als fünf Jahre lang ist es ja gutgegangen. Wir waren glücklich miteinander, jedenfalls meistens – bis letztes Jahr Marcel zur Welt kam.«

Kurz danach sei Jeanette zusammengebrochen, fährt er stockend fort. »Sie hat sich vergraben, eingeschlossen, oft tagelang nur geheult. Depression, haben die Ärzte gesagt. Sie war fünf Wochen in der psychiatrischen Klinik in Hellersdorf. Unsere Kinder waren die ganze Zeit bei ihr. Und in der Klinik hat sie diesen Torsten Hollbruck kennengelernt.«

Polizeiobermeister Altorff macht sich emsig Notizen.

»Herr Hollbruck ist also in der Klinik beschäftigt?«, fragt er nach. »Und vermutlich ist er eher im Alter von Frau Murke?« Albert Sandkühler lässt seine Faust auf den Empfangstresen der Wachstube herunterkrachen. »Ja, verdammt – der Kerl ist gerade mal Anfang dreißig!«, schreit er. »Aber vor allem ist er ein gefährliches Subjekt! Er war als *Patient* in der Psychiatrie, verstehen Sie? Er wurde dort behandelt – weil er irgendwie durchgedreht und gewalttätig geworden war! Jeanette hat schon lange wieder genug von ihm. Sie wollte zu mir zurückkommen, das hat sie mir vorgestern erst wieder gesagt. Aber sie hatte Angst, dass Hollbruck ausflippen würde, wenn sie ihm reinen Wein einschenkt!«

Obermeister Altorff und Polizeimeisterin Canan Bölum schauen ihn nachdenklich an.

»Also gut, Herr Sandkühler«, sagt der Polizeibeamte. »Wir schicken einen Einsatzwagen zur Wohnung von Frau Murke und Herrn Hollbruck. Aber Sie halten sich dort zurück, verstanden?«

Albert Sandkühler nickt und bedankt sich überschwenglich bei Altorff. »Ihre Kollegen sollen sich beeilen!«, ruft er und ist im nächsten Moment aus der Tür.

Die Otto-Hensel-Straße in Berlin-Biesdorf ist von heruntergekommenen Mietshäusern aus den 1930er Jahren gesäumt. Hier wohnen hauptsächlich Senioren mit schmaler Rente und Arbeitslose, die Hartz-IV-Unterstützung beziehen.

Die Streifenbeamten, die per Funkruf zur Wohnung von Jeanette Murke beordert wurden, finden alles so vor, wie von Albert Sandkühler geschildert. Auf ihr Klingeln öffnet niemand. In der Erdgeschosswohnung bleibt es vollkommen still. Vergeblich versuchen die beiden Polizisten, durch eines der Fenster einen Blick ins Innere zu werfen. Die Rollläden sind allesamt heruntergelassen.

Sie versuchen es bei den Nachbarwohnungen. »Wer soll da unten wohnen?«, fragt eine Frau, die im ersten Stock nach minutenlangem Klingeln an die Tür kommt. »Murke? Nie gehört. Ich dachte, die Wohnung würde leer stehen. Seit Monaten«, fügt sie hinzu.

Die Streifenbeamten kehren zu ihrem Einsatzfahrzeug zurück. Sie schildern Polizeiobermeister Altorff die Gegebenheiten vor Ort und empfehlen, die Wohnungstür von der Feuerwehr öffnen zu lassen.

Zehn Minuten später treffen auch noch die von Altorff hinzugerufenen Polizeioberkommissare Helge Bertold und Markus Schulze vor dem Mietshaus in der Otto-Hensel-Straße ein. Sie gehören zum kriminalpolizeilichen Dauerdienst und sind in dieser Funktion für erste kriminalpolizeiliche Ermittlungen bei Delikten wie Einbruch oder Diebstahl, aber auch für Leichensachen zuständig.

Es ist ein drückend heißer Hochsommertag. Auf den Balkons der umliegenden Häuser sitzen Männer in Boxershorts und Unterhemden und johlen hämische Kommentare zu den Einsatzkräften hinunter. Die Polizei ist hier nicht sonderlich beliebt.

Der Techniker von der Berufsfeuerwehr wartet bereits vor der Wohnungstür. Auch Albert Sandkühler ist längst wieder vor Ort. »So brechen Sie doch endlich die Tür auf, Mann!«, schreit er den Feuerwehrmann an, der jedoch stoisch an ihm vorbeischaut.

Polizeioberkommissar Helge Bertold ist von seinem Kollegen Altorff entsprechend vorgewarnt worden. »Halten Sie sich zurück, Herr Sandkühler!«, fordert er den erregten Familienvater auf. »Ich leite diesen Einsatz. Ohne meine ausdrückliche Genehmigung dürfen Sie die Wohnung nicht betreten. Also gehen Sie jetzt zur Seite.«

Widerstrebend macht Sandkühler Platz.

»Bitte öffnen Sie die Wohnungstür«, fordert Bertold den Techniker der Feuerwehr auf.

Bis zu diesem heißen Julitag hat Oberkommissar Bertold geglaubt, dass ihn kaum noch etwas erschüttern könnte. Mit seinen 17 Dienstjahren hat er schon unzählige Verbrechens- und Unfallopfer gesehen. Aber der Anblick, der sich ihm in der Wohnung von Jeanette Murke bietet, ist so furchtbar, dass es ihm die Sprache verschlägt.

Wortlos hasten er und sein Kollege Markus Schulze von Raum zu Raum. Hinter jeder Tür müssen sie erst einmal Licht einschalten, sämtliche Zimmer sind durch die Rollläden verdunkelt. Und jedes Mal wenn das Deckenlicht angeht, spürt Bertold den Drang, es umgehend wieder auszuschalten.

Die Wohnung ist vollkommen überheizt. Draußen sind es um die dreißig Grad, trotzdem sind in allen Zimmern die Heizungen bis zum Anschlag aufgedreht. Umso kälter fühlen sich die Körper an, die Bertold und Schulze einen nach dem anderen prüfend berühren.

»Sie sind alle tot«, sagt Bertold schließlich und schaut seinen Kollegen kopfschüttelnd an. Auch Markus Schulze steht die Erschütterung ins Gesicht geschrieben.

Auf den ersten Blick weist keines der Opfer Spuren äußerer Gewalteinwirkung auf. Keine sichtbaren Verletzungen, kein Blut. Trotzdem ist sich Bertold sicher, dass sie einem Verbrechen zum Opfer gefallen sind.

»Sie dürfen hier nicht rein!«, hört er es von der Wohnungstür her rufen.

Doch da ist es schon zu spät: Albert Sandkühler hat es irgendwie geschafft, an den uniformierten Polizisten vorbei in die Wohnung vorzudringen.

»Jeannie! Wo ist sie? Und wo sind die Kinder?«, schreit er. »O mein Gott! Dieser Irre hat meine Familie umgebracht!«

»Schaff den Vater hier raus«, sagt Bertold zu seinem Kollegen. »Bevor der noch völlig durchdreht. Und bevor er noch mehr Spuren verwischt.«

Der Oberkommissar hat plötzlich Kopfschmerzen. Er führt es auf den schockierenden Anblick zurück. Außerdem ist die

Luft in der Wohnung unglaublich stickig. Es stinkt nach Erbrochenem und Kot.

Sie bringen Albert Sandkühler nach draußen und schließen die Wohnungstür. Bertold zieht sein Handy aus der Tasche und verständigt die Mordkommission.

Kriminalhauptkommissarin Sandra Möller und ihr Kollege Felix Glatter von der diensthabenden Mordbereitschaft übernehmen die Ermittlungen. Noch auf dem Weg zur Otto-Hensel-Straße ruft Glatter bei uns im Institut an und bittet, einen Rechtsmediziner zum Tatort zu schicken.

Mein Kollege Dr. Lilienthal macht sich auf den Weg nach Biesdorf im Osten Berlins.

Vor dem Haus in der Otto-Hensel-Straße ist mittlerweile ein halbkreisförmiges Areal durch Einsatzwagen und Flatterband abgesperrt. Unmengen Schaulustiger drängen sich auf den Balkonen und hinter den Absperrungen.

Polizeioberkommissar Bertold weist die Kripobeamten kurz in den Sachverhalt ein.

»Der leibliche Vater der vier toten Kinder wird da drüben versorgt«, sagt er abschließend und deutet zum Notarztwagen. »Nach seiner Aussage wollte Jeanette ihren Liebhaber wieder verlassen, um zu ihm zurückzukehren.« Er fährt sich mit der Hand über das Gesicht. »Wenn Sie mich fragen, Kollegen – für mich sieht das da drinnen nach einem erweiterten Suizid aus.«

Dieser Verdacht hat sich auch Kriminalhauptkommissarin Möller gleich aufgedrängt, als sie über Funk eine erste grobe Beschreibung der makabren Auffindesituation in der Wohnung erhielten. Von einem *erweiterten Suizid* spricht man, wenn eine Person, die für sich den Entschluss gefasst hat, aus dem Leben zu scheiden, eine oder mehrere ihr nahestehende Menschen (meist den Lebenspartner und die Kinder) unmittelbar vor dem eigenen Suizid ebenfalls tötet. Aber aus Erfahrung weiß Hauptkommissarin Möller, dass der erste Anschein nicht selten trügt. So bedankt sie sich nur bei Polizeioberkommissar Bertold für seine Einschätzung.

Sandra Möller, ihr Kollege Felix Glatter und Dr. Lilienthal ziehen sich im Flur vor der Wohnungstür die weißen Schutzanzüge der Spurensicherung über und machen sich dann an die Untersuchung des Tatorts.

Die Rollläden vor den Fenstern der Vierzimmerwohnung sind immer noch heruntergelassen, sämtliche Deckenlichter eingeschaltet, als sie die Wohnung betreten. Die beiden Ermittler und der Rechtsmediziner tragen zusätzlich zu den Schutzanzügen Spezialhandschuhe und Plastiküberzüge an den Schuhen, um die Spurenlage nicht zu verfälschen. Solange das KTU-Team nicht sämtliche Spuren gesichert hat, dürfen auch die Fenster nicht geöffnet werden.

»Lassen Sie aber die Wohnungstür weit offen«, sagt Dr. Lilienthal zu den beiden Schutzpolizisten, die vor der Tür Wache halten.

Von dem schmalen Flur gehen rechts und links jeweils zwei Zimmer ab. Zwei weitere Türen am Ende des Flurs führen in die Küche und ins Bad.

Im ersten Zimmer rechts stehen zwei Kinderbetten. Auf dem Teppichboden mitten im Zimmer liegt der Leichnam eines etwa vierjährigen Kindes. Es liegt auf dem Rücken, die Beine in Froschstellung grotesk an den Bauch hochgezogen. Auf einem der Betten liegt ein zweites Kind, vielleicht fünf Jahre alt, in der gleichen Haltung und mit einem Schaumpilz vor dem Mund. Beide Kinder sind nur mit Unterwäsche bekleidet und im Gesäßbereich mit Kot verschmiert.

»Sie hatten offensichtlich Bauchkrämpfe«, sagt Dr. Lilienthal, »und Durchfall.«

Die Hauptkommissarin begnügt sich damit, zu nicken. Es ist unerträglich heiß in der Wohnung. Sandra Möller hat das Gefühl, dass sie sich gleich erbrechen muss.

Vom Badezimmer her hören sie im Minutentakt die Gastherme anspringen.

»Warum hatten die eigentlich die Heizung laufen?«, wundert sich Kommissar Glatter. »Bei den Außentemperaturen?«

Sandra Möller zuckt mit den Schultern. »Vielleicht haben sie gefroren?« Sie deutet auf eine Arzneiflasche mit der Aufschrift *Nuofren*, die auf der Fensterbank steht. Daneben liegt ein offenbar benutzter Plastiklöffel. »Was ist das für ein Zeug?«, fragt sie Dr. Lilienthal.

»Ein Schmerzmittel für Kinder«, antwortet der Rechtsmediziner. »Wird gerne gegen Bauch- und Kopfschmerzen bei fieberhaften Infekten gegeben.«

Das nächste Zimmer auf der rechten Seite ist bis auf ein Babybett leer. Darin liegt ein Säugling, vielleicht ein Jahr alt. Auch das Baby liegt auf dem Rücken, die Beine an den Bauch gezogen. Sein Köpfchen ist zur Seite gedreht. Das Kissen ist mit Erbrochenem verschmutzt.

»Bauchkrämpfe, Erbrechen, Durchfall«, murmelt Dr. Lilienthal.

In was für einer Bruchbude diese Leute gehaust haben!, geht es Sandra Möller durch den Kopf. Die Zimmer sind nur mit den allernötigsten Möbelstücken ausgestattet, und die stammen anscheinend vom Sperrmüll. Der billige Laminatboden ist abgetreten und wellt sich vor Feuchtigkeit.

Als Polizeioberkommissar Bertold sie in den Sachverhalt einwies, hat er auch die Aussage der Nachbarin aus dem ersten Stock erwähnt. Wahrscheinlich wurde die Erdgeschosswohnung mitsamt diesen Schrottmöbeln vermietet, überlegt die Kripobeamtin. Das würde jedenfalls erklären, warum niemand etwas vom Einzug der neuen Nachbarn bemerkt hat. Zumal die Rollläden alle geschlossen sind.

Sie betreten eines der Zimmer auf der linken Seite des Flurs. Auf einem Schlafsofa liegt eine junge Frau, auch sie in Rückenlage. Am Kopfende neben dem Sofa steht ein Putzeimer mit einer gelb-grünlichen Flüssigkeit. Offenbar hat sich auch die Frau erbrochen. Neben ihr liegt ein etwa 35- bis 40-jähriger Mann seitlich hingestreckt. Sein Kopf befindet sich neben den Füßen der Frau. Sein rechter Arm ist in Richtung des verschlossenen Fensters ausgestreckt – ganz so, als hätte er noch versucht, es zu öffnen.

Auf dem Sofatisch liegen ein halbleerer Blister mit *Paracetamol*-Schmerztabletten und eine leere *Aspirin*-Verpackung. Daneben liegt eine abgenutzte Geldbörse. Vorsichtig klappt Glatter sie auf und fischt einen Personalausweis heraus. *»Torsten Hollbruck«*, liest er vor.

Auf dem Boden neben dem Schlafsofa liegt eine Handtasche. Der Oberkommissar öffnet sie, ohne ihre Lage zu verändern, und fördert nach kurzem Suchen eine dünne, weinrote Mappe aus billigem Kunstleder hervor. Sie enthält eine EC-Karte und einen Personalausweis auf den Namen Jeanette Murke.

»Erweiterter Suizid, der Kollege hat vermutlich recht«, sagt Glatter. »Bis jetzt sieht auch für mich alles danach aus.« Er deutet auf den Leichnam von Torsten Hollbruck. »Als ihn die Frau mit ihren Kindern wieder verlassen will, dreht er durch und bringt sie alle und sich selbst um.«

Sandra Möller zuckt erneut nur die Schultern. Sie hat stechende Kopfschmerzen, und ihr ist speiübel.

Im vierten Zimmer findet sich der Leichnam eines etwa zweijährigen Kindes. Es liegt auf dem Boden vor einem Kinderbett, gleichfalls in Froschstellung auf dem Rücken.

»Bauchkrämpfe, Übelkeit, Durchfall, Kopfschmerzen«, zählt Dr. Lilienthal auf. »Die vier Kinder und die beiden Erwachsenen haben offenbar alle unter den gleichen Symptomen gelitten. Denen ist es richtig dreckig gegangen. Und das offensichtlich schon einige Zeit, sonst würden nicht überall leere und halbleere Schmerzmittelpackungen herumliegen.«

»Und was glauben Sie, wodurch die Symptome hervorgerufen wurden?«, fragt Oberkommissar Glatter.

»Jedenfalls nicht durch einen Infekt, wie die Mutter vermutlich angenommen hat«, antwortet Dr. Lilienthal. »Das würde jedenfalls erklären, warum sie ihren Kindern *Nuofren*-Saft und sich selbst *Paracetamol* und *Aspirin* verabreicht hat.«

Er bittet die Ermittler, ihm noch einmal in den Raum zu folgen, in dem die beiden Erwachsenen auf dem Schlafsofa liegen. Dort beugt er sich über den Körper der Frau und streift ihr einen Ärmel bis zum Ellbogen zurück. »Sehen Sie diese auffällig hellroten Leichenflecken?«, fragt er.

Sandra Möller nickt.

»Und hier bei dem Mann das Gleiche«, fährt der Rechtsmediziner fort. Er schiebt das T-Shirt über dem Gürtel des Toten hoch und zeigt auf die ausgeprägten, intensiv roten Totenflecken.

»Genau wissen wir das erst nach der Obduktion«, fügt Dr. Lilienthal hinzu. »Aber im Moment sieht hier für mich alles nach einer sechsfachen tödlichen Kohlenmonoxid-Vergiftung aus.«

Die Hauptkommissarin schaut ihn erstaunt an. »Kohlenmonoxid?«, fragt sie. »Sie glauben also, dass Torsten Hollbruck seine Freundin, die Kinder und sich selbst mit Kohlenmonoxid vergiftet hat?«

Dr. Lilienthal wischt sich den Schweiß von der Stirn. »Ob es sich um ein akzidentielles Geschehen oder um geplante Tötung und Selbsttötung handelt, kann ich Ihnen noch nicht sagen. Ich sehe hier keine offensichtliche Kohlenmonoxid-Quelle, aber es würde mich nicht wundern, wenn sich herausstellen sollte, dass die Gastherme im Bad defekt ist. Das wäre leider nicht das erste Mal.«

Er bringt die Kleidungsstücke an den Leichnamen wieder in ihre ursprüngliche Position. »Und jetzt muss ich dringend an die frische Luft. Das würde ich Ihnen übrigens auch empfehlen.«

Der mysteriöse Tod der sechsköpfigen Familie bewegt die Öffentlichkeit weit über Berlin hinaus. Unter der Leitung der Kriminalhauptkommissare Sandra Möller und Felix Glatter beginnt die »Soko Biesdorf« in alle erdenklichen Richtungen zu ermitteln.

Erst wenige Jahre vorher hat ein verzweifelter Familienvater gleichfalls im Berliner Osten seine gesamte Familie ausge-löscht und anschließend sich selbst das Leben genommen. Hat Torsten Hollbruck aus ähnlichen Motiven und nach dem glei-chen mörderischen Muster gehandelt, weil Jeanette Murke ihn verlassen und zum Vater ihrer Kinder zurückkehren wollte? Der Verdacht drängt sich auf, und die Berliner Zeitungen übertrumpfen einander mit entsprechenden Spekulationen und Schlagzeilen.

Dr. Lilienthal berichtet mir von der schaurigen Auffindesitua-tion, und ich betrachte die Fotografien vom Geschehensort. Dabei kommt mir ein Kapitel aus dem fünfzig Jahre alten *At-las der gerichtlichen Medizin* in den Sinn, in dem ich kurz vor-her geblättert hatte. In diesem von Otto Prokop, dem Altmeis-ter der Gerichtsmedizin, verfassten Buch wird eine ganz ähn-liche Familientragödie dokumentiert: Eltern und Kinder, die tot in ihrer Wohnung aufgefunden worden waren, vergiftet durch unbemerkt ausströmendes »Leuchtgas«. Dieses Gas, mit dem preußische Gaslampen im 19. Jahrhundert befeuert wurden, enthielt bis zu 15 Prozent Kohlenmonoxid. Die Foto-grafien von den beiden Dramen mit jeweils mehreren toten Kindern gleichen sich bis in Details, auch wenn es sich bei den historischen Bildern natürlich um Schwarzweiß-Aufnahmen handelt.

Auch aus meiner Sicht spricht alles dafür, dass Dr. Lilienthal mit seiner spontan geäußerten Vermutung ins Schwarze ge-troffen hat. Die Familie in der Otto-Hensel-Straße in Biesdorf ist höchstwahrscheinlich durch Kohlenmonoxid getötet wor-den.

Die zuständige Staatsanwältin ordnet umgehend die Sofortob-duktion aller sechs Opfer an.

Bei einer *Sofortobduktion* lassen es die äußeren Umstände nicht zu, dass zunächst weitere Ermittlungsergebnisse zusam-mengetragen und ausgewertet werden und man dann erst ent-scheidet, ob überhaupt obduziert werden soll (zum Beispiel zur Eingrenzung der Todeszeit oder zur Klärung, um was für eine Waffe, um welches Werkzeug oder Gift es sich gehandelt hat). Sofortobduktionen können von dem jeweils diensthabenden Staatsanwalt der Abteilung für Kapitaldelikte unter bestimmten Voraussetzungen ohne richterlichen Beschluss veranlasst werden: wenn es sich offensichtlich um ein Tötungsdelikt handelt und verhindert werden soll, dass der mutmaßliche Täter einen zeitlichen Vorteil erhält, den er zur Flucht, zur Beseitigung von Spuren oder zum Beschaffen eines Alibis nutzen kann; oder wenn nicht auszuschließen ist, dass das Leben weiterer Personen in Gefahr ist, falls eine Todesursache nicht schnellstmöglich geklärt wird.

Noch am Tag der Auffindung der Toten beginnen Dr. Lilienthal und drei weitere Kollegen des Instituts in zwei Zweierteams mit der Sektion von Jeanette Murke, ihren vier Kindern und Torsten Hollbruck. Sie arbeiten konzentriert und gönnen sich kaum eine Pause; trotzdem ist es bereits später Nachmittag, als sie der »Soko Biesdorf« die Obduktionsergebnisse präsentieren können.

Die äußere Leichenschau hat ergeben, dass alle sechs Verstorbene rötliche Leichenflecken aufweisen, wie sie für eine Kohlenmonoxid-Vergiftung charakteristisch sind. Weder bei Jeanette Murke und ihren Kindern noch bei Torsten Hollbruck ließen sich irgendwelche äußeren Verletzungen feststellen.

»Das heißt also, dass kein Kampf stattgefunden hat«, schlussfolgert Hauptkommissar Glatter. »Jeanette Murke muss bis zuletzt geglaubt haben, dass sie alle einfach einen schlimmen Magen-Darm-Infekt erwischt hatten.«

Eine Kohlenmonoxid-Konzentration im Blut, die sich unter zehn Prozent bewegt, ist normal und ungefährlich. Sehr starke Raucher können durchaus einen bis zu 15-prozentigen Kohlenmonoxid-Anteil im Blut aufweisen. Das führt noch lange nicht zum Tod. Doch die von uns bei Frau Murke, ihren Kindern und bei Torsten Hollbruck gemessenen Werte liegen weit darüber.

Jeanette Murke hat einen Kohlenmonoxid-Wert von 62 Prozent im Herzblut. Bei dem 16 Monate alten Baby haben wir eine Kohlenmonoxid-Konzentration von 63 Prozent festgestellt. Torsten Hollbrucks Herzblut ist mit 52 Prozent Kohlenmonoxid vergiftet. Von den drei Kindern im Vorschulalter weist nur der vierjährige Junge mit 44 Prozent einen Kohlenmonoxid-Wert unter der in jedem Fall tödlichen Schwelle von fünfzig Prozent auf. Doch der Junge litt zusätzlich an einer eitrigen Mandelentzündung – und bei gesundheitlich angegriffenen Personen können bereits Kohlenmonoxid-Werte von vierzig oder 45 Prozent den Tod herbeiführen. So steht aus rechtsmedizinischer Sicht unzweifelhaft fest, dass die sechs Familienmitglieder an einer Kohlenmonoxid-Vergiftung verstorben sind.

Überdies weisen alle sechs Körper die typischen Befunde einer Kohlenmonoxid-Vergiftung auf. Neben den hellrötlichen Leichenflecken sind das: lachsfarbene Muskulatur, kirschrotes Leichenblut, Lungenüberwässerung *(Lungenödem)*, Hirnschwellung *(Hirnödem)* und akute Blutstauung in den inneren Organen.

Für die Ermittler der Polizei bleibt damit noch eine entscheidende Frage zu klären: Wo kommt das Kohlenmonoxid her? Ist die Gastherme defekt? Ist sie womöglich die Quelle, aus der das tödliche Giftgas ausgeströmt ist? Und wenn ja: Wer hat den Defekt verursacht – und wodurch?

Drei Tage, nachdem die Familie in ihrer Wohnung tot aufgefunden wurde, können die Hauptkommissare Glatter und Möller erste Antworten präsentieren. Ihre Ermittlungsergebnisse decken eine unglaubliche Schlamperei und schon kriminelle Fahrlässigkeit auf Seiten der Vermieter beziehungsweise der Hausverwaltung auf. Aber zusätzlich geraten zwei arme Schlucker ins Visier der Kripo.

Das Mietshaus gehört einer Investitionsgesellschaft mit dem klangvollen Namen *Castle Real Estate Management*. Als die

Ermittler dort anfragen, wann und von wem die Gastherme in der betreffenden Wohnung zuletzt gewartet worden sei, werden sie an eine Hausverwaltung namens *Optimal GmbH* verwiesen, die im Auftrag der Eigentümer zahlreiche Objekte in Berlin betreut. Der Geschäftsführer von *Optimal* heißt Alexander Grabowski. Er empfängt Hauptkommissarin Möller in einem stilecht restaurierten Altbau im noblen Berlin-Lichterfelde – Lichtjahre von der Mietskasernen-Tristesse in der Otto-Hensel-Straße entfernt.

Auf dem Schreibtisch vor Grabowski liegt ein Schnellhefter, der nur wenige Papiere enthält. Auf die Frage der Hauptkommissarin, wieso er die Wohnung mit einer offenkundig defekten Heizungsanlage an die Familie vermietet habe, schiebt Grabowski ihr den Schnellhefter über den Tisch.

»Überzeugen Sie sich selbst«, antwortet er. »Die Therme wurde vor einer Woche gewartet. Frau Murke hat bei uns angerufen und mitgeteilt, dass ihre Heizung nicht funktioniert. Daraufhin haben wir sofort einen Techniker losgeschickt. Der Mann hat die Therme überprüft und so weit instand gesetzt, dass sie wieder lief. Er konnte sie wohl nicht vollständig reparieren, aber zumindest bekamen die Leute ihre Wohnung wieder warm.«

Hauptkommissarin Möller überfliegt das Wartungsprotokoll, das der Techniker genau acht Tage vor dem Tod der Familie angefertigt hat. *»Plombe vom Gaszählerhahn auftragsgemäß entfernt«,* heißt es dort, *»Therme gereinigt und in Betrieb gesetzt.«*

»Plombe entfernt?«, wiederholt sie. »Können Sie mir erklären, was das bedeutet, Herr Grabowski? Warum war der Gaszähler der Therme plombiert?«

Der Hausverwalter windet sich auf seinem Schreibtischstuhl. Das sei ein ganz normaler Vorgang, behauptet er. »Die Therme wurde vor sechs Jahren stillgelegt, weil die Vormieter der Murkes ihre Gasrechnung bei den Stadtwerken nicht bezahlt hatten. Davon haben wir als Hausverwaltung allerdings erst erfahren, als uns Frau Murke darüber informiert hat, dass die Therme in ihrer Wohnung nicht funktionierte und der Gaszähler verplombt war.«

Die Kriminalhauptkommissarin hat Mühe, ihre Verblüffung zu verbergen. »Heißt das, die Vormieter haben jahrelang in einer ungeheizten Wohnung gelebt?«, vergewissert sie sich.

Alexander Grabowski verzieht sein Gesicht zu einem gequälten Lächeln. »Das wohl nicht«, antwortet er. »Vermutlich hatten sie mobile Elektro-Heizkörper.«

Sandra Möller schüttelt ungläubig den Kopf. »Sie haben also die Wohnung an Frau Murke vermietet, obwohl die Therme nicht funktioniert hat?«

Der Hausverwalter zuckt mit den Schultern. »Was heißt hier nicht funktioniert?«, entgegnet er. Die ganze Angelegenheit scheint ihm eher lästig als peinlich zu sein. »So eine Plombe versperrt lediglich den Zählerhahn und lässt sich leicht wieder entfernen. Technisch gesehen war die Therme die ganze Zeit über betriebsbereit. Als Frau Murke vergangenen Monat eingezogen ist und sich beschwert hat, haben wir ihr gleich den Handwerker geschickt. Und nachdem ihr Ex-Mann, dieser Herr Sandkühler, uns letzte Woche mitgeteilt hat, dass die Therme immer noch nicht zufriedenstellend funktioniert, da haben wir ja umgehend eine andere Wartungsfirma beauftragt.«

Er beugt sich vor und klopft mit der Spitze seines Zeigefingers auf den Schnellhefter. »Das steht alles da drin! Der Techniker von dieser Firma hatte mit Frau Murke schon einen Termin vereinbart – Montag letzter Woche um 15 Uhr!«

Die Hauptkommissarin nimmt den Schnellhefter an sich und steht auf. »Zu diesem Zeitpunkt war die ganze Familie seit mindestens 24 Stunden tot«, antwortet sie. »Und den, der daran schuld ist, werden wir finden.«

Die Hand, die Alexander Grabowski ihr zum Abschied hinhält, ignoriert sie. Ob die Hausverwaltung und die dahinterstehende Immobiliengesellschaft für den tödlichen Defekt der

Therme juristisch verantwortlich sind oder nicht, sagt sich die Hauptkommissarin – so oder so haben sie sich aus reiner Profitgier zumindest moralisch mitschuldig gemacht.
Aber für moralische Schuld ist die Kripo genauso wenig zuständig wie die Rechtsmedizin.

Die zuständige Staatsanwältin beauftragt einen Sachverständigen mit der Untersuchung der Therme in der Otto-Hensel-Straße. Noch immer ist ungeklärt, was genau es mit dem Defekt der Heizanlage auf sich hat.
Bei der äußeren Überprüfung ist keine undichte Stelle im Abgasrohr festzustellen. Doch der erfahrene Techniker und der bei der Überprüfung der Anlage ebenfalls anwesende Kriminalhauptkommissar wollen ihren Augen nicht trauen, als die Anlage schließlich vollständig demontiert ist. Das Abzugsrohr in der Wand ist mit Stofffetzen und Zeitungspapier völlig verstopft!
So hat Hollbruck das also gemacht!, sagt sich Felix Glatter, während er Lumpen und Papierknäuel aus dem Wandloch hervorzieht. Er streicht die Zeitungsblätter notdürftig glatt, überfliegt Überschriften und Berichte – und da wird ihm klar, dass er den Falschen verdächtigt hat.
Die Zeitungen sind allesamt über fünf Jahre alt. Jeanette Murke aber ist mit den Kindern und Hollbruck erst vor wenigen Wochen hier eingezogen.
Hauptkommissar Glatter fischt sein Handy aus der Jackentasche. Er berichtet Sandra Möller von seiner Entdeckung und lässt sich seinerseits berichten, was sie von dem Hausverwalter Grabowski erfahren hat.
»Wir brauchen den Namen und die aktuelle Adresse der Leute, die vor den Murkes hier gewohnt haben«, sagt Glatter zum Abschluss.

Sigrid Bertone stammt aus Sachsen-Anhalt und war kurzzeitig mit dem sizilianischen Pizzabäcker Carlo Bertone verheiratet.

Sich selbst und den gemeinsamen Sohn Angelo hat sie mit Gelegenheitsjobs und in den letzten zehn Jahren überwiegend mit Hartz IV durchgebracht.

Mittlerweile ist Angelo 25 Jahre alt, doch er wohnt immer noch bei seiner Mutter und ist wie sie selbst arbeitslos. Entsprechend bescheiden ist ihre Unterkunft in Berlin-Reinickendorf, wo die Kriminalbeamten schließlich die Bertones aufspüren. Und doch wirkt die Dreizimmerwohnung in einem Mietblock aus den 1950er Jahren erheblich komfortabler als die Behausung in der Otto-Hensel-Straße, aus der die Bertones im vergangenen März ausgezogen sind.

Sigrid Betone zuckt zusammen, als ihr die Kriminalhauptkommissare Möller und Glatter ihre Ausweise zeigen.

»Sie wissen wohl schon, warum wir hier sind?«, fragt Sandra Möller und lächelt der 47-jährigen Frau beschwichtigend zu.

Der mysteriöse Tod der sechsköpfigen Familie sorgt schließlich seit vielen Tagen für Schlagzeilen.

Frau Bertone schaut sich hilfesuchend um. Hinter ihr in der kleinen Eingangsdiele taucht ein junger Mann mit süditalienischen Gesichtszügen auf.

»Der Hausverwalter ist der Verbrecher!«, schreit er die Kripobeamten an. »Diesen Grabowski müssen Sie in den Knast stecken! Uns können Sie die Sache nicht in die Schuhe schieben!«

Felix Glatter lässt sich nicht aus der Ruhe bringen. Er bittet die Bertones, sie erst einmal in die Wohnung zu lassen. Sie nehmen in dem engen Wohnzimmer Platz, und schließlich beginnen Mutter und Sohn von selbst zu reden.

»Wir haben mehr als fünf Jahre in dieser Bruchbude in der Otto-Hensel-Straße gewohnt«, erklärt Sigrid Bertone. »Und die ganze Zeit über waren Angelo und ich abwechselnd krank. Die Wände waren voller Schimmel, die Dielen unter dem Laminatboden waren vor Feuchtigkeit verfault. Dass uns die Stadtwerke das Gas abgestellt haben, fiel für uns kaum ins Gewicht – die Heizung hat sowieso nicht richtig funktioniert.

Stattdessen hat es durch das Abzugsrohr in der Therme wie blöd gezogen!«

Sie beißt sich auf die Unterlippe. Sandra Möller und Felix Glatter wechseln einen Blick.

»Wer von Ihnen beiden hat das Abzugsrohr der Therme verstopft?«, fragt die Kriminalhauptkommissarin ohne weitere Umschweife.

Angelo Bertone ballt die Hände zu Fäusten und starrt sie wütend an. »Wer sagt denn, dass wir das gewesen sind?«

»Nur die Ruhe, junger Mann«, geht Glatter dazwischen.

»Die Zeitungen, mit denen das Rohr verstopft wurde, sind gut fünf Jahre alt. Damals haben Sie dort gewohnt«, nimmt Sandra Möller den Faden wieder auf. »Also beschreiben Sie uns einfach mal, was Sie gemacht haben.«

Mutter und Sohn sehen sich eine Minute lang schweigend an. Angelo schüttelt mehrfach den Kopf, und jedes Mal antwortet Sigrid Bertone mit einem energischen Nicken.

»Okay, was soll's!«, stößt der junge Mann schließlich hervor. »Wir haben Grabowski x-mal angerufen und aufgefordert, irgendwas gegen die Zugluft und den Schimmel in der Wohnung zu unternehmen. Aber so ein feiner Herr weiß ganz genau, dass er uns sehr viel mehr Ärger machen kann als umgekehrt. Er hat sich immer irgendwie rausgeredet, und passiert ist rein gar nichts. Und damals im Winter, als es klirrend kalt wurde und meine Mutter auch noch eine Bronchitis bekam, da habe ich die verdammte Therme aufgemacht und mit einem Stock Lumpen und Zeitungen in das Rohr gestopft – damit uns zumindest nicht mehr der eiskalte Wind um die Ohren pfeift!«

Für Mutter und Sohn Bertone bestand keine Gefahr, sich mit Kohlenmonoxid zu vergiften, überlegt Sandra Möller – schließlich hatten die Stadtwerke ihnen das Gas abgestellt.

Sigrid Bertone setzt sich aufrecht hin und sieht die beiden Kriminalbeamten fest an. »*Ich* habe Angelo aufgefordert, das Rohr zu verschließen«, sagt sie mit ruhiger Stimme. »Und als wir endlich diese Wohnung hier gefunden hatten und aus der Bruchbude in Biesdorf ausziehen konnten – da haben wir beide einfach nicht mehr an den verstopften Abzug gedacht.«

Sie hält den Kriminalbeamten ihre Hände hin. »Sie müssen uns also schon alle beide verhaften«, fährt Sigrid Bertone fort, »wenn Sie sich nicht trauen, gegen den Verbrecher Grabowski vorzugehen.«

Felix Glatter schüttelt den Kopf und steht auf. »Wir ermitteln in verschiedene Richtungen wegen des Verdachts auf fahrlässige Tötung. Im Augenblick haben wir nicht vor, Sie oder Ihren Sohn zu verhaften«, versichert er den Bertones. »Nach unserem derzeitigen Ermittlungsstand hätte die Therme von einem Schornsteinfeger abgenommen werden müssen, bevor sie im Juni wieder in Betrieb gegangen ist. Aber das ist offenbar nicht passiert.«

Sigrid Bertone sieht ihn hoffnungsvoll an. Doch so ganz wohl ist Felix Glatter bei seinen Worten nicht. Er sieht schon die Schwadronen hochbezahlter Juristen vor sich, die *Castle Real Estate Management* und die *Optimal GmbH* in Marsch setzen werden, um sich selbst von allen Vorwürfen reinzuwaschen.

Aus der Sicht des Hausverwalters Grabowski sind die beiden Bertones perfekte Sündenböcke …

Tödliche Vögel

Durch defekte Gasthermen kommt es auch heute noch immer wieder zu Unglücksfällen mit tödlicher Kohlenmonoxid-Vergiftung. Für die Sicherheit der Heizungsanlagen sind prinzipiell die Hauseigentümer zuständig. Sie sind gesetzlich verpflichtet, die Heizung durch den jeweiligen Bezirksschornsteinfeger oder – seit 2008 – auch durch ein gleich qualifiziertes Unternehmen aus dem EU-Ausland kontrollieren zu lassen.

Ein Blick in aktuelle Medienberichte zeigt, wie häufig solche Unglücksfälle sind. In einem südfranzösischen Dorf nahe Nizza endete die Christmette im Jahr 2007 beinahe mit einer Katastrophe. 68 Menschen wurden mit Symptomen von Kohlenmonoxid-Vergiftung ins Krankenhaus eingeliefert; 21 von ihnen mussten für einige Zeit künstlich beatmet werden. Ursache war eine defekte Gasheizung.

Weitaus schlimmere Folgen hatte ausströmendes Kohlenmonoxid für die Gäste einer Herberge im östlichen Spanien. Sie wurden im Schlaf tödlich vergiftet. Es handelte sich um die Teilnehmer einer Geburtstagsfeier, die im Februar 2005 aus ganz Spanien angereist waren. Da die Zentralheizung in dem ländlichen Adelspalast aus dem 15. Jahrhundert ausgefallen war, stattete der Gastgeber die Schlafräume mit mobilen Gasheizkörpern aus. Wegen der winterlichen Kälte schlief man bei geschlossenen Fenstern, so dass sich die Raumluft rasch mit großen Mengen Kohlenmonoxid anreicherte. Als der Hausmeister der Herberge am nächsten Morgen kam, um die Schlüssel abzuholen, bot sich ihm ein grauenvoller Anblick. 18 Menschen waren tödlich vergiftet worden. Nur der Gastgeber selbst und seine Freundin, die in einem besser belüfteten Raum übernachtet hatten, waren noch am Leben, allerdings nicht bei Bewusstsein.

Neben Brenner und Abzugsrohren können auch die Schornsteine der Heizungsanlage tödliche Gefahren bergen. Nicht selten kommt es vor, dass Vögel in Schornsteinen ihre Nester bauen oder den Kamin auf andere Weise lahmlegen.

In Nordrhein-Westfalen verstarben im März 2008 eine 41-jährige Frau und ihre beiden Kinder aufgrund einer Kohlenmonoxid-Vergiftung. Ursache war ein Dohlennest im Kamin des dreigeschossigen Hauses. Es saß wie ein Korken im Schornstein und verhinderte weitgehend, dass die Abgase aus der Therme nach draußen entweichen konnten. Da die Familie im Schlaf alle Fenster geschlossen hatte, stieg der Kohlenmonoxid-Gehalt der Raumluft schnell an. Als einem Neffen der

Frau auffiel, dass sich die Tante seit Tagen nicht bei ihm gemeldet hatte, war es für jede Hilfe längst zu spät.

In Hamburg nahm vor einigen Jahren eine Studentin ein ausgiebiges Bad, da sie sich von anstehenden Prüfungen gestresst fühlte. Die Badezimmertür hatte sie ebenso wie das Fenster geschlossen. Die Therme war längere Zeit in Betrieb, während die junge Frau in der Badewanne lag.

Als sie das Bad beendete und das Wasser abfließen ließ, spürte sie anscheinend noch keine verdächtigen Symptome. Doch während sie sich in der leeren Wanne weiter der Körperpflege widmete, brach sie ohnmächtig zusammen.

Ihre Angehörigen wurden unruhig, als die junge Frau nach zwei Stunden immer noch im Bad war. Da sie auf Zurufe nicht reagierte, brachen sie schließlich die Tür auf und fanden die Studentin rücklings in der leeren Wanne liegend vor. Wiederbelebungsversuche blieben erfolglos. Der sofort gerufene Notarzt konnte nur noch den Tod feststellen.

Doch weder er noch der später eingeschaltete Amtsarzt kamen auf die Idee, dass die Studentin an einer Kohlenmonoxid-Vergiftung gestorben sein könnte. Der Amtsarzt vermutete – trotz des noch jungen Alters der Betroffenen – einen plötzlichen Herztod, da die Studentin gelegentlich über Kopfschmerzen und Brustbeschwerden geklagt hatte. Erst der zuständige Rechtsmediziner erkannte die typischen Befunde: hellrote Leichenflecken, hellrotes Gewebe unter den Fingernägeln, lachsfarbene Muskulatur. Tatsächlich wies das Herzblut der jungen Frau einen Kohlenmonoxid-Gehalt von 64 Prozent auf.

Daraufhin untersuchte die Polizei mit Hilfe des zuständigen Bezirksschornsteinfegers, wie es zu dem tragischen Todesfall gekommen war. Am Fuß des Kaminzugs lag der Kadaver einer frisch verstorbenen Elster. Die Obduktion ergab, dass das Tier gleichfalls einer Kohlenmonoxid-Vergiftung erlegen war. Für kurze Zeit hatte sich der Vogel offenbar gerade an der Stelle verfangen, an der das Abzugsrohr des Heißwasserboilers in den Schornstein einmündete. Nachdem die Elster sich mit dem eingeatmeten Gas vergiftet hatte, stürzte sie zum Boden des Kamins hinab, wodurch das Abzugsrohr der Therme wieder frei war – doch zu spät für die Studentin, die zu diesem Zeitpunkt bereits eine tödliche Menge an Kohlenmonoxid eingeatmet hatte.

Gegen das Eindringen von Vögeln in den Schornstein helfen übrigens sogenannte Dohlengitter, die der Schornsteinfeger anbringen kann. Wenn die Heizungsanlage darüber hinaus regelmäßig und fachmännisch gewartet wird, ist die Gefahr einer Kohlenmonoxid-Vergiftung statistisch gesehen gering. Wer ganz auf Nummer sicher gehen will, kann in seinen Räumen Kohlenmonoxid-Melder anbringen, wie man sie zum Beispiel auch an der Decke von Hotelzimmern vorfindet, zum Teil integriert in Rauchmelder. Diese empfindlichen Sensoren geben optische und akustische Alarmsignale von sich, sobald der Kohlenmonoxid-Wert in ihrer Umgebung einen bestimmten Wert überschreitet.
Hätte sich ein solcher Kohlenmonoxid-Melder in der Gefängniszelle von Lothar Torgau befunden, dann wäre der Strafgefangene vermutlich noch am Leben …

Auf die Tube gedrückt

In Berlin gibt es mehrere große Justizvollzugsanstalten des geschlossenen Maßregelvollzugs für Männer. Wer hier als Strafgefangener landet, hat meist jede Menge Zeit, über sein aus dem Gleis geratenes Leben nachzudenken. Besonders zu Beginn ihrer Haftzeit empfinden viele Insassen ihre neue Lebenssituation oftmals als unerträglich. Kein Wunder, dass Strafgefangene zu den suizidgefährdeten Personengruppen zählen. Häftlinge, die als Risikopersonen gelten, werden daher vom Wachpersonal besonders beobachtet und vom medizinisch-psychologischen Dienst betreut.

Dem Häftling in Zelle Nr. 113 traut das erfahrene Personal in der betreffenden Berliner JVA aber keinen Selbsttötungsversuch zu. Eher schon, dass er die Vertreter der Strafverfolgungsbehörden in den Wahnsinn treiben wird – so beharrlich und fintenreich ringt Lothar Torgau mit ihnen, um ein weiteres Mal seine Haftverschonung zu erreichen. In den wenigen Wochen, seit der 45-Jährige in der JVA einsitzt, hat er schon ein Dutzend Eingaben und Beschwerden an Gefängnis- und Abteilungsleiter, Gerichte und sonstige Behörden verfasst.

Auch an diesem Morgen Mitte Februar beginnt der Dienst des Vollzugsbeamten Holger Clemens damit, dass er die Zellen in seiner Abteilung routinemäßig aufschließt. Während er sich Zelle Nr. 113 nähert, geht ihm durch den Kopf, dass Torgau eigentlich alle Voraussetzungen besaß, um beruflich und gesellschaftlich erfolgreich zu sein. Er ist intelligent und gebildet, erfindungsreich und wortgewandt. Torgau selbst bezeichnet sich als »Kommunikationsfachmann«. Seine zweifellos beachtlichen kommunikativen Fähigkeiten hat er allerdings in den letzten zehn Jahren meist zu kriminellen Zwecken eingesetzt.

Mehrfach wurde er wegen kleinerer Betrugsdelikte angezeigt. Schließlich wurde ihm auch noch die Fahrerlaubnis wegen Trunkenheit am Steuer entzogen, was ihn jedoch nicht davon abhielt, weiter Auto zu fahren. Eines Tages geriet er in eine Fahrzeugkontrolle. Den Polizisten, der seinen Führerschein sehen wollte, stieß er mit der ganzen Wucht seiner barocken Gestalt zu Boden.

Nicht besser erging es zwei Polizeibeamten, die ihn an seinem letzten bürgerlichen Wohnsitz in Berlin-Steglitz verhaften wollten. Schließlich wurde der gebürtige Schwabe wegen mehrfachen Betrugs, Fahrens ohne Fahrerlaubnis und Widerstands gegen Polizeibeamte angeklagt und zu einer Gesamt-Freiheitsstrafe von dreieinhalb Jahren verurteilt.

Das Urteil ist bereits seit sechs Jahren rechtskräftig, aber bis vor kurzem hat Torgau es immer wieder geschafft, Haftaufschub »aus gesundheitlichen Gründen« zu erwirken. Angeblich leidet er an Herzbeschwerden, Kreislaufinstabilität und Atemnot – was allerdings bei 150 Kilogramm Lebendgewicht, verteilt auf knapp eins achtzig Körpergröße, auch nicht allzu verwunderlich ist.

Jedenfalls ist Torgau deutlich intelligenter als die meisten Häftlinge, mit denen es der Vollzugsbeamte Holger Clemens gewöhnlich zu tun hat. Unaufhörlich scheinen seine Gedanken um die Frage zu kreisen, wie er die Richter davon überzeugen kann, ihm erneut Haftverschonung zu gewähren. Wenn er nicht gerade Eingaben verfasst oder seine Rechtsanwälte empfängt, studiert er juristische und sonstige Fachliteratur aus der Gefängnisbibliothek.

Es ist 6:27 Uhr, als Clemens die massive Stahltür der Zelle Nr. 113 aufschließt. Trotz der frühen Uhrzeit ist er darauf gefasst, Torgau schon wieder an dem kleinen Tisch vorzufinden, in seine Akten und Bücher vertieft.

Doch dann steht Clemens mindestens zehn Sekunden lang in der offenen Tür, blinzelt mit den Augen und schüttelt ungläubig den Kopf.

Anstelle von Lothar Torgau in seiner Zelle erblickt er – nichts! Es ist wie bei einer Bildstörung im Fernsehen: Außer milchweißem Rauch ist nichts zu sehen.

»Herr Torgau?«, ruft Clemens.

Keine Antwort. Der Vollzugsbeamte verspürt ein heftiges Kratzen in Kehle und Rachen. Weiß der Himmel, was für einen Gascocktail Torgau da zusammengemischt hat!, geht es Clemens durch den Kopf.

Er führt seine Signalpfeife an den Mund und bringt einen durchdringenden Pfiff hervor.

Während sein Kollege Hartwig Müller den Zellengang entlang auf ihn zugerannt kommt, zieht Clemens sein Funkgerät aus der Gürteltasche. »Massive Rauchentwicklung in 113!«, ruft er dem Kollegen zu. »Verständige die Polizei und den Notarzt – ich spreche mit Frau Altweg!«

Wenig später treffen die beiden Vollzugsbeamten und die Abteilungsleiterin Dana Altweg an Torgaus Zelle ein. Holger Clemens richtet einen Feuerlöschschlauch ins Innere der Zelle, und der kräftige Strahl setzt in kürzester Zeit alles unter Wasser. Ein offenes Feuer ist nirgendwo in dem kleinen Raum zu entdecken, doch als Clemens den Löschstrahl auf den Toilettenbereich rechts neben der Tür lenkt, wirbeln dort Funken und glühende Papierfetzen auf.

»Das genügt«, sagt Dana Altweg.

Clemens stellt das Löschwasser ab. Die Abteilungsleiterin presst sich ihren Schal vor den Mund, stürzt in die immer noch rauchgefüllte Zelle und reißt das Fenster auf.

Nun endlich zieht der Qualm ab und gibt den Blick auf das Innere der Zelle frei. Das Bett an der rechten Längswand hinter Toilette und Waschbecken, der Tisch an der Wand gegenüber mit einem Stuhl davor und das Regal in der hinteren Ecke – alles ist von Löschwasser durchnässt und mehr oder weniger stark in Mitleidenschaft gezogen. Der Boden der Zelle ist mit Löschwasserpfützen bedeckt, in denen zum Teil stark verkohlte Zeitungsfetzen schwimmen.

Auf dem Bett sitzt aufrecht, die Füße auf dem Boden, eine massige Gestalt. Lothar Torgau ist lediglich mit Schlappen und einem schwarzen Slip bekleidet, der von den herabhängenden Fettmassen seines Oberkörpers weitgehend verdeckt wird. Torgaus Haut ist durch Rauch und Hitze bräunlich verfärbt. Er sitzt mit dem Rücken an die Wand gelehnt, ein wenig nach rechts verrutscht. Seine Augen starren reglos auf den Tisch vor ihm, auf dem zwischen durchweichten Büchern und Schriftstücken ein halbleerer Tablettenblister liegt.

Clemens watet durch das Löschwasser zu Torgau und fühlt nach dessen Halsschlagader. »Kein Puls«, sagt er.

Auf Torgaus Kopf mit den kurz geschorenen blonden Haaren liegt ein von Hand beschriebenes Blatt Papier. »Ein Abschiedsbrief«, sagt der Vollzugsbeamte und wirft einen Blick darauf, ohne den Brief zu berühren.

Er wendet sich um und sieht Dana Altweg verwundert an. »Keine Ahnung, wie Torgau das hier hinbekommen hat«, fährt Clemens fort. »Aber mehr noch erstaunt mich, *dass* er sich getötet hat. Das hätte ich von Herrn Torgau niemals erwartet.«

Die Polizeibeamten, die gleichzeitig mit dem Notarzt eintreffen, lassen sich das Geschehene in groben Zügen berichten. Angesichts der sicheren Todeszeichen verzichtet der Notarzt auf Wiederbelebungsversuche. Auch für die Berufsfeuerwehr bleibt außer einer kurzen Nachschau nichts mehr zu tun. Dagegen wartet auf die Kripo und auf die Rechtsmedizin noch erhebliche Aufklärungsarbeit. »*Todesursache nicht natürlich*« hat der Notarzt auf dem Totenschein vermerkt.

Bereits um 6:45 Uhr, eine gute Viertelstunde, nachdem Clemens die Rauchentwicklung in Zelle Nr. 113 bemerkt hat, treffen zwei Beamte vom Kriminaldauerdienst in der JVA ein.

Der erfahrene Kriminalhauptkommissar Max Bethmann und sein gut 15 Jahre jüngerer Kollege, Kriminalkommissar Jo Caruss, befragen als Erstes den Vollzugsbeamten Holger Clemens. Dann inspizieren sie die Zelle, in der der Tote noch immer auf dem durchnässten Bett sitzt.

Nachdem Kommissar Caruss den Abschiedsbrief des mutmaßlichen Suizidenten von beiden Seiten fotografiert hat, asservieren die Kriminalbeamten das Schriftstück.

»*Letzter Brief*« hat Torgau seine finale Mitteilung überschrieben. Das Blatt ist gleichfalls durch Rauch und Löschwasser in Mitleidenschaft gezogen und nicht ohne weiteres zu entziffern. Nur die Nachschrift am Ende der zweiten Seite ist nicht beeinträchtigt.

»*Ich habe einen Brief an meine Rechtsanwältin in meiner Unterhose*«, heißt es dort. »*Bitte weiterleiten.*«

Hauptkommissar Bethmann wirft seinem jungen Kollegen

einen aufmunternden Blick zu. »Dann mal los, Jo«, sagt er. »Wir müssen den Brief sofort sicherstellen, bevor er total durchgeweicht ist. Aber pass auf, dass du sonst nichts veränderst – sonst macht uns die Spurensicherung die Hölle heiß!« Der jüngere Kriminalbeamte unterdrückt einen Seufzer und schreitet zur Tat. Auch mit Handschuhen ist es kein Vergnügen, einem extrem fettleibigen Toten ein Beweisstück abzunehmen, das in seiner Gesäßspalte vergraben ist. Zu allem Überfluss stellt sich anschließend heraus, dass der Brief so stark durchnässt und verschmutzt ist, dass die Kriminaltechniker schon wahre Wunder vollbringen müssen, um zumindest einen Teil des Inhalts zu rekonstruieren.

»Der gute Mann hat seine Zelle praktisch in eine Räucherkammer verwandelt«, sagt Kriminalhauptkommissar Bethmann kurz darauf. »Jetzt müssen wir herausfinden, wie er das angestellt hat. Warum hat der Rauchmelder draußen im Gang nicht Alarm geschlagen? Und was hat er hier drinnen überhaupt abgefackelt?«
Zentimeter für Zentimeter untersuchen die Beamten die Zelle, was für sie alles andere als ein Vergnügen ist. Ebenso wie der tote Körper ist jeder Gegenstand in dem kleinen Raum durch Rauch und Hitze bräunlich-schwärzlich verfärbt. In der Luft hängt ein bestialischer Gestank wie von kalter Grillkohle, die mit Wasser gelöscht worden ist. Rußanhaftungen in der Umgebung finden sich aber nur in der Ecke direkt neben der Toilette. Und gerade dort liegen Überreste eines dicken Zeitungsstapels, der größtenteils verkohlt ist.
»Okay, anscheinend hat Torgau da in der Ecke mit den Zeitungen einen Schwelbrand gelegt«, kommentiert Bethmann. »Dafür hat er aber ein Feuerzeug oder Streichhölzer gebraucht. Siehst du hier irgendwo so etwas?«
Jo Caruss deutet auf das Bett. »Direkt neben seiner rechten Hand. Und weißt du, was ich da im Bett noch entdeckt habe?«
Bethmann schüttelt den Kopf.

»Eine halb ausgequetschte Tube Zahnpasta, mit abgeschraubtem Deckel«, sagt sein jüngerer Kollege. »Hast du eine Erklärung, was er damit gemacht haben könnte?«

Der Hauptkommissar geht zur Zellentür und mustert die grünlichen Anhaftungen auf der Türzarge und am Rahmen. Es sind offenbar Überreste eines schmalen Bandes aus einer zähflüssigen Substanz, das ursprünglich den gesamten Rahmen und den äußeren Rand der Tür entlanglief.

»Es klingt absurd«, antwortet Bethmann, »aber mit der Zahnpasta hat er anscheinend die Türspalten abgedichtet, damit kein Rauch nach draußen dringt. Deshalb haben die Rauchmelder auch nicht angeschlagen.« Er schüttelt verwundert den Kopf. »So etwas habe ich noch nie gesehen. Woher hat Torgau gewusst, dass man mit Zahncreme eine Stahltür luftdicht und sogar hitzebeständig abdichten kann?«

Der Hauptkommissar geht zum Regal in der linken hinteren Zellenecke und überfliegt die Buchtitel, soweit sie trotz Räucherung und Löschwasser noch lesbar sind. »*Grundkurs Chemie*«, murmelt er. »Hoffentlich nicht aus den Beständen der Gefängnisbibliothek.«

Wenn es im Justizgewahrsam zu einem tödlichen Zwischenfall kommt, stellen die Medien zu Recht kritische Fragen. Vielleicht ist der Tod von Lothar Torgau ja gar kein Suizid? Damit nicht der Schatten eines Zweifels zurückbleibt, werden in Berlin alle Personen obduziert, die in Haft oder in polizeilichem Gewahrsam versterben. Deshalb landet der schwergewichtige Tote fünf Tage nach dem Schwelbrand in Zelle Nr. 113 auf meinem Sektionstisch.

In seinem Abschiedsbrief, dessen Entzifferung den Kriminaltechnikern schließlich doch noch gelungen ist, spart Lothar Torgau nicht mit Vorwürfen an die Adresse der Justizvollzugsanstalt und der Strafverfolgungsbehörde.

»Ich gehe mit den Schlaftabletten, die ich vom ärztlichen Dienst verschrieben bekommen habe«, heißt es dort. *»Meine*

gesundheitlichen Probleme wurden NICHT behandelt. 5 x schrieb ich an den psychologischen Dienst, ohne jede Antwort! Mein Eilantrag an die Strafverfolgungskammer wurde mir nicht eröffnet. Der Haftaufschub (wegen Haftunfähigkeit wie seit 2006) nicht beschieden, die nehmen mir planmäßig jede Perspektive. Sie haben gesiegt, meinen Glückwunsch.

Ich hoffe, dass ich es geschafft habe, und habe mir alle Mühe gegeben, dass Dritte nicht in Mitleidenschaft gezogen werden. Ich habe die Tür abgedichtet, so dass die Sprinkleranlage nicht angeht.«

Der Vorwurf, der sich gegen den ärztlichen Dienst der JVA richtet, ist nicht ohne Brisanz.

Laut medizinischen Gutachten litt Torgau an Schlafapnoe, also an wiederkehrendem Atemstillstand während des Schlafs. Der zuständige Arzt in der JVA hat ihm jedoch gegen Schlafstörungen und Unruhezustände ein Medikament mit dem Wirkstoff Zopiclon verschrieben, das laut Beipackzettel für Patienten mit Schlafapnoe nicht empfohlen wird. Kurz vor seinem Tod hat Torgau den Arzt daher sogar wegen »Körperverletzung im Amt« angezeigt.

Die Obduktion soll nun die Frage beantworten: Ist Lothar Torgau tatsächlich an einer Rauchgasvergiftung – also durch Kohlenmonoxid – gestorben? Oder hat etwas anderes seinen Tod verursacht, zum Beispiel eine Vergiftung mit dem Zopiclon-haltigen Medikament? Lag er vielleicht bereits im Sterben, als sich der Schwelbrand ausbreitete?

Mein Kollege Dr. Lilienthal und ich führen die Obduktion durch. Wir stellen die typischen äußeren und inneren Befunde einer Kohlenmonoxid-Vergiftung fest, außerdem eine krankhafte Herzvergrößerung und eine massive Verfettung der Leber. Doch keine dieser beiden Organveränderungen ist für sich allein genommen ursächlich für Torgaus Tod.

Die toxikologischen Untersuchungen ergeben, dass Torgau am Vorabend eine fünffache Überdosis des Zopiclon-haltigen Schlafmittels zu sich genommen hat: fünf der acht Tabletten aus dem Blister, den die Kriminalkommissare auf dem Tisch in seiner Zelle sichergestellt haben.

Aber die erheblichen Mengen an Rußpartikeln in seiner Lunge beweisen, dass das Medikament keineswegs zu einem frühzeitigen Atemstillstand geführt hat. In seiner durch das Schlafmittel induzierten Bewusstlosigkeit hat Torgau vielmehr den stark kohlenmonoxidhaltigen Rauch eingeatmet, den er durch den Schwelbrand erzeugt hat, um sich das Leben zu nehmen. Der Kohlenmonoxidgehalt in seinem Herzblut beträgt 49 Prozent – genug, um einen konstitutionell geschwächten Menschen wie ihn zu töten.

Der Eintritt des Todes«, heißt es daher abschließend in unserem Sektionsgutachten, *»lässt sich als Folge der Aufnahme einer größeren Menge des giftig wirkenden Gases Kohlenmonoxid bei zeitnaher Aufnahme einer erhöhten Zopiclon-Dosis erklären.«*

Zwei Lehren lassen sich aus diesem bizarren »Zahnpasta-Suizid« ziehen.

Erstens: Man kann in Menschen nie wirklich hineinschauen – während das erfahrene JVA-Personal überzeugt war, dass sich Lothar Torgau nie geschlagen geben würde, hatte der innerlich bereits kapituliert.

Und zweitens: Ein Mensch, der fest entschlossen ist, sein Leben zu beenden, wird praktisch immer einen Weg finden, um seine Absicht in die Tat umzusetzen. Auch unter staatlicher Kontrolle und behördlicher Aufsicht.

Finales Barbecue

Nur mit vollkommener Ahnungslosigkeit lässt sich wohl erklären, dass ein 35-jähriger Mann in Berlin-Wedding das Liebesnest für sich selbst und seine zwei Jahre ältere Freundin ausgerechnet mit einem Holzkohlengrill etwas lauschiger machen wollte.

Der zur Untermiete lebende Lagerarbeiter hatte im Sommer 2007 auf dem Balkon mit seiner Freundin und weiteren Gästen seinen Geburtstag gefeiert und dabei Steaks und Würste auf dem Grill zubereitet. Es war eine eher kühle Sommernacht, und so endete die Party relativ früh. Die Gäste gingen nach Hause, das Paar zog sich in das Zimmer des Jubilars zurück – und nahm die gusseiserne Grillschale voll glühender Holzkohle mit hinein. Die beiden gingen zu Bett, die Grillschale unmittelbar neben sich – schließlich wollte man es schön gemütlich haben. Und zweifellos wurde es auch gemütlich warm in dem Zimmer der beiden Liebenden, zumal Fenster und Balkontür fest geschlossen waren.

Der Hauptmieter der Wohnung verreiste am nächsten Vormittag, ohne sich zu verabschieden – er nahm an, dass sein Untermieter nach der abendlichen Feier ausschlafen wollte. Erst Tage später, als der Lagerarbeiter nach dem Wochenende nicht zur Arbeit erschien, wurden er und seine Freundin vermisst. Sein Vorgesetzter versuchte vergeblich, ihn telefonisch zu erreichen; Freunde klingelten ergebnislos an der Wohnungstür; schließlich wurde eine Vermisstenanzeige aufgegeben.

Die Streifenbeamten fanden das Paar leblos im Bett, beide unbekleidet, ohne äußere Verletzungen, dafür aber mit den charakteristischen kirschroten Leichenflecken. Im Zimmer war kein Brand- oder Gasgeruch feststellbar, doch die Grillschale mit erkalteten Resten von Holzkohlebriketts und reichlich Asche sprach auch so eine deutliche Sprache. Bei dem Mann, der in Bauchlage quer über dem Bett lag, stellten die Polizisten außerdem Stuhlabgang fest – ein weiteres typisches Zeichen für eine über mehrere Stunden ablaufende Kohlenmonoxid-Vergiftung.

Als die beiden drei Tage nach ihrer Auffindung bei uns im Institut für Rechtsmedizin obduziert wurden, wandelte sich die Vermutung rasch zu Gewissheit: Der Mann wies eine Kohlenmonoxid-Konzentration im Herzblut von über 68 Prozent auf, bei der Frau lag der Wert nur unwesentlich niedriger. Überdies stellten wir die gesamte Palette der für diese Vergiftung typischen Obduktionsbefunde fest.

Im Rahmen der kriminalpolizeilichen Ermittlung wurde auch überprüft, ob es sich tatsächlich um einen Unglücksfall handelte oder ob das Paar sich absichtlich das Leben genommen hatte. Doch für einen – gemeinschaftlichen oder erweiterten – Suizid gab es in diesem Fall keinerlei Anhaltspunkte. Weder wurde ein Abschiedsbrief gefunden, noch hatten der Mann oder seine Gefährtin an Depressionen gelitten oder irgendwelche Schicksalsschläge erlebt, die ein Motiv geboten hätten. Im Gegenteil: Die Freunde von der Geburtstagsfeier und der Hauptmieter schilderten das Paar als unbekümmert und lebensfroh. Leider etwas zu unbekümmert, ließe sich hinzufügen, was den Umgang mit Holzkohle und offenem Feuer in geschlossenen Räumen angeht.

Weniger offensichtlich war die Motivlage in einem weiteren Fall, der sich im Juli 2007 im Berliner Norden ereignete ...

Autogrill

Am Montagmorgen sieben Uhr früh nimmt der Gabelstaplerfahrer Kurt Möhring seine Arbeit auf einem Gewerbehof im äußersten Berliner Norden auf. Er stapelt leere Euro-Paletten in einer Halle am Rand des weitläufigen Geländes. Dabei fällt ihm der betagte Opel Vectra auf, der neben der Halle zwischen zwei rostigen Containern steht. Kurt Möhring ist sich sicher, dass der Wagen dort am Freitag noch nicht gestanden hat. Aus der Entfernung kann er die Umrisse von zwei Personen ausmachen, die allem Anschein nach auf dem Fahrer- und dem Beifahrersitz schlafen. Das Ganze kommt ihm merkwürdig vor. Er spürt den Impuls, sich den Opel näher anzusehen. Aber er will die beiden nicht wecken.

Erst in seiner Mittagspause siegt Möhrings Neugierde. Er geht zu den alten Containern hinüber, umrundet den Wagen und späht hinein.

Auf den Vordersitzen, deren Rückenlehnen in Ruheposition gestellt sind, liegen ein Mann und eine Frau. Beide sind um die vierzig, stark übergewichtig und mit Jeans und Anorak bekleidet. Jeder von ihnen hält ein Plüschtier im rechten Arm. Es sieht aus, als ob sie tief und fest schliefen. Durch die stark verschmutzten Seitenscheiben kann Möhring kaum Einzelheiten erkennen. Aber irgendetwas sagt ihm, dass das seltsam starre Paar in dem Opel Vectra nicht mehr am Leben ist. Er rennt in die Halle zurück und ruft die Polizei an.

Kriminaloberkommissarin Sarah Lichter und Kriminalkommissar Leo Sonntag treffen am Nachmittag desselben Tages auf dem Gewerbehof ein. Ein kriminaltechnisches Team hat den Wagen bereits geöffnet, ein Arzt hat den Tod beider Personen im Wagen festgestellt.

Alle vier Türen des Opel Vectra waren von innen verschlossen. Am Schloss der Beifahrertür finden sich auffällige Einbruchsspuren.

»Das war kein Profi«, sagt Leo Sonntag.

Das Innere des Wagens ist noch immer vom Gestank nach Exkrementen und Erbrochenem erfüllt, vermischt mit dem Geruch kalter Asche.

»Ich glaub's nicht«, murmelt Sarah Lichter. »Die haben doch nicht etwa in dieser Rostlaube gegrillt?«

Im Fußraum vor den beiden Toten stehen nicht weniger als drei sogenannte Instantgrills, wie man sie in jedem Baumarkt für ein paar Euro pro Stück kaufen kann: Aluminiumschalen mit Grillgitter, die laut Verpackungsaufschrift mit jeweils 500 Gramm leichtentzündlichen Grillkohlenbriketts gefüllt waren. Zwei der Instantgrills stehen im Fußraum vor dem männlichen Toten, der dritte zu Füßen der Frau.

»Grillbare Nahrungsmittel haben wir weder im Fahrzeug noch in der Umgebung gefunden«, berichtet einer der Spurensicherer. »Aber der Brandgeruch und die Sengspuren vorne auf den Bodenmatten lassen vermuten, dass die Instantgrills im Wagen betrieben worden sind.«

Er zeigt Kommissar Sonntag die angeschmorten Matten.

»*Brenndauer: zirka 1 Stunde*«, liest die Oberkommissarin von der Verpackung eines Instantgrills ab, die auf der Rückbank des Opels liegt.

Auch ein Rucksack konnte im Fond des Wagens sichergestellt worden. Neben dem Schraubenzieher, mit dem die Beifahrertür höchstwahrscheinlich aufgebrochen worden ist, enthält er persönliche Dokumente der beiden Toten.

Laut ihren Personalausweisen heißt der Mann Francis Krapottke, ist 37 Jahre alt und im Ruhrgebiet wohnhaft. Die Frau ist fünf Jahre älter als er, heißt Susan Heidenbacher und ist in Stuttgart gemeldet. Beide tragen billige Kleidung und machen einen ungepflegten Eindruck.

Den erfahrenen Kripobeamten entgeht nicht, dass die Toten deutliche Merkmale einer Kohlenmonoxid-Vergiftung aufweisen. Ihre Körper sind mit teils hell-, teils dunkelroten Leichenflecken bedeckt, die Fingernagelbetten sind hellrötlich verfärbt. Francis Krapottkes Jeans ist im Schritt- und Gesäßbereich durch Urin und Kot verschmutzt. Zeichen äußerer Gewalteinwirkung finden die beiden Kriminalkommissare hingegen nicht.

»Warum und seit wann haben sich die beiden hier in Berlin aufgehalten?«, überlegt die Oberkommissarin. »Wieso sind sie viele hundert Kilometer weit angereist, um sich ausgerechnet auf diesem Gewerbehof zu treffen und ein schrottreifes Fahrzeug aufzubrechen?«

Ihr Kollege zuckt mit den Schultern. »Gute Frage«, gibt er zurück.

Dagegen ist der Halter des Fahrzeugs, in dem Francis Krapottke und Susan Heidenbacher umgekommen sind, rasch ermittelt. Es handelt sich um einen 33-jährigen Gelegenheitsarbeiter namens Justin Siebert. Der Mann wohnt in einer Mietwohnung ganz in der Nähe des Gewerbehofs. Und er wirkt ehrlich erschüttert, als ihn die Kriminaloberkommissarin am nächsten Tag in ihrer Dienststelle befragt.

»Ich habe im Supermarkt am Freitag einen Aushang gemacht, um den Wagen zum Verkauf anzubieten«, erklärt Justin Siebert. »Er hat keine Zulassung mehr, deshalb habe ich ihn auf dem Gewerbehof abgestellt. Ich konnte doch nicht ahnen, was diese armen Irren anstellen würden!«

Ob er Francis Kapottke oder Susan Heidenbacher kenne, will Sarah Lichter noch von ihm wissen. Justin Siebert wirft nur einen kurzen Blick auf die Fotografien der beiden Toten und schüttelt energisch den Kopf.

»Nie gesehen«, beteuert er.

Die Ermittler überprüfen seine Angaben und stellen fest, dass Justin Siebert in der Tat am Freitagabend eine Verkaufsofferte am Schwarzen Brett in einem nahe gelegenen Supermarkt plaziert hat. Irgendwelche Verbindungen zwischen ihm und den beiden Ortsfremden, die in seinem Auto ums Leben gekommen sind, finden sie dagegen nicht.

Überhaupt scheint niemand Francis Krapottke oder Susan Heidenbacher in den letzten Tagen vor ihrem Tod bemerkt zu haben, weder auf dem Gewerbehof noch in der Umgebung. Rückfragen bei der Kripo in Stuttgart und Recklinghausen, wo die beiden gemeldet waren, erbringen gleichfalls keine verwertbaren Ergebnisse. Offenbar waren beide Einzelgänger, die am Rand der Gesellschaft lebten und von niemandem vermisst wurden.

Der zuständige Staatsanwalt schließt sich der Empfehlung von

Oberkommissarin Sarah Lichter an, die beiden Leichen zu obduzieren.

Drei Tage nach ihrer Auffindung liegen die Körper von Susan Heidenbacher und Francis Krapottke bei uns im rechtsmedizinischen Institut auf den Seziertischen. Beide sind stark fettleibig und weisen bereits erste Zeichen von Leichenfäulnis auf: Die Bauchhaut ist grünlich verfärbt, und stellenweise löst sich die Oberhaut blasig ab.

Die Obduktion erbringt das erwartete Ergebnis: Sowohl das flüssige, kirschrote Leichenblut im Körperinnern als auch die akute Blutstauung der Organe und die lachsrot verfärbte Muskulatur deuten unmissverständlich auf eine Vergiftung durch Kohlenmonoxid hin. Allerletzte Zweifel beseitigt die chemisch-toxikologische Untersuchung: Francis Krapottke weist einen Kohlenmonoxid-Wert von 74 Prozent im Herzblut auf, Susan Heidenbacher lediglich ein Prozent weniger. Anzeichen für schwerwiegende vorherige Erkrankungen finden sich nicht.

Die beiden Kommissare waren während der gesamten Obduktion anwesend – offenbar lassen ihnen die rätselhaften Todesumstände keine Ruhe.

»Wenn du mich fragst«, sagt Leo Sonntag anschließend zu seiner Kollegin, »dann sind die beiden gezielt nach Berlin gekommen, um sich hier zusammen das Leben zu nehmen. Sie haben die Instantgrills gekauft, um sich damit umzubringen, dann haben sie ein Auto gesucht, das sie unbemerkt aufbrechen konnten, und sind zufällig auf den Opel im Gewerbehof gestoßen.«

Sarah Lichter sieht ihn nachdenklich an. »Einen Abschiedsbrief haben wir nicht gefunden«, antwortet sie, »aber trotzdem sieht auch für mich alles nach gezieltem gemeinschaftlichem Suizid aus.«

»Die drei Instantgrills haben sie jedenfalls nicht gekauft, um sich Steaks zu grillen«, führt Leo Sonntag weiter aus, »und bestimmt haben sie die Dinger auch nicht in Gang gesetzt, um sich im Auto zu wärmen. Denn erstens war es das ganze Wochenende über sommerlich warm, und zweitens hätten sie es mit drei qualmenden Grills im Wagen vor lauter Rauch schon nach kürzester Zeit nicht mehr ausgehalten.«

»Vielleicht haben sie ja die Grills draußen angezündet und erst später, als die Briketts nur noch glühten, mit ins Auto genommen?«, überlegt Sarah Lichter.

»Kann auch nicht sein«, entgegnet ihr Kollege prompt. »Hast du schon mal versucht, so eine Aluschale voll glühender Kohle anzufassen? Du würdest dir fürchterlich die Finger verbrennen – und die beiden hatten nicht mal eine Brandblase an den Händen.«

»Okay, schließen wir die Akte«, sagt die Hauptkommissarin. »Auch die Schlafposition der beiden mit den Kuscheltieren im Arm lässt eigentlich nur einen Schluss zu: Sie wollten zusammen aus dem Leben scheiden – aus welchen persönlichen Gründen auch immer.«

Hundertprozentig zufrieden sind die beiden Kommissare nicht mit ihrem Ermittlungsergebnis, wie immer, wenn bei einem Suizid kein Abschiedsbrief und – viel schlimmer – kein Motiv zu finden ist. Aber weder für einen Unglücksfall noch für Fremdeinwirkung gibt es irgendwelche Anzeichen. So bleibt nach dem logischen Ausschlussverfahren nur eine mögliche Erklärung übrig: gemeinschaftlicher Suizid. Beide haben gemeinsam beschlossen, ihr Leben zu beenden, und diesen Entschluss zusammen in die Tat umgesetzt.

Susan Heidenbacher und Francis Krapottke sahen zwar nicht gerade wie typische Internet-Freaks aus; dennoch könnte es durchaus sein, dass ihr gemeinsamer Suizid von einem makabren Trend inspiriert wurde, der in den letzten Jahren aus Asien nach Europa geschwappt ist: der virtuellen Verabredung zur »sanften« Selbsttötung mittels Holzkohlengrill.

Komm, süßer Tod

Bis zum Beginn ihrer Pubertät ist Daphne Klügler ein heiteres Mädchen, das gern und viel lacht. Mit 14 Jahren beginnt sie sich schlagartig zu verändern. Sie kleidet sich schwarz, schminkt sich kalkweiß und verlässt nur noch bei Dunkelheit das Haus. Sie hört stundenlang seltsame Musik, die für ihre besorgten Eltern wie Klagegesänge aus der Geisterwelt klingt. In der Schule wird sie gemobbt, doch im Internet findet sie Gleichgesinnte, mit denen sie ganze Nächte hindurch chattet.

Als Daphne 16 Jahre alt ist, findet ihre Mutter sie mit aufgeschnittenen Pulsadern in der Badewanne. Zwei Jahre später versucht die junge Frau, sich mit Schlaftabletten das Leben zu nehmen. Die tief beunruhigten Eltern wissen sich keinen Rat mehr. Sie überreden ihre Tochter, sich psychiatrisch untersuchen zu lassen. Der behandelnde Arzt diagnostiziert eine schwere Depression.

Daphne Klügler zieht in ein betreutes Wohnheim für psychisch Kranke in der Nähe ihrer Heimatstadt Dresden. Nach einigen Monaten glauben ihre Betreuer, dass die junge Frau auf einem guten Weg sei. Nach wie vor verbringt sie viel Zeit an ihrem Notebook, aber zumindest chattet sie nicht mehr Tag und Nacht mit ihren Internet-Freundinnen.

Eines Morgens im August warten ihre Therapeutin und die Mitpatienten vergeblich auf Daphne. Wie an jedem Montag findet in dem Wohnheim eine Gruppensitzung statt. Doch zum ersten Mal bleibt Daphne Klüglers Platz leer.

Die Betreuer schauen im Zimmer der jungen Frau nach und stellen fest, dass sie offensichtlich das Weite gesucht hat. Ihr Rucksack, etliche Kleidungsstücke und ihr Handy fehlen. Auf dem Nachttisch finden sie schließlich einen handgeschriebenen kurzen Brief, in dem Daphne Klügler ankündigt, sich das Leben zu nehmen.

Der Leiter des Wohnheims meldet die psychisch kranke junge Frau bei der Polizei als vermisst, und der zuständige Kriminaloberkommissar Achim Herder schreibt sie umgehend zur Fahndung aus. Noch am selben Tag können die Ermittler Daphne Klüglers Handy orten. Anhand der GPS-Daten stellen sie fest, dass sich die Vermisste im niedersächsischen Emsland aufhält. Doch kurz darauf erlischt das GPS-Signal.

Die Dresdner Kripo arbeitet eng mit ihren niedersächsischen Kollegen zusammen. In einer großangelegten Suchaktion durchkämmen Hunderte von Polizisten und Feuerwehrleuten das dünn besiedelte Waldgebiet, in dem Daphne Klüglers Handy zuletzt geortet worden ist. Doch obwohl zusätzlich ein Hubschrauber eingesetzt wird, bleibt die Suche zunächst erfolglos.

Weder die Eltern der jungen Frau noch ihre Betreuer im Wohnheim können sich erklären, weshalb Daphne Klügler ausgerechnet nach Niedersachsen gefahren ist. Oberkommissar Herder stellt ihr Notebook sicher, aber die Auswertung der Daten braucht Zeit – und die läuft den Fahndern gerade davon.

Fieberhaft sucht die niedersächsische Polizei weiter das unübersichtliche Gebiet nach der Vermissten ab. In den frühen Abendstunden des folgenden Tages machen dann zwei Polizeibeamte in einem Waldstück eine grausige Entdeckung.

Hinter aufgestapelten Baumstämmen halb verborgen steht ein Igluzelt im Unterholz. Es ist mit einer zusätzlichen Plastikplane abgedichtet, die mit schwarzem Isolierband fixiert worden ist.

Vorsichtig nähern sich die Streifenbeamten. Nun fällt ihnen auch der Geruch nach kaltem Rauch auf, der aus dem Innern des Zeltes zu dringen scheint.

»Polizei!«, ruft einer von ihnen. »Ist da jemand im Zelt?«

Keine Antwort. Behutsam entfernen sie einen Streifen Isolierband, ziehen die Plane auseinander und öffnen den Reißverschluss am Zelt. Mit einer Taschenlampe leuchten sie in die düstere Behausung hinein. Was sie zu sehen bekommen, übertrifft ihre schlimmsten Befürchtungen.

In dem kleinen Igluzelt liegen drei junge Frauen, alle offenkundig tot. Zwischen ihnen auf dem Boden stehen drei Instantgrills. Die Kohlenbriketts in den Aluschalen sind weitgehend zu Asche verglüht.

Die weiteren Ermittlungen ergeben, dass es sich bei den drei Toten um Daphne Klügler und zwei unwesentlich jüngere Frauen handelt. Eine von ihnen stammt aus einem Dorf ganz in der Nähe des Geschehensortes, die andere ist aus dem Allgäu angereist. Ebenso wie Daphne Klügler haben auch ihre Gefährtinnen Abschiedsbriefe hinterlassen, die im Igluzelt sichergestellt werden.

Die Obduktion wird wenige Tage später von meinen Kollegen in Niedersachsen durchgeführt. Dabei stellt sich heraus, dass die drei jungen Frauen zweifelsfrei an einer Kohlenmonoxid-Vergiftung gestorben sind. Bei der Auswertung ihrer Computer und Handys schütteln Oberkommissar Achim Herder und seine Kollegen mehr als einmal ungläubig die Köpfe. Offenbar haben sich die drei Mädchen in einem »Selbstmord-Forum« im Internet kennengelernt. Dort geben sich unzählige todessüchtige User detaillierte Ratschläge für den »perfekten Suizid«. Monatelang haben Daphne und ihre Freundinnen die Vor- und Nachteile aller erdenklichen Suizidarten eifrig mitdiskutiert.

»Für Kohlenmonoxid als Tötungsgift sprechen hauptsächlich drei gute Gründe«, doziert ein Forums-»Experte« in makaber sachlichem Tonfall. *»1. seine leichte Verfügbarkeit, 2. die ausbleibenden Nebenwirkungen, 3. seine schnelle Wirksamkeit.«* Und der *»beste Weg, um eine tödliche Kohlenmonoxid-Konzentration zu erzeugen«*, so führt er weiter aus, sei *»ein Holzkohlegrill, den man in einen gut isolierten Raum stellt. Man zündet den Grill an und wartet außerhalb des Raums, bis die Kohle schön goldgelb glüht. Erst dann begibt man sich in den Raum und macht die Tür hinter sich luftdicht zu.«* Allem Anschein nach, erklärt Oberkommissar Herder den schockierten Eltern, haben Daphne Klügler und ihre Gefährtinnen diese Anweisung hundertprozentig befolgt.

Gruppensuizide sind seit der Jahrtausendwende eine regelrechte Mode unter depressiven jungen Leuten rund um den
Erdball. Menschen, die sich vorher nie im Leben gesehen haben, verabreden sich via Internet zum gemeinsamen Sterben.
Ein großer Teil von ihnen greift auf die »Holzkohlengrill«-
Methode zurück, die 1998 von einer Managerin aus Hongkong
»erfunden« wurde. Die Frau verlor während einer wirtschaftlichen Flaute ihren Job und beschloss, sich das Leben zu nehmen. Sie stöberte in Suizidratgebern, ohne eine ihr genehme
Selbsttötungstechnik zu finden. Daraufhin kreierte sie die
»Holzkohlengrill«-Methode, die sie in ihrem Abschiedsbrief
minutiös beschrieb.
Die Medien stürzten sich auf die Story und hoben immer wieder hervor, wie einfach umzusetzen und schmerzfrei die Methode sei – mit der Folge, dass die Kohlenmonoxid-Vergiftung
mittlerweile in asiatischen Ländern nach dem Erhängen die
zweithäufigste Suizidmethode darstellt.

In einigen asiatischen Ländern, etwa in Singapur, treibt die Gefahr des Kohlenmonoxid-Suizids mittels Grillkohle zum Teil
sonderbare Blüten. So ist es gesetzlich vorgeschrieben, dass die
Kassierer in singapurischen Supermärkten den Verkauf von
Grillkohle verweigern, wenn ein Kunde nicht zusätzlich grillbare Lebensmittel erwirbt. Stattdessen erhalten solche Kunden
einen Flyer, der sie über Kontaktdaten von Hilfsorganisationen
für suizidgefährdete Menschen informiert.
Diese Maßnahme ist sicherlich gut gemeint; dass sie zu einem
echten Rückgang der Suizide insgesamt oder zumindest der
Holzkohle-Suizide führt, ist meines Wissens nicht belegt. Wer
plant, sich mittels Grillkohle das Leben zu nehmen, braucht
schließlich nur eine Packung Grillwürstchen dazuzukaufen,
um sein Vorhaben zu verschleiern …

Der Kohlenmonoxid-Suizid mittels Grillkohle wird in Rechts-
medizinerkreisen mittlerweile die »asiatische Methode« ge-

nannt. Durch das Internet ist die makabre Mode auch nach Europa herübergeschwappt. Mit der Folge, dass seit einigen Jahren auch hierzulande ein bis drei Prozent aller Suizide mittels Holzkohlengrill verübt werden – mit steigender Tendenz. Wie überhaupt die Suizidrate in Deutschland – entgegen einem Abwärtstrend während der letzten zehn Jahre – wieder zunimmt.

In Deutschland nahmen sich im Jahr 2010 knapp 7500 Männer und etwas mehr als 2500 Frauen das Leben; 80 bis 90 Prozent der Betroffenen waren nachweislich psychisch erkrankt. Mit etwa 10 000 Suizidtoten sind in Deutschland 2010 knapp dreimal mehr Menschen durch Suizide als durch Verkehrsunfälle gestorben.

Eine traurige Bilanz.

Der Internet-Lover

Ein Schrei reißt Diana Krüger aus dem Schlaf. Die ältere Dame lauscht beunruhigt nach draußen.

Sie wohnt im Schallerweg, einer beschaulichen Nebenstraße im Berliner Stadtteil Wilmersdorf. Manchmal wird sie in der Nacht durch Betrunkene geweckt, die sich von der nahe gelegenen Kneipe *Zum Falken* auf den Heimweg machen. Aber dieser Schrei klang nicht wie das Gegröle eines bierseligen Zechers. Es war eindeutig ein Schmerzensschrei.

Die Leuchtziffern ihres Weckers zeigen 01:08 Uhr. Diana Krüger wirft die Bettdecke zurück und tappt durch ihre dunkle Wohnung im vierten Stock. Vom Wohnzimmerfenster aus kann sie gerade noch sehen, wie vom Bürgersteig gegenüber ein Mann auf die Fahrbahn taumelt.

»Du Schwein, du Mörder!«, ruft er mit schmerzverzerrter Stimme aus.

Auf der Straße weiter links nimmt sie einen Schatten wahr, der sich mit raschen Schritten aus ihrem Blickfeld entfernt. Die nächtliche Szenerie wird von den Straßenlaternen nur spärlich beleuchtet. Und im nächsten Augenblick hat der dunkle Park, der an der Straßenecke anfängt, die Silhouette vollends verschluckt.

Von rechts kommt ein Taxi herangefahren. Der Mann taumelt noch weiter auf die Fahrbahn und fuchtelt mit den Armen. Offenbar versucht er, das Taxi anzuhalten. Aber der Fahrer bremst nur kurz ab, fährt an dem Mann vorbei und gibt wieder Gas.

Wahrscheinlich hat er geglaubt, einen Betrunkenen vor sich zu sehen, sagt sich Diana Krüger. Doch der Mann da unten wirkt nicht betrunken. Er ist allem Anschein nach schwer verletzt.

»Hilfe!«, schreit er und wankt gegen ein geparktes Auto. Er

sackt mit dem Oberkörper auf die Motorhaube und bleibt reglos liegen. Dann rappelt er sich noch einmal auf, macht einige weitere schwankende Schritte und bricht mitten auf der Straße zusammen.

Da hält Diana Krüger bereits ihr Telefon in der Hand und wählt den Notruf der Polizei. Auch wenn es ihr unglaublich vorkommt, sind gerade erst sechzig Sekunden vergangen, seit sie durch den Schrei aufgeweckt worden ist.

Nur wenige Minuten später treffen eine Zivilstreife der Polizei und ein Notarztwagen ein. Neben dem reglosen Körper auf der Fahrbahn kniet mittlerweile ein weiterer Mann: Arno Kistner, der Wirt der Gaststätte *Zum Falken*. Er hat ebenfalls beobachtet, wie der Mann auf der Straße zusammengebrochen ist, und fast zeitgleich mit Diana Krüger die Polizei alarmiert. In den umliegenden Häusern sind nun etliche Fenster erleuchtet. Weitere Polizeiwagen fahren vor. Die Dunkelheit wird von zuckendem Blaulicht durchschnitten. Der Notarzt kauert neben dem Verletzten auf der Fahrbahn. Der Mann hat eine Stichverletzung im Unterbauch und liegt in einer Lache aus Blut. Er stöhnt und röchelt, ist jedoch nicht ansprechbar.

Aus einem der Mehrfamilienhäuser in der Nachbarschaft kommt eine Frau im Morgenmantel herbeigeeilt. Sie stellt sich als Christa Hunold vor und erklärt, dass sie durch ihr Schlafzimmerfenster alles mit angesehen habe. Insgesamt vier Zeugen alarmieren in dieser Novembernacht zwischen 01:09 und 01:11 Uhr die Notrufzentralen von Polizei und Feuerwehr.

Kurz darauf treffen Kriminalhauptkommissar Paul Haack und Kriminaloberkommissar Stefan Gartner von der Mordkommission sowie ein KTU-Team (Kriminaltechnische Untersuchung) ein. Uniformierte Polizisten sperren den Tatort mit Flatterband ab. Einer der Zivilpolizisten zeigt den Kriminalkommissaren das Messer, das im Rinnstein zwischen zwei parkenden Autos liegt. Ein Stahlmesser mit 18 Zentimeter langer Klinge, wie es Metzger verwenden. Die Klinge ist mit frischem Blut beschmiert. Vom Fundort führt eine Blutspur zu der Stelle, an der der Verletzte zusammengebrochen ist.

»Vermutlich die Tatwaffe«, stellt Kriminalhauptkommissar Haack fest, der die Ermittlungen leitet.

Sein Kollege Gartner durchsucht die Geldbörse, die der Geschädigte bei sich trug. Für deren Inhalt hat sich der Täter offenbar nicht interessiert. Sie enthält einige Geldscheine, Kreditkarten und Ausweispapiere. Der Mann heißt Christoph Kästner, ist 47 Jahre alt und wohnt im Schallerweg Nummer 11, nur wenige Schritte vom Tatort entfernt.

Um kurz nach halb zwei fährt der Notarztwagen den Schwerverletzten mit Sirene und Blaulicht zur nächstgelegenen Klinik. Christoph Kästner ist nach wie vor nicht bei Bewusstsein. Seine Überlebenschancen sind nach Angaben des Notarztes sehr schlecht.

Die Ermittler machen sich noch in der Nacht an die Befragung der Zeugen. Insgesamt sechs Nachbarn haben von den umliegenden Fenstern aus beobachtet, wie Christoph Kästner auf die Straße getaumelt kam und »Du Schwein, du Mörder!« rief. Übereinstimmend schildern sie, wie er vergeblich versuchte, das Taxi zu stoppen, und nach wenigen Schritten zusammenbrach.

Auch den Schmerzensschrei davor haben alle Zeugen wahrgenommen. Zwei von ihnen erwähnen außerdem, dass dem Schrei möglicherweise ein kurzer, lautstarker Wortwechsel vorangegangen sei. Doch niemand von ihnen hat beobachtet, wie Kästner niedergestochen wurde. Niemand vermag den Täter zu beschreiben. Auch Diana Krüger kann lediglich zu Protokoll geben, dass sie einen Schatten wahrgenommen habe, der in Richtung Park verschwunden sei.

Die Ermittler verschaffen sich Zutritt zu Christoph Kästners Einzimmerapartment im Schallerweg 11. Während sie die Wohnung durchsuchen, erhalten sie einen Anruf aus der Klinik: Eine sofortige Notoperation sei erfolglos geblieben. Kästner sei um drei Uhr im Operationssaal verstorben, ohne noch einmal das Bewusstsein erlangt zu haben. Mutmaßliche Todesursache: Verbluten aus Bauchstichverletzung.

»Für mich sieht das nach Mord aus«, sagt Kriminaloberkommissar Gartner zu seinem Kollegen. »Der Täter hat Kästner drüben beim Park aufgelauert und ihn niedergestochen.«

»Vielleicht gab es ja auch einen Streit zwischen den beiden«, gibt Hauptkommissar Haack zu bedenken. »Immerhin wollen mehrere Zeugen eine lautstarke Auseinandersetzung gehört haben.«

»Und die anderen Zeugen«, wendet Gartner ein, »haben nichts dergleichen gehört.«

Was bedeutet, dass zunächst einmal in alle Richtungen ermittelt werden muss. Eine Beziehungstat aus Eifersucht oder enttäuschter Liebe kommt prinzipiell ebenso in Frage wie eine ungewollte Eskalation bei einem Handgemenge. Nur Raubmord scheidet offenkundig aus. Kästners Geldbörse hat der Täter jedenfalls nicht angerührt.

Die Untersuchung der Wohnung des Toten bringt zunächst keinerlei Aufschluss. Christoph Kästner war offenbar ein ordentlicher Mensch. Der Verstorbene war verheiratet und lebte seit einem Jahr von seiner Frau und den beiden gemeinsamen Kindern getrennt. Er war Ingenieur und bei der Deutschen Bahn am Potsdamer Platz beschäftigt. In seiner Freizeit spielte er Theater und trat mit einer Schauspieltruppe auf. Allem Anschein nach lebte Christoph Kästner in geordneten Verhältnissen. Bis der Unbekannte ihm mitten in der Nacht das Messer in den Bauch stieß.

Natürlich kann es sich bei dem Täter auch um einen wahllos mordenden Psychopathen handeln. Auf den ersten Blick weist der Fall erschreckende Parallelen zu einem Mord auf, der 2001 verübt und niemals aufgeklärt wurde. Dieser Fall ereignete sich gleichfalls im Berliner Stadtteil Wilmersdorf, nur einige hundert Meter vom jetzigen Tatort entfernt. Aber die erfahrenen Ermittler wissen, dass derlei Zufallsmorde in Kriminalromanen weit häufiger vorkommen als in Wirklichkeit. Die überwältigende Mehrheit aller Gewaltverbrechen sind Beziehungstaten, und der Täter kommt fast immer aus dem direkten Umfeld des Opfers.

»Wir nehmen sein Notebook mit«, beschließt der Kriminalhauptkommissar. »Vielleicht findet die KTU auf der Festplatte brauchbare Hinweise.«

Am nächsten Morgen benachrichtigen die Ermittler Sandra Waldig-Kästner vom Tod ihres Ehemanns. Sie reagiert bestürzt und fassungslos. Christoph sei der friedfertigste Mensch auf der Welt gewesen, erklärt sie. Vor einem Jahr sei er aus der gemeinsamen Wohnung ausgezogen, aber ihre Beziehung sei weiterhin freundschaftlich gewesen. Zusammen hätten sie sich um ihre beiden Kinder gekümmert. Dass Christoph mit irgendjemandem in einen derartig eskalierenden Streit gerate, halte sie für vollkommen ausgeschlossen.

Die Ermittler haken nach: Ob es eine neue Frau in Kästners Leben gab, wollen sie von ihr wissen. Und ob Sandra Waldig-Kästner die Geliebte ihres Ehemannes kenne.

»Christoph hatte eine leidenschaftliche Fernbeziehung«, antwortet sie. »Elsa Borger, seine Jugendliebe.« Erst letztes Jahr sei er wieder mit Elsa in Kontakt gekommen, berichtet sie weiter. Er sei darüber sehr glücklich gewesen. Elsa Borger lebe allerdings in Madrid und sei mit einem Spanier verheiratet. »Sie wollte ihre beiden Kinder nicht aus der gewohnten Umgebung reißen, und genauso wenig wollte sich Christoph durch einen Umzug nach Madrid von seinen Kindern trennen. Soweit ich weiß, haben sich die beiden in den zurückliegenden Monaten nur ein einziges Mal getroffen. Aber sie haben jeden Tag telefoniert, sich Mails und SMS geschickt.«

»Und der Ehemann von Elsa Borger?«, fragt Kriminaloberkommissar Gartner. »Wie stand der zu der Beziehung zwischen Kästner und seiner Frau?«

Sandra Waldig-Kästner schüttelt den Kopf. »So genau weiß

ich das auch nicht. Aber soweit ich es mitbekommen habe, ist er wohl ziemlich eifersüchtig.«

Die Ermittler geben ein Foto des Toten an die Medien und bitten die Öffentlichkeit um Mithilfe. Dringend gesucht werden Zeugen der nächtlichen Bluttat, aber auch Personen, die Christoph Kästner am Vorabend gesehen haben. Vielleicht hat er ja seinen Mörder in einer Kneipe kennengelernt, und irgendjemand hat die beiden bemerkt. Doch der Aufruf erbringt keine verwertbaren Hinweise.

Weiteren Aufschluss über Kästners »leidenschaftliche Fernbeziehung« gewinnen die Ermittler durch die Untersuchung seines Notebooks. Auf der Festplatte finden sich Hunderte von Mails, die er an Elsa Borger geschickt und von ihr erhalten hat. Über viele Monate haben sich die beiden schwärmerische Mails geschrieben, in denen sie ihre Erlebnisse schilderten und einander ihre Liebe beteuerten. Doch ein halbes Jahr vor Kästners Tod brach der Schriftwechsel abrupt ab.

Ihr Mann Pablo sei durch Zufall auf ihre Mails gestoßen, schrieb Elsa in der letzten Nachricht, die Christoph Kästner auf seinem Notebook abgespeichert hat. Pablo sei furchtbar aufgebracht und gekränkt. Er bestehe darauf, dass sie die Beziehung zu dem ihm unbekannten Mann auf der Stelle beende – anderenfalls werde er sich von ihr scheiden lassen. Aus Angst, von ihren Kindern getrennt zu werden, habe sie eingewilligt.

Den beiden Kriminalkommissaren ist sofort klar, dass dies möglicherweise eine heiße Spur ist: Ein nicht unbeträchtlicher Teil aller Gewaltverbrechen wird von eifersüchtigen Ehemännern und ausgebooteten Liebhabern verübt.

»Vielleicht haben sich die beiden heimlich weiterhin geschrieben und miteinander telefoniert«, überlegt Oberkommissar Gartner. »Und als der spanische Ehemann gemerkt hat, dass ihn seine Frau immer noch mit ihrem deutschen Internet-Lover hintergeht, da sind bei ihm die Sicherungen durchgeknallt.«

Hauptkommissar Haack schaut ihn nachdenklich an. »So könnte es gewesen sein«, sagt er. »Aber zunächst einmal ist das nur ein vager Verdacht.«

Als Anhang zu ihren Mails hat Elsa Borger ihrem Berliner Freund auch mehrfach Fotos von ihrem Ehemann geschickt. Er heißt mit vollem Namen Pablo Raúl Bandera, ist 46 Jahre alt, schwarzhaarig und von bulliger, untersetzter Gestalt. Von Beruf ist er Techniker und arbeitet bei Seat in Madrid.

Die Kommissare lassen die Passagierlisten der Flugzeuge überprüfen, die in den Tagen vor Kästners Ermordung, von Madrid aus kommend, auf einem der Berliner Flughäfen gelandet sind. Wenig später liegt das Ergebnis vor: Pablo Bandera ist am Tag des Mordes, mit einem Billigflieger aus Madrid kommend, nachmittags auf dem Flughafen Berlin-Schönefeld gelandet. Tags darauf ist er gegen 12 Uhr mit derselben Linie nach Madrid zurückgeflogen. Das Ticket für Hin- und Rückflug hat er bereits im August über das Internet gebucht.

Damit beginnt sich der Tatverdacht gegen Pablo Bandera zu erhärten. Möglicherweise hat er den Mord an Christoph Kästner von langer Hand geplant.

Sofort werden mehrere Ermittler mit Kopien der Fotos losgeschickt. Nachbarn von Kästner, Kellner in nahe gelegenen Kneipen und Angestellte in umliegenden Ladengeschäften werden befragt, ob sie den Mann auf dem Lichtbild am Vortag gesehen haben. Doch keiner der Zeugen, die in der Nacht durch Kästners Schmerzensschrei aufgeschreckt worden waren, erkennt Pablo Bandera anhand des Fotos wieder. Auch Diana Krüger, die das unheimliche Geschehen vor ihrem Wohnhaus vom Fenster aus beobachtet hat, kann nur wiederholen, was sie bereits zu Protokoll gegeben hat: Sie habe eine Silhouette in Richtung Park davoneilen sehen. Aber das sei nur ein gesichtsloser Schatten gewesen.

Für einen Haftbefehl brauchen die Kommissare jedoch mehr als Pablo Banderas Namen auf der Flugpassagierliste. Auch wenn die Hin- und Rückflugdaten exakt zur Tatzeit passen. Mittlerweile wissen sie außerdem, dass Bandera am Flughafen gleich nach der Landung einen Mietwagen in Empfang genommen hat. Diesen grauen Ford Focus, den er ebenfalls Wochen vorher per Internet gebucht hatte, lieferte er tags darauf wieder bei der Flughafenfiliale des Kfz-Verleihers in Berlin-Schönefeld ab, bevor er den Flieger zurück nach Madrid bestieg. Doch die Ermittler müssen ihm nachweisen, dass er tatsächlich in den Wilmersdorfer Schallerweg gefahren ist, um dort Christoph Kästner aufzulauern und niederzustechen. Und dafür brauchen sie mindestens einen Zeugen, der Bandera in der Tatnacht oder kurz davor in der näheren Umgebung gesehen hat.

Beharrlich klappern die Ermittler Wohnungen und Läden in der Umgebung des Tatorts ab, und schließlich werden sie fündig. Ein Kassierer in einem Supermarkt an der nahe gelegenen Häberlinstraße erkennt den Spanier mit der Stirnglatze anhand des Computerfotos wieder. »Der Mann war am Freitag so um 19 Uhr herum hier«, gibt er zu Protokoll. »Ich erinnere mich genau an ihn. Er hat eine Tüte Chips, Getränke und noch ein paar Kleinigkeiten eingekauft. Und außerdem so ein Messer.« Der Verkäufer hält die flachen Hände nebeneinander, um die gewaltige Länge der Klinge anzudeuten.

Bei der Durchsuchung von Christoph Kästners Wohnung wurden auch Quittungen eines Internet-Cafés namens *Virtual Village* sichergestellt, das sich gleichfalls in Fußnähe zum Tatort befindet. Die Ermittler maßen diesen Belegen zunächst keine Bedeutung bei. Doch bei der weiteren Untersuchung des Notebooks stoßen die KTU-Spezialisten auf eine Textdatei mit kryptischem Inhalt – höchstwahrscheinlich die Zugangsdaten für einen Webmail-Account.

Nun brauchen die beiden Kommissare nur noch zwei und zwei zusammenzuzählen: Elsa Borger und Christoph Kästner hatten sich offenbar weiterhin Mails geschrieben, seit einem halben Jahr jedoch über anonyme Web-Accounts. Um keine Spuren auf ihren heimischen Computern zu hinterlassen, hatten sie diese Mails nur in öffentlichen Internet-Cafés gesendet und abgerufen.

Haack und Gartner fahren zum Internet-Café *Virtual Village* und legen ein Foto von Christoph Kästner vor.

Kevin Siebert, der Betreiber des Lokals, erkennt den schlaksigen, jungenhaft wirkenden Mann mit dem offenen Lächeln sofort wieder.

»Ein Stammkunde«, sagt er. »Kommt fast jeden Tag ein- oder zweimal und schreibt mindestens eine Stunde lang Mails. Dabei wirkt er immer total entspannt und gut drauf.« In den letzten zwei Tagen, fährt Kevin Siebert fort, sei der Kunde allerdings nicht hier gewesen. »Aber Freitagnacht so von Mitternacht bis eins hat er da drüben am PC gesessen. Und als er ging, sah er so richtig happy aus. Hatte wohl gerade per Mail wieder eine gute Nachricht bekommen.«

Haack und Gartner wechseln einen Blick. Allem Anschein nach kam Christoph Kästner direkt von seinem letzten digitalen Rendezvous mit Elsa Borger, als Bandera ihm vor seiner eigenen Haustür mit dem Messer auflauerte.

Der Kriminaloberkommissar loggt sich in den Webmail-Account von Christoph Kästner ein. In seiner letzten Mail an Elsa Borger erzählt Kästner von einem Auftritt mit seiner Theatergruppe am Abend. Er ist überschwenglicher Stimmung. Seine Mail endet mit einem feurigen Liebesschwur. Um 00:59:35 Uhr sendet er die Mail ab.

»Zehn Minuten später lag er schon verblutend auf der Straße«, sagt Haack zu seinem Kollegen. »Wie lange braucht man zu Fuß von hier zum Schallerweg 11?«

Sie beschließen, es sofort auszuprobieren. In der Nacht auf Samstag war es nicht besonders kalt, überlegen sie, und der Regen hat erst später eingesetzt. Also wird sich Kästner nicht sehr beeilt haben. Er war in beschwingter Stimmung und wird eher geschlendert als gerannt sein.

Vom *Virtual Village* bis zum Schallerweg 11 brauchen sie bei gemäßigter Gangart sieben Minuten.

»Er ist demnach gegen 01:07 hier angekommen«, sagt Gartner, als sie vor Kästners Haustür stehen. »Zwei Minuten später hat Frau Krüger schon den Feuerwehrnotruf alarmiert.«

»Da war gar keine Zeit für einen Wortwechsel oder ein Handgemenge«, folgert Hauptkommissar Haack. »Der Mörder muss sich sofort auf ihn gestürzt und ihm das Messer in den Bauch gerammt haben.«

Diese Vermutung wird durch den Befund der Obduktion gestützt, die mein Kollege Dr. Lilienthal und ich am Morgen nach dem Mord durchgeführt haben. Der Leichnam wies keinerlei Abwehrverletzungen an Händen und Unterarmen auf, wie sie bei einem vorausgehenden Kampf unvermeidlich wären.

Die Indizien überzeugen den zuständigen Oberstaatsanwalt, und sie überzeugen auch den Untersuchungsrichter: Bereits drei Tage nach der Bluttat erlässt das Amtsgericht Berlin-Tiergarten wegen dringenden Mordverdachts einen internationalen Haftbefehl gegen Pablo Bandera. Noch am selben Tag wird er an seinem Arbeitsplatz in Madrid verhaftet und im Gefängnis Madrid-Valdemoro in Auslieferungshaft genommen. Seit seiner Rückkehr von Berlin nach Madrid sind gerade einmal 48 Stunden vergangen.

Zwei Wochen darauf wird Bandera in die Untersuchungshaft nach Berlin-Moabit überführt und von den Kriminalkommissaren Haack und Gartner erstmals förmlich vernommen. Bandera räumt ohne weiteres ein, dass er nach Berlin geflogen und mit dem Mietwagen zu Christoph Kästners Adresse gefahren sei. Aber seine Absichten seien vollkommen harmlos gewesen. »Mir war klargeworden, dass meine Frau mich verlassen und unsere Kinder mitnehmen würde«, erklärt er mit Hilfe eines Dolmetschers. Deshalb sei er nach Berlin geflogen, und nur deshalb habe er diesen Flug im August schon vorsorglich gebucht. »Ich wollte mir die Stadt ansehen, in der meine Kinder künftig leben würden. Und ich wollte versuchen, mit dem Mann zu sprechen, der meine Familie zerstört hat.«

»Wenn Sie mit Kästner nur sprechen wollten«, hakt Haack nach, »wozu haben Sie dann kurz vor Ihrem Zusammentreffen ein Fleischermesser mit 18 Zentimeter langer Klinge gekauft?« Auch das könne er erklären, behauptet Bandera. Das Messer habe er erst gekauft, als er die Hoffnung schon aufgegeben habe, mit dem Deutschen sprechen zu können. Von Nachmittag bis Abend habe er immer wieder an Kästners Tür geklingelt, aber es habe niemand aufgemacht. Er habe stundenlang im Auto gewartet, sei zwischendurch spazieren gegangen und habe es dann wieder probiert. »Aber Kästner war nicht da, und irgendwann abends wurde mir klar, dass ich nicht mit ihm sprechen konnte.«

»Aber warum haben Sie dann das Messer gekauft?«, fragt Gartner. »Das ergibt doch keinen Sinn!«

Pablo Bandera wirkt tödlich beleidigt. Im Juli sei er schon einmal in Berlin gewesen und habe im Mietwagen übernachtet, erklärt er im Tonfall gekränkter Würde. Damals habe er sich nachts im Auto nicht sicher gefühlt, und daran habe er sich erinnert, als er sich im Supermarkt mit Proviant versorgt habe. Einzig aus diesem Grund habe er auch noch das Messer gekauft. »Eigentlich wäre mir ein Taschenmesser lieber gewesen«, behauptet er. »Aber in dem Laden gab es keine kleinen Messer zu kaufen.«

Haack und Gartner glauben ihm kein Wort. Seine Geschichte klingt von vorne bis hinten konstruiert. Doch um ihn des Mordes an Christoph Kästner zu überführen, müssen sie seine Version des Geschehens widerlegen. Also lassen ihn die Ermittler reden. Je detaillierter ein Beschuldigter seine Geschichte ausspinnt, desto größer ist die Chance, dass man ihm Ungereimtheiten und Widersprüche nachweisen kann.

Mit seiner Einkaufstüte, in der sich auch das Messer befand, erzählt Bandera weiter, sei er zum Mietwagen zurückgekehrt, den er schräg gegenüber von Kästners Haustür geparkt hatte. »Ich wusste nicht recht, wohin mit dem Messer«, behauptet er. »Ich hatte Angst, mich versehentlich damit zu verletzen, wenn ich in die Tüte greifen würde, um etwas von meinem Proviant herauszunehmen. Das Messer offen ins Auto zu legen schien mir auch nicht sicher. Eine Weile überlegte ich hin und her, bis ich auf die Idee kam, das Messer, in eine Zeitung eingewickelt, in die Innentasche meiner Jacke zu stecken.«

Die Geschichte wird immer bizarrer, denkt Gartner. »Und dort in Ihrer Jacke schien Ihnen das Messer also sicher?«, fragt er nach.

Der Spanier nickt. »Die Klinge war ja mit einer Plastikhülle versehen«, erklärt er. »Da ich das Messer zusätzlich in die Zeitung gewickelt hatte, konnte eigentlich nichts passieren.«

Abgesehen davon, dass sich das angeblich so gut gesicherte Messer in Kästners Bauch gebohrt hat, sagt sich der Hauptkommissar.

»Gegen Mitternacht wollte ich gerade losfahren, um mir einen Platz zum Übernachten zu suchen«, fährt Pablo Bandera fort. »Da ging die Haustür auf, an der ich so oft vergeblich geklingelt hatte, und ein Mann trat hinaus.« Er habe nicht gewusst, wie Christoph Kästner aussehe, aber er sei kurz entschlossen noch einmal ausgestiegen und dem Mann hinterhergelaufen. »Heißen Sie Bernhard?«, habe er den Mann gefragt, und der habe bejaht. »Weil ich nur wenig Deutsch kann«, erklärt Bandera weiter, »hatte ich mir vor meiner Reise nach Berlin einige Fragen auf Deutsch zurechtgelegt. »Kann ich Sie kurz sprechen?«, habe er weitergefragt. Kästner habe geantwortet, er müsse für eine Stunde noch mal weggehen, doch dann könnten sie miteinander reden. »Ich erklärte mich einverstanden«, behauptet Bandera, »und nach einer Stunde kam Kästner tatsächlich zurück.«

»Hat er Sie denn nicht gefragt, wer Sie sind und was Sie von ihm wollen?«, wundert sich Haack.

Pablo Bandera schüttelt den Kopf und schaut den Hauptkommissar erneut beleidigt an. Haack gewinnt mehr und mehr den Eindruck, dass der Spanier zwischen Fantasie und Wirklichkeit nicht so ganz genau zu unterscheiden vermag. Aber wie ein Geistesgestörter kommt er ihm auch wieder nicht vor.

»Wussten Sie denn nicht, wie Kästner aussieht?«, hakt auch Gartner nach. »Sie sind doch eigens nach Berlin gereist, um mit ihm zu sprechen! Warum haben Sie sich da vorher kein Foto von ihm besorgt?«

»Wie hätte ich das denn machen sollen?«, fragt Bandera zurück und schaut noch gekränkter drein. »Ich kannte ihn ja nur aus den verlogenen Liebesbeteuerungen, die er meiner Frau geschrieben hat.«

Der Oberkommissar verkneift sich die naheliegende Antwort: Christoph Kästner war ein zumindest regional recht bekannter Amateurschauspieler. Mit ein paar Mausklicks hätte sich Bandera Fotografien des Mannes herunterladen können, den er angeblich so dringend sprechen wollte. Und das hat er zweifellos auch getan, sagt sich Gartner. Dass Bandera ein geübter Internet-Nutzer ist, hat er ja mehrfach unter Beweis gestellt – bei der Online-Buchung von Flügen und Mietwagen und beim Ausspionieren der Mail-Accounts seiner Frau.

»Aus welchem Grund glaubten Sie denn«, fragt nun wieder Haack, »dass Kästner ein falsches Spiel mit Ihrer Frau spielte?«

»Er selbst hat es mir ins Gesicht gesagt«, antwortet Bandera prompt. »Ich stellte mich ihm vor und fragte ihn, wie es um seine Beziehung zu Elsa stehe. Kästner lachte auf und antwortete: ›Schön, aber unmöglich. Sie macht, was ich will, aber für mich ist das alles nur ein Spiel.‹«

In den zurückliegenden Wochen haben die Ermittler etliche weitere Personen aus Christoph Kästners beruflichem und privatem Umfeld befragt. Alle haben ihn als aufrichtigen und zugewandten Menschen geschildert, der niemals hämisch über andere sprechen würde. Und schon gar nicht über Elsa, seine große Liebe, von der er auch seinen Arbeitskollegen und den

Schauspielern in seiner Theatergruppe immer wieder vorge-
schwärmt hat.

»Das muss Sie aber sehr wütend gemacht haben«, sagt Haack,
»dass Kästner so abfällig von Ihrer Frau gesprochen hat.«
Pablo Bandera räumt ein, dass er »befremdet« gewesen sei.
Trotzdem habe er sich freundlich von dem anderen Mann verabschiedet. Doch gerade als er gehen wollte, habe Kästner das
Messer in seiner Jacke bemerkt. »Was ist das denn?«, habe er
ausgerufen und nach dem Messer gegriffen.

»Er riss mir das Messer aus der Tasche«, behauptet Bandera,
»und wickelte es aus der Zeitung. Dabei muss sich auch die
Plastikhülle gelöst haben, in der die Klinge steckte. Kästner
hielt das Messer so, dass die Spitze gegen seinen eigenen Körper gerichtet war«, fährt der Spanier fort. »Ich griff reflexartig
danach, um es ihm wieder wegzunehmen, und da kam es zu
einer Rangelei. Dabei geriet Kästner ins Stolpern und stieß mit
dem Rücken gegen das Geländer am Gehweg. Ich fiel auf ihn,
weil wir ja beide immer noch das Messer festhielten, und Kästner stieß einen lauten Schrei aus. Vor Schreck ließ ich das Messer los und ging einen Schritt zurück.«

»Spätestens da müssen Sie aber doch gesehen haben, was passiert war«, wirft Haack ein.
Pablo Bandera schüttelt den Kopf. »Das Messer lag auf dem
Gehweg. An der Klinge war kein Blut zu sehen. Auf die Idee,
dass er sich damit verletzt haben könnte, bin ich gar nicht gekommen – ich dachte nur, vielleicht hat er sich bei dem Aufprall am Rücken weh getan.«
Er habe sich umgedreht und sei in Richtung Park davongegan-
gen. Kästner sei ihm schimpfend gefolgt und habe ihm sogar
das Messer nachgeworfen, ihn aber glücklicherweise nicht getroffen. »Es entstand nur ein schreckliches Geräusch in der
Stille der Nacht. Kästner hob das Messer wieder auf und ging
in Richtung seiner Wohnung«, behauptet Bandera. »Er lief
vorgekrümmt und hielt sich den Bauch. Da dachte ich, dass er
sich durch den Aufprall am Rücken wohl ernster verletzt hat.

Ich wollte ihm helfen. Aber weil er ja das Messer hatte, getraute ich mich nicht, ihm offen meine Hilfe anzubieten. Deshalb beschloss ich, einmal um den Block zu laufen.«

Hauptkommissar Haack ist mit seiner Geduld allmählich am Ende. »Sie wollen um den Block gelaufen sein, um Kästner zu helfen?«, fragt er. »War es nicht eher so, dass Sie sich aus dem Staub gemacht haben, weil ein Taxi in den Schallerweg kam? Sie wollten zu Ihrem Mietwagen, und um den Block sind Sie herumgelaufen, damit der Taxifahrer Sie nicht bemerkt!«

Erneut setzt Bandera eine tödlich gekränkte Miene auf. »Ich hoffte, dass Kästner mich nicht erkennen und deshalb meine Hilfe annehmen würde, wenn ich aus der anderen Richtung kommen würde.« Aus diesem Grund habe er auch seine auffällige blaue Regenjacke ausgezogen, unter der er noch eine schwarze Fleecejacke trug.

»Aber trotz dieser Vorbereitungen und guten Vorsätze«, stellt Gartner fest, »haben Sie Kästner keineswegs geholfen, sondern sind mit Ihrem Mietwagen einfach weggefahren. Wie erklären Sie uns das?«

Pablo Bandera hat auf alles eine Antwort – auch wenn die Erklärungen, die er sich zurechtgelegt hat, niemanden überzeugen. »Aber das liegt doch auf der Hand!«, versichert er. »Als ich wieder in Kästners Wohnstraße ankam, kauerte bereits ein anderer Mann neben ihm und telefonierte mit seinem Handy. Damit war klar, dass Kästner schon die nötige Hilfe bekam – und so konnte ich beruhigt abfahren.«

So konstruiert seine Geschichte auch klingt, Pablo Bandera findet drei Rechtsanwälte, die ihn vor der zuständigen Strafkammer des Landgerichts Berlin verteidigen und seine Version des Geschehens vehement vertreten. Die Verhandlung beginnt fast auf den Tag genau sechs Monate nach dem Tod Christoph Kästners und erstreckt sich über sieben Prozesstage.

Als Angeklagter in einem Strafrechtsprozess hat Bandera das Recht, zu schweigen oder auch zu lügen, sofern er sich durch

Offenbaren der Wahrheit selbst belasten würde. Die Kriminal-beamten haben mittlerweile nachgewiesen, dass der Angeklag-te in zahlreichen Punkten schlichtweg gelogen hat. So verfügt beispielsweise der Laden, in dem Bandera das Messer gekauft hat, über ein ganzes Sortiment von Messern aller Größen, die übersichtlich an diversen Stellen im Laden ausgestellt sind. Aus diesem breiten Angebot hat Bandera das Messer mit der größten Klinge ausgewählt – obwohl er doch angeblich nur ein kleines Messer, am liebsten ein Taschenmesser, erstanden hätte. Auch seine Behauptung, dass er sich eine Stunde vor dem tödlichen Zusammenstoß mit Kästner verabredet hätte, ist offenkundig erlogen. Elsa Borger hatte Kästner mehrfach Fotos ihres Ehemanns geschickt. Er hätte den Spanier also zweifellos erkannt und wäre nicht arglos in die Falle gelaufen, wenn er derart vorgewarnt worden wäre.

Diese Lügen und Ungereimtheiten verstärken zwar den Ver-dacht gegen Pablo Bandera. Aber um ihn des Mordes zu über-führen, brauchen die Ankläger eindeutige Beweise. Und da es für die eigentliche Tat keine Augenzeugen gibt, kommt den Indizien wiederum entscheidende Bedeutung zu. Den Indizi-en – und den Sachverständigen, die sie im Interesse der Wahr-heitsfindung interpretieren.

Der forensisch-psychiatrische Gutachter Dr. med. Fred Goll-hardt schildert den Angeklagten als einen Mann mit brüchi-gem Selbstwertgefühl. Bandera sei emotional gehemmt und in seiner Sichtweise der Umwelt ausgesprochen selbstbezogen. Er neige dazu, sich missverstanden und ungerecht behandelt zu fühlen. Aber er leide nicht an einer pathologischen Persön-lichkeitsstörung und sei fähig, sein Verhalten zu steuern und die Folgen seiner Taten zu erkennen.

In der Beziehung zu seiner Frau Elsa ist Bandera intellektuell unterlegen und zunehmend überfordert. Elsa Borger ist ge-bürtige Schweizerin und hat als Übersetzerin und Dolmet-scherin gearbeitet, bevor sie Pablo heiratete und zwei Kinder von ihm bekam. Als diese das Schulalter erreichten, wollte Elsa sie in die Deutsche Schule in Madrid geben; Pablo dagegen bestand auf »spanischer Erziehung«. Darüber kam es zu Streit und Entfremdung der Ehepartner. Schließlich setzte sich Elsa durch: Die Kinder kamen auf die Deutsche Schule. Elsas Eltern übernahmen das Schulgeld, das Pablo nicht aufbringen konnte. Er verdiente rund 2000 Euro netto im Monat.

Aus eigenem Entschluss sagt auch Elsa Borger als Zeugin im Mordprozess gegen ihren Mann aus. Sie fühlte sich von ihm zunehmend alleingelassen. So begann sie, im Internet nach Christoph Kästner zu suchen. Er war ihre große Liebe schon in der gemeinsam verbrachten Jugendzeit. Anfang der 1990er Jahre waren sie und Christoph für rund ein Jahr ein Paar, bis Elsa ihn verließ, Pablo Bandera heiratete und mit ihrem Mann nach Madrid ging. Für Christoph Kästner brach damals eine Welt zusammen.

Bei ihren Recherchen im Internet fand Elsa heraus, dass Christoph mittlerweile gleichfalls verheiratet war und zwei Kinder hatte. So hinterließ sie nur ihre Mailadresse auf der Homepage der Schule, die sie beide als Jugendliche besucht hatten, und hoffte, dass er von sich aus aktiv werden würde.

Tatsächlich machte sich auch Christoph Kästner auf die Suche nach Elsa Borger, nachdem er sich von seiner Frau getrennt hatte. Er googelte ihren Namen, wurde fündig – und von da an überschütteten die beiden sich gegenseitig mit leidenschaftlichen Mails.

Doch zu einer persönlichen Begegnung kam es nur noch ein einziges Mal. Rund vier Monate vor seiner Ermordung trafen sie sich heimlich in Frankfurt am Main und verbrachten ein paar leidenschaftliche Stunden miteinander. Wenige Wochen vorher hatte Pablo entdeckt, dass Elsa über den anonymen Webmail-Account unverändert mit Christoph Kästner in Kontakt war. Per SMS hatte er seiner Frau gedroht, sich von ihr zu trennen und dafür zu sorgen, dass sie ihre Kinder nie mehr wiedersehen würde.

Durch eine Aussprache zwischen den Ehepartnern kam es noch einmal zu einer oberflächlichen Versöhnung. Ende August machten Elsa, Pablo und ihre Kinder mit einer befreundeten Familie Badeurlaub in Spanien. Weder Pablo noch Elsa ließen sich anmerken, wie es um ihre Ehe stand. Aber da hatte Pablo bereits per Internet für Anfang November seine Flugreise nach Berlin gebucht.

Um Kästner zu ermorden, wie Oberstaatsanwalt Karl Hoppenstedt dem Angeklagten vorwirft? Oder um mit dem Internet-Lover seiner Frau lediglich zu reden, wie Banderas Verteidiger behaupten?

Kriminalhauptkommissar Paul Haack führt vor Gericht aus, warum die Version des Angeklagten nicht stimmen kann: Das Zeitfenster ist für das von Bandera behauptete Geschehen schlichtweg zu eng.

Seine letzte Mail an Elsa Borger schickte Christoph Kästner um 00:59:35 Uhr. Vom Internet-Café bis nach Hause brauchte er sieben Minuten. Zwei Minuten später – um 01:09 Uhr – lag er bereits verblutend auf der Straße, und Diana Krüger alarmierte die Notrufzentrale. In diesen kaum zwei Minuten können weder der von Bandera geschilderte Wortwechsel noch die angeblich folgende Rangelei stattgefunden haben – und schon gar nicht beide Geschehnisse hintereinander. Die Zeit reichte nur für den sofortigen Angriff auf das ahnungslose Opfer.

Das Gericht wird sich dieser Argumentation in der Urteilsbegründung anschließen: So wie der Angeklagte seine Begegnung mit Christoph Kästner dargestellt hat, kann sie sich keinesfalls abgespielt haben. Doch was ist stattdessen in den entscheidenden zwei Minuten passiert?

Auch auf diese Frage erhält das Gericht eine präzise und unwiderlegbare Antwort – und zwar durch unser Obduktionsergebnis, das mein Kollege Dr. Lilienthal als Sachverständiger während der Hauptverhandlung vor dem Schwurgericht erläutert.

Laut Pablo Bandera hielten er und Kästner bei ihrer Rangelei beide den Griff des Messers umklammert, dessen Klinge auf Kästners Körper gerichtet war. Schon das lässt sich kaum nachvollziehen: Wenn Kästner wirklich versucht hätte, Bandera das Messer zu entwinden, wäre die Spitze der Waffe nicht auf seinen Körper gerichtet geblieben. Außerdem hätten wir dann bei der Untersuchung der Leiche Kästners Abwehrverletzungen an seinen Händen oder Unterarmen feststellen müssen.

Darüber hinaus hat die Obduktion zwei weitere Befunde erbracht, die mit dem von Bandera geschilderten Tathergang vollkommen unvereinbar sind. Erstens kann der fast horizontal verlaufende, zirka 14 Zentimeter lange Stichkanal durch Kästners Unterbauch keinesfalls während einer Rangelei entstanden sein, bei der beide um das Messer kämpften; ein solcher Stichkanal lässt sich nur mit einem überraschenden Angriff erklären, der dem Angegriffenen keine Möglichkeit der Gegenwehr lässt. Und zweitens, noch schwerer wiegend, zeigt das Verletzungsbild in der Tiefe des Bauchraums, dass der Angreifer *zweimal* zugestochen haben muss.

Dr. Lilienthal legt dem Gericht eine Reihe von Lichtbildern vor, die während der Obduktion angefertigt wurden. Deutlich ist darauf zu sehen, dass die Dünndarmgekrösewurzel des Angegriffenen an drei dicht nebeneinanderliegenden Stellen durchstochen ist. »Diese Defekte«, führt Dr. Lilienthal aus, »können keinesfalls durch einen einzelnen Stich entstanden sein.«

Er legt dem Gericht weitere Fotos vor, die die Einstichwunde im Unterbauch des toten Christoph Kästner zeigen. »Die Wunde weist eine annähernd dreieckige Form auf«, erklärt er, »die im Fachjargon *Großer Schwalbenschwanz* genannt wird. Sie entsteht durch Achsdrehung des Messers im Stichkanal. Die Kombination aus Zustechen, Drehung des Messers in der Wunde und erneutem Nachstechen, während das Messer noch im Bauch des Opfers steckt, kann auf keinen Fall durch einen unglücklichen Zusammenstoß entstehen. Das Verletzungsbild zeigt vielmehr, dass die Klinge nach dem ersten Stich halb herausgezogen, dabei gedreht und dann nochmals in den Unterbauch des Opfers gestoßen worden ist.«

Der Obduktionsbefund beweist also eindeutig, dass Christoph Kästner nicht bei einem Gerangel in die Klinge gestürzt sein kann, sondern dass er vorsätzlich getötet wurde.

Banderas Verteidigern ist natürlich klar, dass sie ihren Mandanten nur dann vor einer Verurteilung wegen Mordes bewahren können, wenn es ihnen gelingt, das gerichtsmedizinische Gutachten zu widerlegen. Sie unterziehen Dr. Lilienthal einem regelrechten Kreuzverhör und lassen nichts unversucht, um ihn in Widersprüche zu verwickeln und so Schwachstellen in seiner Argumentation nachzuweisen.

Das gelingt ihnen zwar nicht, doch schließlich setzen sie durch, dass ich – als zweiter verantwortlicher Obduzent – gleichfalls vor Gericht erscheinen muss. Außerdem beantragen sie, einen von ihnen beauftragten Gegengutachter anzuhören.

Der menschliche Dünndarm ähnelt einem Schlauch, dessen zahlreiche Schlingen und Falten nebeneinanderliegen. Für Fachleute ist offensichtlich, dass die dreifache Durchstechung dieser Schlingen, wie wir sie bei der Obduktion vorfanden, nicht von einem einzigen Stich herrühren kann.

Um diesen Sachverhalt für Laien anschaulich zu machen, brachte ich einen Gummischlauch in die Gerichtsverhandlung mit. Ich markierte die Durchstechungen an den entsprechenden Stellen und demonstrierte dem Schwurgericht, dass sich allenfalls zwei der drei Stichstellen zur Deckung bringen ließen, keinesfalls jedoch alle drei. Das bewies, dass das Messer im Körper von Christoph Kästner vor- und zurückbewegt worden sein musste. Außerdem wies ich darauf hin, dass die Einstichstellen in den Darmschlingen unterschiedlich groß waren – wären sie alle drei mit einem einzigen Stich entstanden, dann hätte ihre Größe nicht so deutlich variiert.

Nach ausgiebiger Prüfung schloss sich das Gericht Dr. Lilienthals und meinen Ausführungen an. Der Antrag der Verteidigung, einen Gegengutachter anzuhören, wurde abgelehnt, weil *das Gegenteil der behaupteten Tatsachen bereits erwiesen«* sei.

»Das war kein tragischer Unfall«, heißt es in der Urteilsbegründung, *»sondern heimtückischer Mord.«*

Pablo Bandera wurde zu lebenslanger Gefängnisstrafe verurteilt, die er in der Haftanstalt Berlin-Moabit verbüßt.

Sexuelle Tötungsdelikte

Sexualmorde rufen in den Medien und in der Öffentlichkeit unweigerlich ein starkes Echo hervor. Das ist nur allzu verständlich: Die Vorstellung, dass ein mordlüsterner Sextäter »da draußen« frei herumläuft und wehrlose Frauen oder Kinder »vergewaltigt, foltert und abschlachtet«, löst wohl in jedem Menschen Urängste aus. Jedoch lässt die meist schrille Berichterstattung leicht vergessen, dass sexuelle Tötungsdelikte nur einen sehr geringen Teil der polizeilich registrierten Kriminalität in Deutschland ausmachen.

Pro Jahr werden hierzulande etwa 15 000 Strafanzeigen wegen sexueller Nötigung und Vergewaltigung erstattet. Laut Kriminalstatistik des Bundeskriminalamts wird durchschnittlich gleichfalls in rund 15 000 Fällen wegen sexuellen Missbrauchs von Kindern ermittelt.

Dagegen beläuft sich die Zahl sexuell motivierter Tötungsdelikte jährlich auf zirka 25 Fälle. Im langjährigen Durchschnitt liegt der Anteil dieser Delikte an der polizeilich registrierten Kriminalität in Deutschland bei gerade einmal 0,1 Prozent. In rund einem Fünftel, also bei jährlich etwa fünf sexuellen Tötungsdelikten, sind die Opfer Kinder unter 14 Jahren.

Überdies geht die Zahl der polizeilich registrierten Sexualmorde seit Jahrzehnten kontinuierlich zurück. Im gesamten Bundesgebiet wurden laut Polizeilicher Kriminalstatistik (PKS) in den Jahren 1990 bis 2010 genau 582 Morde und Mordversuche im Zusammenhang mit Sexualdelikten erfasst, davon 41 in Berlin.

Erfolgszahlen und Dunkelziffern

Für die vergleichsweise kleine Zahl von Sexualmorden und ihren stetigen Rückgang gibt es eine Hoffnung machende und eine beunruhigende Erklärung. Die hoffnungsvolle besteht aus zwei Teilen und geht so: In den zurückliegenden Jahrzehnten wurde das Sexualstrafrecht mehrfach reformiert. Das *Gesetz zur Bekämpfung von Sexualdelikten und gefährlichen Straftaten* aus dem Jahr 1998 verpflichtet den Staat, Gewalt- und Sexualstraftäter vor der Entlassung aus dem Strafvollzug psychiatrisch begutachten zu lassen. Nur wenn der Gutachter versichert, *dass der Untergebrachte [...] keine rechtswidrigen Taten mehr begehen wird,* dürfen solche Straftäter laut Gesetz auf freien Fuß gesetzt werden.

Außerdem, so die tröstliche Erklärung weiter, werden viele potenzielle Täter durch die Fortschritte der Kriminaltechnik abgeschreckt. Dank *CSI*-Serien im Fernsehen und breiter Berichterstattung in den Medien weiß heute so ziemlich jeder Zeitgenosse, dass Mörder am Tatort fast unweigerlich einen »genetischen Fingerabdruck« hinterlassen. Schon einzelne Haare oder Gewebeteilchen, winzige Absonderungen von Speichel oder Sperma, Urin oder Blut genügen, um die DNA eines Menschen zu identifizieren.

Die kriminaltechnischen Fortschritte sind in der Tat beachtlich; ob und inwieweit sie potenzielle Sexualmörder abzuschrecken vermögen, bleibe dahingestellt. Der Rückgang der polizeilich verfolgten Tötungsdelikte könnte auch einen ganz anderen Grund haben – und damit sind wir bei der beunruhigenden Erklärung.

Die angespannte Finanzlage der öffentlichen Haushalte zwingt die Strafverfolgungsbehörden zu immer härteren Sparmaßnahmen. Die wirken sich nicht unbedingt positiv auf die Qualität der polizeilichen Arbeit aus. Erklärt sich also der vermeintliche Rückgang bei sexuellen Tötungsdelikten zumindest teilweise damit, dass immer mehr Delikte gar nicht als solche registriert und somit auch nicht verfolgt und aufgeklärt werden?

Lässt man dieses mögliche Dunkelfeld außer Acht, erscheint die Erfolgsquote der Strafverfolgungsbehörden imposant. In den 21 Jahren von 1990 bis 2010 ereigneten sich in Berlin insgesamt 41 Fälle, die eindeutig als sexuelle Tötungsdelikte klassifiziert werden konnten. Die Aufklärungsquote betrug dabei fast 97 Prozent.

Ein Blick ins Strafgesetzbuch

Bei sexuellen Mord- und Totschlagsdelikten ist die Tötung des Opfers räumlich und zeitlich eng mit sexuellen Handlungen zwischen Täter und Opfer verknüpft. Häufig folgt auf eine Vergewaltigung oder sexuellen Missbrauch die Tötung des Opfers.

In § 177 des Strafgesetzbuchs (StGB) sind die Straftatbestände der sexuellen Nötigung und Vergewaltigung geregelt: *Wer eine andere Person mit Gewalt oder durch Drohung mit gegenwärtiger Gefahr für Leib und Leben oder unter Ausnutzung einer schutzlosen Lage nötigt, sexuelle Handlungen des Täters oder eines Dritten an sich zu dulden oder an dem Täter oder einem Dritten vorzunehmen, wird mit Freiheitsstrafe nicht unter einem Jahr bestraft.*

In besonders schweren Fällen ist die Freiheitsstrafe nicht unter zwei Jahren. Ein besonders schwerer Fall liegt in der Regel vor, wenn der Täter mit dem Opfer den Beischlaf vollzieht oder ähnliche sexuelle Handlungen an dem Opfer vornimmt oder an sich von ihm vornehmen lässt, die dieses besonders erniedrigen, insbesondere, wenn sie mit einem Eindringen in den Körper verbunden sind (Vergewaltigung), oder die Tat von mehreren gemeinschaftlich begangen wird.

Die Strafandrohung steigt auf nicht unter fünf Jahre, wenn der

Täter bei der Tat eine Waffe oder ein anderes gefährliches Werkzeug verwendet oder das Opfer bei der Tat körperlich schwer misshandelt oder durch die Tat in die Gefahr des Todes bringt. Bei den entsprechenden sexuellen Handlungen mit Kindern unter 14 Jahren kann nach § 176 StGB in besonders schweren Fällen auf eine Freiheitsstrafe bis zu 15 Jahren erkannt werden.

In § 211 StGB wird der Straftatbestand des Mordes definiert: *Der Mörder wird mit lebenslanger Freiheitsstrafe bestraft. Mörder ist, wer aus Mordlust, zur Befriedigung des Geschlechtstriebs, aus Habgier oder sonst aus niedrigen Beweggründen, heimtückisch oder grausam oder mit gemeingefährlichen Mitteln oder um eine Straftat zu ermöglichen oder zu verstecken, einen Menschen tötet.*

Letztlich ist es allein das sexuelle Motiv des Täters, das den Sexualmord von anderen Mordarten unterscheidet. Bei der Überführung von Sexualmördern kommt der Rechtsmedizin daher eine entscheidende Rolle zu. Denn das Ergebnis der Obduktion ist nicht selten maßgeblich, wenn das Gericht sexuelle Handlungen zwischen Täter und Opfer beurteilt (welcher Straftatbestand ist erfüllt worden?) und entscheidet, ob die Tötung des Opfers als Mord oder Totschlag zu werten ist. Die Unterschiede im Strafmaß sind beträchtlich: Erkennt das Gericht weder auf Mord noch auf sexuelle Nötigung oder Vergewaltigung, so kann der Täter mit einer Freiheitsstrafe von fünf Jahren davonkommen – der Mindeststrafe bei einfachem Totschlag. Wird er dagegen als Sexualmörder verurteilt, so muss er mit lebenslanger Freiheitsstrafe (mindestens 15 Jahre) rechnen, auf die in vielen Fällen die Sicherungsverwahrung folgt.

Auch für die öffentliche Sicherheit ist es also von erheblicher Bedeutung, dass Sexualmorde als solche erkannt und entsprechend bestraft werden. Nicht nur in diesem Kontext ist eine sowohl gut funktionierende als auch unabhängige und objektive Rechtsmedizin ein unverzichtbares rechtsstaatliches Instrument.

Ein sexuell motiviertes Tötungsdelikt liegt dann vor, wenn mehrere der folgenden Kriterien erfüllt sind:

1. Geschlechtsverkehr (vaginal, oral, anal) zwischen Täter und Opfer ist nachweisbar.
2. Die Kleidung des Opfers ist beschädigt, fehlt teilweise oder vollständig.
3. Die primären und / oder sekundären Geschlechtsmerkmale des Opfers sind entblößt.
4. Die Leiche ist sexuellen Handlungen entsprechend positioniert.
5. In Körperöffnungen des Opfers sind Gegenstände eingeführt worden.
6. Sexuelle Ersatzhandlungen oder sadistische Fantasien sind nachweisbar, z. B. Verstümmelungen der Geschlechtsteile.

Risikogruppen und »Opferkarrieren«

Bei sexuell motivierten Tötungsdelikten sind die Täter fast ausschließlich männlich, die Opfer dagegen weit überwiegend Frauen und Kinder. Auch bei den 41 Sexualtötungsdelikten, die sich in Berlin von 1990 bis 2010 ereigneten, verteilen sich Täter und Opfer nach diesem typischen statistischen Muster:

• Die Täter waren ausnahmslos Männer; in einem Fall wurde eine Mittäterin dingfest gemacht.
• Bei den Opfern handelte es sich in 31 Fällen um Frauen, in immerhin fünf Fällen um Männer und in weiteren fünf Fällen um Kinder unter 14 Jahren, davon drei Mädchen und zwei Jungen.

Bei allen anderen Arten von Gewaltdelikten, mit denen Polizei und Rechtsmedizin konfrontiert werden, sind nicht nur die Täter, sondern auch die Opfer weit überwiegend männlichen Geschlechts. Vor allem Frauen haben also ein vielfach höheres Risiko, Opfer eines sexuell motivierten Tötungsdelikts zu werden.

Die Kriminalistik unterteilt das Risiko von Menschen, Opfer einer Straftat zu werden, generell in drei Stufen: niedrig, mittel und hoch. Die Mehrheit der Bevölkerung gehört aufgrund ihrer Lebensumstände der *niedrigen* Risikostufe an. Akademiker, die in Forschung und Lehre, als Museumspädagogen oder Steuerberater ihrem Beruf nachgehen, laufen – zumindest, wenn man der Statistik Glauben schenkt – kaum jemals Gefahr, Opfer eines Tötungsdelikts zu werden. Das gilt genauso für Beamte, Auszubildende, Schulkinder und viele weitere »bürgerliche« Bevölkerungsgruppen.

Zur *mittleren* Risikogruppe werden Personen gezählt, die häufig mit ihnen unbekannten und möglicherweise gefährlichen Personen Kontakt haben. Das können Menschen sein, die sich oftmals auf Gelegenheitsbekanntschaften einlassen; Montagearbeiter, die in wechselnden anonymen Unterkünften wohnen; Homosexuelle mit häufig wechselnden Sexualpartnern oder Kontakten zur Stricherszene; oder auch Marihuana-Gelegenheitskonsumenten, die ihren Bedarf in der illegalen Drogenszene decken.

Ein *hohes* Risiko, Opfer einer Straftat zu werden, gehen Menschen ein, die häufig aktiv an kriminellen Handlungen beteiligt sind, beispielsweise im Geschäft mit harten Drogen. Besonders gefährdet, zum Opfer sexueller Tötungsdelikte zu werden, sind – wenig überraschend – Prostituierte.

Die kriminalistische Opferforschung hat eine Reihe weiterer Faktoren herausgearbeitet, die die »Opferanfälligkeit« erhöhen können. Ein großer Teil der Opfer von Straftaten wurde bereits vorher »viktimisiert«, also in irgendeiner Weise zum

Opfer von Übergriffen. Ebenso wie kriminelle Täterkarrieren gibt es auch »Opferkarrieren«. Nicht selten werden Frauen innerhalb relativ kurzer Zeiträume mehrfach zum Opfer von Straftaten wie sexueller Nötigung oder Vergewaltigung. Mit jeder Viktimisierung steigt die Wahrscheinlichkeit, dass eine Person erneut zum Opfer von Verbrechen wird.

Das ist nur auf den ersten Blick rätselhaft: Opfer von Missbrauch oder Vergewaltigung »lernen« oftmals unbewusst, sich als Sexualobjekte zu verstehen – insbesondere dann, wenn entsprechende Erfahrungen bis in ihre Kindheit zurückreichen. Sie definieren sich selbst als Opfer und verhalten sich entsprechend unterwürfig. Ihre Sexualität ist durch traumatische Erfahrungen verformt; ihr Selbstvertrauen ist erschüttert, ihre Selbstschutzmechanismen sind geschwächt. Die Täter spüren, dass die betreffenden Frauen oder Mädchen verwundbar sind, und fühlen sich gerade deshalb zu ihnen hingezogen. Mit fatalen Folgen: Frauen, die in ihrer Kindheit missbraucht worden sind, werden 2,4-mal häufiger erneut zu Opfern sexueller Straftaten als Frauen ohne eine solche Missbrauchserfahrung.

Der Sexualstraftäter ist oft ein guter Bekannter

Der typische Täter bei solchen Delikten ist nicht der anonyme Fremde, der auf Spielplätzen oder nachts auf schlecht beleuchteten Straßen wahllos sein Opfer überfällt. Das suggeriert uns zwar allabendlich das Fernsehen, doch im wahren Leben stammt der Täter bei Sexualmorden im überwiegenden Teil der Fälle aus dem direkten privaten Umfeld seines Opfers.

Diese Erfahrung wird auch durch unsere eigene Statistik der sexuellen Tötungsdelikte in Berlin bestätigt. Knapp die Hälfte der Opfer (48,4 %) war mit dem Täter gut bekannt oder sogar befreundet. In sieben von 41 Fällen wurde das Opfer von seinem eigenen Liebes- oder Lebenspartner getötet.

In der forensisch-psychiatrischen Forschung fehlt es nicht an Versuchen, die psychischen Abgründe des Tätertypus *Sexualmörder* genauer auszuleuchten. Dieses Unterfangen wird jedoch durch die geringe Fallzahl erschwert: Die Datenbasis ist so schmal, dass sie nur wenige belastbare Verallgemeinerungen erlaubt. Das ist keineswegs nur ein »akademisches Problem«: Mit einem aussagekräftigen Kriterienkatalog könnte man potenzielle Ersttäter frühzeitig identifizieren. Neben der Verbrechensprävention ließen sich so auch Rückfallrisiken bei verurteilten Tätern erheblich genauer prognostizieren.

Beim gegenwärtigen Forschungsstand lässt sich nur so viel sagen: Die Täter gehören mehrheitlich dem sogenannten *desorganisierten Tätertypus* an. So unstrukturiert wie die Tat ist meist die gesamte soziale Situation der Betreffenden. Oftmals leben sie allein, sind sexuell gehemmt und zeigen Verwahrlosungssymptome. Ein erheblicher Teil von ihnen ist arbeitslos, was ihre soziale Randständigkeit (»Dissozialität«) noch verstärkt. Nicht selten zeigen sie über den sexuellen Bereich hinaus kriminelle Tendenzen und sind beispielsweise wegen Betrugs- oder Diebstahlsdelikten bereits polizeibekannt. Der Typus des Vergewaltigers oder Sexualmörders, der ansonsten ein gesetzeskonformes Leben führt, kommt in Kriminalromanen sehr viel häufiger vor als in der Wirklichkeit. Tatsächlich haben wissenschaftliche Gruppenvergleiche gezeigt, dass Vergewaltiger und Bankräuber eine ähnliche Bandbreite krimineller Aktivitäten aufweisen. Daraus lässt sich aber umgekehrt auch ableiten, dass Sexualstraftäter überwiegend keine Monster mit abnormen Trieben sind, wie das in den Boulevardmedien gerne behauptet wird. Von der Mehrheit ihrer Zeitgenossen unterscheiden sich Bankräuber ebenso wie Sexualstraftäter vor allem dadurch, dass sie sich einfach nehmen, was sie gerade haben wollen – ganz gleich ob es sich um Geld oder um Menschen handelt.

Ein Großteil der »dissozialen« Täter ist unter belastenden sozialen Umständen aufgewachsen, etwa als Scheidungskind,

Waise oder im Heim. Viele von ihnen wurden in der Kindheit ihrerseits zu Gewalt- oder (seltener) zu Missbrauchsopfern. Selbst erfahrene Ermittler sind oftmals erstaunt über die besondere Gefühlskälte dieses Tätertypus, dessen empathische Fähigkeiten meist total verkümmert sind. Nicht selten sind es »psychische Zeitbomben« voll destruktiver Impulse, die sich – oft aus scheinbar nichtigem Anlass – in einem sexuellen Tötungsdelikt entladen können.

Sexualmorde sind selten geplant

Die hohe Aufklärungsquote bei sexuell motivierten Tötungsdelikten erklärt sich nicht zuletzt damit, dass die Täter meist spontan und unstrukturiert handeln. Häufig werden die Opfer mit zufällig am Tatort aufgefundenen Werkzeugen – wie Scheren, Schraubendrehern, Messern – getötet oder mit bloßen Händen erwürgt.

Nicht selten kommen die Opfer auch direkt oder indirekt durch die sexuellen Gewalthandlungen ums Leben, die ihr Peiniger an ihnen ausführt; beispielsweise durch Verbluten infolge (vaginaler und analer) Pfählungsverletzungen. Oftmals wird das Opfer auch unmittelbar nach Vergewaltigung oder Missbrauch ermordet, um diese Straftaten zu verdecken, also zu verhindern, dass das Opfer den Täter verrät.

In vielen Fällen fliehen die Täter anschließend vom Tatort, ohne den toten Körper oder sonstige verräterische Spuren zu beseitigen – genauso unstrukturiert wie die Ausführung der Tat selbst ist auch das Nachtatverhalten. In mehr als der Hälfte der Berliner Fälle, die sich zwischen 1990 bis 2010 ereigneten, wurden die Leichen der Opfer in deren Wohnung bzw. in der Unterkunft des Täters gefunden. Einige Täter versuchten zwar, die Leiche verschwinden zu lassen, legten sie aber meist nur in leicht auffindbaren Verstecken in unmittelbarer Nähe ab.

So verwundert es nicht, dass mehr als die Hälfte der Berliner Sexualmörder zwischen 1990 und 2010 unmittelbar nach der Tat gefasst wurden. Weitere 15 Prozent stellten sich der Polizei, weil sie mit der Tat nicht weiterleben konnten oder nachdem sie sich einer Vertrauensperson offenbart hatten. Ein Täter erhängte sich gar direkt am Ort des Verbrechens; drei weitere unternahmen noch am Tatort einen Suizidversuch.

Opferprovokation und »Overkill«

Häufig kommt es zum Mord, weil sich der Täter durch das Opfer »provoziert« fühlt. Er verliert seine – meist ohnehin gestörte – Selbstkontrolle und rastet buchstäblich aus. Die Ursache kann eine simple Beleidigung sein, oder der Täter fühlt sich provoziert, weil das Opfer sexuelle Handlungen verweigert, zu denen es den Täter vermeintlich eingeladen hatte. Der Täter kann sich auch umgekehrt durch sexuelle Wünsche des Opfers überfordert fühlen – beispielsweise ein Strichjunge, der sich vor dem Freier ekelt und plötzlich »rotsieht«. Und in nicht wenigen Fällen besteht bis unmittelbar vor dem sexuellen Tötungsdelikt eine intime Partnerschaft zwischen Täter und Opfer: Das Opfer beendet die Beziehung – und beim Täter »brennen die Sicherungen durch«.

In rund einem Viertel der in Berlin zwischen 1990 und 2010 registrierten sexuellen Tötungsdelikte kam es dabei zum sogenannten *Übertöten* (»Overkill«): Die Täter fügten den Opfern weitaus mehr Verletzungen zu, als für die einfache Tötung erforderlich gewesen wären. Bei sieben Opfern brachte die Obduktion zwischen zwanzig und achtzig Stich- und Schnittverletzungen in Gesicht, Brust, Bauch, Rücken und Genitalbereich zutage. Ein Opfer wurde durch sechs Schüsse aus unmittelbarer Nähe ums Leben gebracht, ein weiteres erlitt

26 Platzwunden an Kopf und Gesicht, zahlreiche Schädelfrakturen und Hirnzerreißungen durch Schläge mit stumpfen Gegenständen und Fußtritte.

Die Botschaft solcher Gewaltorgien ist in vielen Fällen leicht zu entschlüsseln: Die abtrünnige Ex-Geliebte beispielsweise, die dem Täter den Laufpass gegeben hat, soll nicht nur ihr Leben verlieren, sondern auch ihr Gesicht, ihre Persönlichkeit und damit ihre Identität. In der operativen Fallanalyse (»Profiling«) gibt es dafür einen eigenen Begriff: *Depersonalisierung*.

In anderen Fällen dagegen zeugt die Verstümmelung der Opfer nicht von einem Hassausbruch, sondern schlicht von der Überforderung des Täters. Die Tat selbst ist im überwiegenden Teil der Fälle ungeplant, und so hat der Täter sich vorab auch nicht überlegt, auf welche Weise er sein Opfer zu Tode bringen will oder wie er es am effektivsten beseitigt. Der Täter selbst wird in vielen Fällen von den Ereignissen genauso »überrollt« wie sein Opfer.

Nicht selten wechselt der Täter daher mitten im Tatvorgang die Tötungsart. Zunächst versucht ein Täter beispielsweise, sein Opfer zu erwürgen, was sich als unerwartet schwierig erweist. Schließlich gerät ihm ein spitzer oder stumpfer Gegenstand in den Blick, und er versucht stattdessen, das Opfer damit zu erstechen oder zu erschlagen.

Der Teufel in der Flasche

Bei sexuellen Tötungsdelikten spielt Alkoholkonsum eine erhebliche Rolle. Wissenschaftliche Studien zeigen, dass rund zwei Drittel der Täter und immerhin ein Drittel der Opfer zum Tatzeitpunkt betrunken oder zumindest angetrunken waren.

Alkohol kann bekanntlich enthemmend, triebsteigernd und aggressionsfördernd wirken. Chronischer Alkoholmissbrauch führt nicht selten zu Persönlichkeitsveränderungen. Durch Alkoholisierung kann die Steuerungsfähigkeit eines Täters herabgesetzt werden – ein Umstand, der möglicherweise später vor Gericht für eine verminderte oder gänzlich aufgehobene Schuldfähigkeit spricht. Umgekehrt wird das Vermögen des potenziellen Opfers vermindert, Situationen realistisch einzuschätzen, Bedrohungspotenzial zu erkennen oder sich rechtzeitig in Sicherheit zu bringen.

Die forensische Forschung kennt drei Szenarien, bei denen es unter Alkoholeinfluss zu sexuellen Tötungsdelikten kommt.

1. Täter und Opfer trinken zusammen Alkohol, es kommt zu sexuellen Handlungen, und plötzlich gerät die Lage außer Kontrolle – meist, weil sich der Täter durch das Opfer gekränkt, provoziert oder überfordert fühlt.
2. Die Bereitschaft zu sexuellen Gewalthandlungen bleibt dem Täter normalerweise unbewusst und wird durch seine Selbstkontrolle unterdrückt. Durch Alkoholkonsum werden seine Handlungsbarrieren gesenkt – und es kommt ungeplant zur Tat.
3. Der Täter hat die entsprechenden Handlungen in seiner Fantasie schon häufig durchgespielt. Da er bei dem betrunkenen Opfer mit wenig Widerstand rechnet, sieht er plötzlich die Gelegenheit, sie in der Realität auszuleben – und entschließt sich spontan zur Tat.

Um einen Täter des unter Punkt 3 skizzierten Typs könnte es sich auch bei dem folgenden Fall handeln, der sich erst vor kurzem in Berlin ereignete. Doch der Nachweis gestaltet sich schwierig, denn der Täter ist intelligent und handelt vergleichsweise planvoll …

Der letzte Tanz

Wie an jedem Werktag geht Sascha Wassilow von der Sprachschule in Berlin-Schöneberg direkt zur U-Bahn-Station am Wittenbergplatz. Der 23-jährige Russe aus dem Nordkaukasus wohnt und arbeitet als Au-pair-Junge bei der Familie eines Landsmanns in Berlin-Reinickendorf.

Vormittags von neun bis zwölf besucht er einen Deutschkurs für Ausländer, an den Nachmittagen und samstags betreut er die kleinen Söhne von Nikolaj und Vera Markov. Nur abends und sonntags hat Sascha frei, doch auch dann geht er selten aus. Seine einzige Leidenschaft scheint das Bodybuilding- und Fitnesstraining zu sein: Nicht selten verbringt er halbe Nächte und den kompletten Sonntag im Fitnessraum der physiotherapeutischen Praxis, die Nikolaj Markov in Reinickendorf betreibt. Dort trainiert er mit Hanteln und Expander oder rennt stundenlang auf dem Laufband.

Als an einem Freitag im April gegen 12:15 Uhr sein Handy klingelt, sitzt Sascha Wassilow in der U-Bahn Richtung Reinickendorf.

»Kolja ist krank«, teilt ihm Vera Markov mit. »Nichts Ernstes, nur ein bisschen Halsweh, aber ich habe ihn aus der Kita geholt und kümmere mich selbst um ihn. Du hast also heute frei und kannst noch in der Stadt bleiben, wenn du willst.«

Der dreijährige Kolja ist der jüngere der beiden Markov-Söhne.

»Und was ist mit Timur?«, fragt Sascha.

»Um den mach dir mal keine Sorgen«, antwortet Vera Markov. »Da ich sowieso zu Hause bin, kann ich auch nach Timurs Hausaufgaben sehen und aufpassen, dass er mit seinem Hockey-Puck keine Fensterscheiben zerschießt.«

Timur ist acht Jahre alt, ein wilder kleiner Bursche, der davon träumt, einmal Boxer zu werden. Sascha hat ihm ein paar wirkungsvolle Boxhiebe beigebracht. Als Jugendlicher hat er selbst einige Jahre in einem Faustkampfclub in Karatschajewsk trainiert. Doch nachdem er bei einer Kneipenschlägerei einem zehn Jahre älteren Mann das Nasenbein gebrochen hatte, wurde er aus dem Boxverein ausgeschlossen.

»Dann gehe ich trainieren«, sagt Sascha. »Ich fahre bei deinem Vater vorbei und hole mir den Schlüssel für die Praxis. Ist das okay?«

Vera Markov zögert einen Moment. »Heute schließt die Praxis um 15 Uhr«, sagt sie dann. »Morgen macht mein Vater dort alles sauber, so wie jeden Samstagvormittag. Du kannst also heute ab drei Uhr trainieren.«

Obwohl es für seine Gemütslage sicher besser wäre, sagt sich Vera Markov, wenn Sascha ab und zu mal mit Freunden ausgehen würde. Aber diese Bemerkung verkneift sie sich. Schließlich ist Sascha ein erwachsener Mann, beeindruckend groß gewachsen und breitschultrig. Mit seinem blassen, bartlosen Gesicht und seiner scheuen, ernsthaften Art kommt er ihr aber eher wie ein zu groß geratener Junge vor.

Sie verabschieden sich und beenden das Gespräch. Vera Markov ruft gleich darauf ihren Vater Valerij Sobotkin an, um ihm mitzuteilen, dass Sascha den Praxisschlüssel bei ihm abholen wird.

Seit gut einem Jahr lebt Sascha Wassilow bei den Markovs. Timur und Kolja bewundern und lieben ihn wie einen großen Bruder. Auch die Eltern Markov vertrauen dem Betreuer ihrer Kinder bedingungslos. Vera Markov kommt nur manchmal ein wenig ins Grübeln, weil Sascha so zurückgezogen lebt.

Von seinen Mitschülern in der Sprachschule scheint er nicht viel zu halten. »Große Klappe, kleines Gehirn«, hat er einmal über die anderen jungen Ausländer geurteilt, die sich in der Schule mehr oder weniger eifrig um eine Verbesserung ihrer Deutschkenntnisse bemühen.

Sascha dagegen spricht schon nach einem Jahr bemerkenswert gutes Deutsch. Er ist die Zuverlässigkeit in Person und überdurchschnittlich intelligent. In seiner kaukasischen Heimatstadt hat er Ökologie studiert und die Abschlussprüfung mit Auszeichnung bestanden. Doch dann gab es offenbar in ganz

Russland keine Arbeitsstelle für einen hoffnungsvollen jungen Diplom-Ökologen, und so entschloss sich Sascha, sein Glück in Berlin zu versuchen. Sein Vater, der als Berufsschullehrer in Karatschajewsk arbeitet, und Nikolaj Markov kennen sich seit Jugendzeiten. Daher waren die Markovs gleich bereit, den jungen Landsmann als Au-pair-Jungen in ihrem Haus aufzunehmen.

Bisher haben sie es keine Sekunde lang bereut – ganz im Gegenteil. Abends spielt Sascha oft stundenlang mit Nikolaj Markov Schach. Unter seiner Obhut sind ihre Söhne so sicher wie in Fort Knox – davon sind die Eltern überzeugt. Und trotzdem fragt sich Vera Markov nach dem Telefongespräch mit Sascha wieder einmal: Ist es nicht doch ein wenig seltsam, dass sich der junge Mann nie mit Freunden trifft? Und dass er offensichtlich überhaupt kein Interesse an Mädchen hat?

Gegen 13:10 Uhr klingelt Sascha Wassilow an der Wohnung von Valerij Sobotkin. Veras Vater lebt von einer schmalen Rente und verdient sich ein paar Euro dazu, indem er einmal wöchentlich die Praxis seines Schwiegersohns reinigt. So hat er schon öfter beobachtet, wie Sascha in dem rundum verspiegelten Fitnessraum stundenlang sein Trainingsprogramm durchzieht.

Valerij Sobotkin hat sich auch schon seine Gedanken über Sascha gemacht. Irgendwie muss der Junge seine Energien ja abreagieren, lautet seine Meinung. Sobald Sascha ein Mädchen kennengelernt hat, wird auch sein Trainingspensum auf ein normales Maß zurückgehen.

Daher ist der ältere Mann sofort einverstanden, als Sascha ihn fragt, ob er kurz mit seinem Handy telefonieren dürfe. »Ich will mich für heute Abend verabreden«, erklärt er, »und meine Prepaid-Karte ist leer.«

Valerij Sobotkin beeilt sich, ihm sein eigenes Mobiltelefon zu holen. »Ist sie hübsch?«, fragt er augenzwinkernd.

Sascha Wassilow sieht ihn ausdruckslos an. Er tippt eine Nummer ein, hält sich das Handy ans Ohr und sagt leise, fast schüchtern, auf Russisch: »Hi, Dunja, ich bin's – Sascha. Wollen wir uns heute Abend in der Stadt treffen? Wir können ein bisschen herumlaufen und vielleicht später noch in einen Club gehen.« Er lauscht einen Augenblick, und die Andeutung eines Lächelns fliegt über sein Gesicht. »Okay, also um sieben am Bahnhof Zoo«, sagt er und beendet das Gespräch.

»Dunja heißt die Glückliche also?«, hakt Valerij Sobotkin nach.

Sascha zuckt nach seiner üblichen wortkargen Art nur mit den Schultern. Aber der ältere Mann bohrt weiter, und schließlich lässt sich Sascha doch noch ein paar Sätze über seine neue Bekanntschaft entlocken.

»Sie ist erst seit kurzem in meinem Sprachkurs«, sagt er. »Wir sitzen manchmal nebeneinander oder gehen nach der Schule zusammen zur U-Bahn. Sie ist ganz nett – man kann gut mit ihr reden.«

Das klingt nicht gerade enthusiastisch, sagt sich Vera Markovs Vater. Aber für Saschas Verhältnisse ist es trotzdem fast schon eine Liebeserklärung.

Sascha gibt Sobotkin das Handy zurück und erklärt, dass er den Schlüssel der physiotherapeutischen Praxis trotzdem brauche. Am Nachmittag wolle er noch ein paar Stunden im Fitnessraum trainieren. Mit Dunja sei er schließlich erst um sieben Uhr abends verabredet.

»Aber verausgabe dich nicht – mit den Hanteln, meine ich«, rät ihm der ältere Mann noch mit vieldeutigem Grinsen zum Abschied.

Dunja Kritovna hat gerade erst ihren zwanzigsten Geburtstag gefeiert. Ihr braunes Haar ist leicht gelockt, ihr Lächeln wirkt manchmal ein wenig schwermütig. Mit ihrer Körpergröße von gerade mal 1,55 Metern reicht sie Sascha Wassilow kaum bis zur Achsel. Überdies ist sie so zierlich gebaut, dass sie sich hinter seinem breiten Rücken mühelos verstecken könnte.

Als Paar fallen die beiden auf, selbst an einem so turbulenten Ort wie dem Berliner Bahnhof Zoo. Später werden sich etliche Zeugen an den blassen jungen Hünen und das neben ihm fast winzige Mädchen erinnern, das melancholisch lächelnd zu ihm aufsah.

»Die beiden schienen sich gut zu verstehen«, werden die Zeugen erklären. »Das Mädchen hat ihn immer wieder angelächelt. Sie waren so sehr in ihr Gespräch vertieft, dass sie ihre Umgebung kaum wahrgenommen haben.«

Sascha und Dunja gehen ins *McDonald's* am Bahnhof Zoo und verspeisen jeweils einen Burger mit Pommes frites und einer großen Cola. Sie unterhalten sich über ihre Schule, das Leben in Deutschland und ihre Familien. Nach dem Studium, erzählt Sascha, hat er zu Hause im Kaukasus ein ganzes Jahr lang im Lebensmittelladen seiner Mutter gearbeitet, bevor er sich dazu durchringen konnte, nach Deutschland zu gehen.

Dunja fragt ihn, ob er manchmal Heimweh habe, und er zuckt mit den Schultern. »Also ja«, sagt sie und lächelt ihn an.

Sie versteht ihn so gut, dass er nicht viele Worte machen muss, das gefällt ihm. Den größten Teil des Gesprächs bestreitet sowieso sie. Sie erzählt ihm, dass ihr Vater die Familie verlassen hat, als sie elf war. Darüber sei sie nie hinweggekommen, sagt sie und lächelt noch schwermütiger. Sie schreibe sich regelmäßig Mails mit ihrem Vater, aber ihr Verhältnis habe einen unheilbaren Knacks, seit er sie damals verlassen habe.

Nach dem Essen fahren Sascha und Dunja mit der S-Bahn zum Alexanderplatz. Sie laufen eine Weile herum, hören Straßenmusikanten zu, beobachten, wie ein Hütchenspieler Touristen ausnimmt, und landen schließlich in einer Shisha-Bar. Dort rauchen sie jeder eine Wasserpfeife. Dunja bestellt sich außerdem einen Cocktail mit Rum und Wodka.

»Heute will ich mir einen ansaufen«, sagt sie. »Na los, bestell dir auch was, Sascha!«

»Besser nicht«, antwortet er. »Wenn ich zu viel Alkohol trinke, wird mir immer ganz schwummrig.«

Dunja lacht ihn aus. Sie ist drei Jahre jünger als er, und wenn sie nicht gerade schwermütigen Erinnerungen nachhängt, kann sie ausgelassen wie ein Kind sein. Sie lebt bei ihrer Großmutter, einer vornehmen, wenn auch verarmten Moskauerin in einer leicht baufälligen alten Villa in Berlin-Lichtenrade.

»Heute Nacht werde ich bei meiner Tante Maria übernachten«, verkündet Dunja nach einem weiteren kräftigen Schluck von ihrem Drink. »Die wohnt nicht nur zentraler als meine Oma – sie hat auch ein entspannteres Verhältnis hierzu.« Sie lässt die Eiswürfel in ihrem Cocktailglas klirren.

Dunja kramt in ihrer Handtasche aus schwarzem Kunstleder. Sie fördert ein altmodisches Nokia-Handy zutage, drückt auf eine Kurzwahltaste und macht ihrer Tante mit einem überfallartigen Redeschwall klar, dass sie bei ihr übernachten müsse. Die Tante willigt ein und erklärt sich auch damit einverstanden, Dunjas Großmutter über die geänderten Pläne ihrer Enkelin zu informieren. Jedoch ermahnt sie Dunja, nicht zu spät nach Hause zu kommen und lieber ein Taxi zu nehmen, als sich irgendwelchen Gefahren auszusetzen.

Dunja verspricht es ihr und legt lachend auf. Sie leert ihr Glas und will gleich den nächsten Cocktail bestellen. Aber Sascha hat eine bessere Idee.

»Ich habe dir doch von dem Fitnessraum erzählt, in dem ich immer trainiere«, sagt er. »Hast du Lust, ihn dir anzuschauen?«

Dunja ist zunächst nicht sehr begeistert. »Eigentlich wollte ich noch tanzen gehen«, wendet sie ein.

»Das können wir im Fitnessraum genauso gut machen«, entgegnet Sascha. »Da gibt es Musik, und die Tanzfläche gehört uns allein. Wir können auch unterwegs noch was zu trinken kaufen«, fügt er hinzu. »Rum oder Wodka oder was du willst.«

Dunja lächelt ihn an. »Okay, ich bin dabei«, sagt sie. »Aber wir brauchen auch Cola, damit wir uns *Cuba libre* mixen können.«

In beschwingter Stimmung verlassen sie die Shisha-Bar. Zeugen werden später aussagen, dass sich Dunja bei Sascha eingehängt und Tanzschritte gemacht hat, während sie auf den Eingang zum U-Bahnhof Alexanderplatz zugesteuert sind.

In einem Supermarkt unweit der S-Bahn-Station Alt-Reinickendorf kaufen Sascha und Dunja gegen 22 Uhr eine Flasche Bacardi-Rum, zwei Flaschen Cola und Chips. Die später von der Kripo ausgewerteten Videos der Überwachungskameras zeigen, wie Dunja vor dem Spirituosenregal herumalbert. Sascha sieht ihr dabei zu und wirkt für seine Verhältnisse geradezu gelöst.

Um 22:15 Uhr kommen sie bei der physiotherapeutischen Praxis in Alt-Reinickendorf an. Sascha schließt die Haupteingangstür auf, schaltet Licht ein und winkt Dunja, ihm zu folgen.

Er stellt die Tüte mit ihren Einkäufen auf dem Empfangstresen ab. Dann veranstaltet er für Dunja eine Führung durch die Praxis. Es ist eher schon ein Behandlungszentrum, das sich über das gesamte Erdgeschoss eines modernen Rundbaus mit bodentiefen Fenstern im Eingangsbereich erstreckt. Vom zentralen Empfangstresen gehen Türen nach allen Richtungen ab. Es gibt insgesamt sechs Behandlungsräume und den großen Fitnessraum, in dem sich Sascha so häufig aufhält. In den verschiedenen Räumen werden medizinische Massagen durchgeführt und Fangopackungen verabreicht. Nikolaj Markov und vier angestellte Physiotherapeuten bieten auch Bewegungstherapien und Gymnastikkurse an.

Neben dem Behandlungsraum Nummer 6 führt ein kleiner Flur zu Küche, Bad und einer Gerätekammer. Vom gegenüber gelegenen Behandlungsraum Nummer 1 geht außerdem eine Tür zu einem kleinen Treppenhaus ab, über das man ins Kellerbüro der Praxis und einige Lagerräume gelangt. Dort gibt es auch einen Seiteneingang, vor dem das zur Praxis gehörende Firmenfahrzeug parkt. Die Therapeuten verwenden den Kleinwagen vom Typ Renault Clio für Hausbesuche bei gehbehinderten oder bettlägerigen Patienten.

Dunja zeigt sich beeindruckt. Die Praxis ist offenbar viel größer, als sie erwartet hat.

Sascha führt sie schließlich in den Behandlungsraum Nummer 6 neben dem Fitnessraum. Dort gibt es eine Doppelliege und ein kleines Radio. Dunja macht es sich bequem. Sascha holt ihre Einkäufe vom Empfangstresen und zwei Gläser aus einem Schrank. Sie mixen sich *Cuba libre* und essen Chips. Sie hören Musik und tanzen, unterhalten sich und genehmigen sich weitere Drinks.

Darüber hinaus geschieht in den drei Stunden zwischen halb elf Uhr abends und halb zwei Uhr nachts nichts Berichtenswertes – jedenfalls laut Sascha Wassilow.

Zwei Tage später, mittlerweile in Untersuchungshaft in der JVA Berlin-Moabit, wird er Folgendes aussagen: Dunja und er hätten nur »ein wenig« getanzt. Die Musik im Radio habe ihr nicht gefallen. Daher hätten sie sich bald schon auf die Doppelliege gesetzt, mit Dunjas MP3-Player Musik über Kopfhörer gehört und sich stundenlang unterhalten. Angeblich ging es wieder um Dunjas Verhältnis zu ihrem Vater, der die Familie verlassen hatte.

»Wir waren beide betrunken«, gibt Sascha zu Protokoll. »Wir hatten zusammen die halbe Flasche Rum geleert, und ich vertrage nicht viel Alkohol. Außerdem sind wir ein paarmal zum Seiteneingang gegangen und haben Zigarillos geraucht. Nach dem zweiten Zigarillo wurde mir schon schwummrig. Als ich irgendwann später noch einen dritten geraucht habe, war es plötzlich, als würde vor mir ein Vorhang runterfallen.«

Um halb zwei Uhr nachts klingelt Dunjas Handy. Tante Maria will wissen, wo ihre Nichte bleibt. Sie klingt besorgt.

Dunja steht von der Liege auf und geht in den kleinen Flur hinaus, um die Tante zu beruhigen. »Ich bin in Reinickendorf, es ist alles okay«, sagt sie.

»Es ist halb zwei, Mädchen!«, antwortet die Tante. »Du musst jetzt nach Hause kommen, verstanden? Und nimm dir ein Taxi – mit der S-Bahn ist es um diese Zeit zu gefährlich.«

Dunja verspricht ihr, dass sie gleich aufbrechen wird. Sie beenden das Gespräch, aber noch bevor sie in den Behandlungsraum Nummer 6 zurückgekehrt ist, klingelt ihr Handy aufs Neue.

»Wo bist du da eigentlich, Dunja?«, will ihre Tante diesmal wissen. »Ich dachte, du wärst in irgendwelchen Discos oder Clubs unterwegs. Warum ist um dich herum kein Laut zu hören?«

Dunja gibt ein leises Lachen von sich. Sie hört sich ein wenig betrunken an. »Mir geht es gut, Tante Maria«, sagt sie. »Ich rufe mir jetzt ein Taxi.«

Doch das Taxi wird nicht gerufen werden, und Dunja Kritovna wird niemals bei ihrer Tante Maria in Berlin-Friedrichshain eintreffen. Erst um kurz vor halb fünf am nächsten Morgen verlässt sie die physiotherapeutische Praxis in Reinickendorf – als blutüberströmte Leiche, in eine Plastiktüte verpackt, wie sie zur Aufbewahrung von Autoreifen verwendet werden.

Vera Markov und ihr Vater sind höchst besorgt. Mittlerweile ist es Samstag, der 16. April, acht Uhr morgens.

Sascha Wassilow hat den Praxisschlüssel am Vorabend nicht bei Valerij Sobotkin in den Briefkasten geworfen, wie er es sonst immer macht. Er hat auch die Nacht nicht in seinem Zimmer bei Familie Markov verbracht, aber das allein würde Vera Markov nicht besonders beunruhigen. Schließlich hat ihr Vater ihr erzählt, dass sich Sascha gestern mit einem Mädchen treffen wollte. Wahrscheinlich haben sie irgendwo zusammen übernachtet, sagte sich Vera Markov zunächst.

Doch als sie bei der Praxis eintreffen, fanden sie sämtliche Fenster weit geöffnet. Der rote Renault Clio, das Firmenfahrzeug, steht nicht an seinem gewohnten Platz. Allem Anschein nach ist während der Nacht in die Praxis eingebrochen worden!

Mit Vera Markovs Schlüssel betreten sie die Praxis und schauen in alle Räume. Valerij Sobotkin fällt sofort auf, dass der Boden im Behandlungsraum Nummer 6 und in dem kleinen Flur vor dem Badezimmer gereinigt worden ist. An einigen Stellen ist er sogar noch feucht.

»Was ist hier passiert?«, ruft Vera Markov aus. »Wir müssen uns das Überwachungsvideo ansehen.«

Sie eilen in das Kellerbüro hinunter. Dort befinden sich der kleine Monitor und der Recorder, die zu dem Sicherheitssystem gehören. Fassungslos starren sie auf die Bilder, die die Überwachungskamera im Empfangsbereich der Praxis letzte Nacht aufgezeichnet hat. Die Bildqualität ist bescheiden, aber den jungen Mann, der auf sämtlichen Sequenzen zu sehen ist, erkennen sie sofort.

Es ist Sascha Wassilow.

Die Kamera deckt den gesamten Eingangsbereich der Praxis ab. Sie ist mit Bewegungssensoren ausgestattet, weshalb das Video erhebliche Zeitsprünge aufweist.

In der Bildmitte ist der Empfangstresen zu sehen, im Vordergrund die Haupteingangstür, am linken Bildrand der Durchgang zu den Behandlungsräumen und dem kleinen Flur mit Küche und Bad. Am rechten Bildrand wird auch der Durchgang zum Behandlungsraum Nummer 1 erfasst, hinter dem sich das kleine Treppenhaus und der Seiteneingang befinden.

Laut Zeitstempel am unteren Bildrand ist es 22:17 Uhr, als Sascha mit einer jungen Frau durch die Haupteingangstür die Praxis betritt.

Gegen 23:30 Uhr ist auch die junge Frau noch einmal kurz im großen Flur zu sehen – Dunjas letzter Auftritt im Video.

Um 02:45 Uhr erscheint Sascha allein am Empfangstresen. Er durchsucht Fächer und Schubladen und findet schließlich den Schlüssel zum Wandtresor. Seine Bewegungen wirken kontrolliert, auch sein Gesicht lässt keine besondere Aufregung erkennen. Er öffnet den Tresor und nimmt die Schlüssel heraus, die zum Firmenfahrzeug gehören. Dann folgt ein weiterer Zeitsprung.

Um 04:27 Uhr verlässt Sascha die Räumlichkeiten durch den Seiteneingang, wobei er eine offenbar recht schwere Plastiktüte hinter sich herzieht. Valerij Sobotkin erkennt sie auf den ersten Blick wieder: Es ist eine der großen und stabilen Tüten, in denen, je nach Jahreszeit, die Winter- oder Sommerreifen des Firmenfahrzeugs in einem Lagerraum im Keller eingelagert werden.

Was genau die Plastiktüte enthält, können Vera Markov und Valerij Sobotkin nicht erkennen – die Bildqualität ist zu dürftig. Aber um einen Autoreifen handelt es sich zweifellos nicht. Sascha hat einige Mühe, das unförmige Bündel hinter sich herzuziehen.

Vera Markov und ihr Vater wechseln einen Blick. Beide haben ein mehr als mulmiges Gefühl.

»Ruf ihn an«, sagt Valerij Sobotkin.

Seine Tochter nickt und zieht ihr Handy hervor.

Eine halbe Stunde lang versucht Vera Markov immer wieder, Sascha Wassilow ans Telefon zu bekommen. Als sie schon aufgeben will, nimmt er den Anruf endlich entgegen.

»Wo bist du, Sascha?«, bricht es aus Frau Markov heraus. »Ich bin in der Praxis. Was ist letzte Nacht hier passiert?«

Sascha zögert einen Moment lang. »Ich habe etwas sehr Schlimmes gemacht«, antwortet er dann. »Ich komme zur Praxis.« Ehe Vera Markov noch etwas sagen kann, legt er auf.

Sascha hat vollkommen gefasst geklungen. Aber das beunruhigt sie nur noch mehr. Schließlich hat er auch auf dem Video ganz gelassen gewirkt, obwohl er allem Anschein nach die in Plastik verpackte Leiche der jungen Frau, mit der er am Abend hierhergekommen ist, zur Seitentür geschleppt hat. Wer oder was soll sich denn sonst in der Plastiktüte befunden haben?, fragt sich Vera Markov.

»Komm mal her und schau dir das an!«, reißt Valerij Sobotkin sie aus ihren Gedanken. »Das ist doch Blut, oder wie siehst du das?«

Frau Markov eilt in den Behandlungsraum Nummer 6. Die Wand neben der Tür zum kleinen Flur ist bis zur Decke hinauf mit Blut bespritzt. Offenbar hat Sascha versucht, auch diese Blutspuren zu beseitigen. Aber damit hat er die Spritzer auf der Tapete nur zu Schlieren verwischt.

»Wir müssen die Polizei rufen«, sagt Vera Markov.

Wieder nimmt sie ihr Mobiltelefon zur Hand und wählt mit zitternden Fingern die 110.

Um kurz nach neun Uhr trifft Sascha Wassilow bei der Praxis ein. Er parkt den Renault Clio ordentlich neben dem Seiteneingang und schließt die Fahrertür ab.

Vera Markov und ihr Vater sehen ihm angespannt entgegen. Aber der junge Mann wirkt noch immer ruhig und gefasst. Seine Hände sind allerdings mit Erde und Blut verschmiert.

Noch bevor sie ihn fragen können, was genau in der Nacht passiert ist, treffen ein Streifenwagen und ein Zivilfahrzeug der Polizei ein. Hauptkommissarin Susanne Hegemann und ihr Kollege Kommissar Oliver Haubold übernehmen die Befragung.

Auch auf die Polizisten macht der junge Mann einen besonnenen Eindruck. Er zeigt seinen Pass und seine Aufenthaltsgenehmigung und beginnt zu berichten, was sich in der Nacht und heute früh ereignet hat.

Oder vielmehr die wenigen Bruchstücke, an die er sich angeblich nur noch erinnert.

»Ich habe Dunja getötet«, sagt er. »Ich habe ihre Leiche in ein Waldstück gebracht – draußen vor der Stadt.«

Mit blut- und schlammverschmierter Hand macht er eine vage Bewegung in Richtung Norden. Susanne Hegemann fällt auf, dass auch sein linkes Schienbein, das unter dem hochgerutschten Hosenbein hervorsieht, mit angetrockneten Blutspuren beschmutzt ist.

Also hat er die Hose nicht angehabt, während er Dunja Kritovna umgebracht hat, überlegt die Hauptkommissarin. Aber sie behält diesen Gedanken erst einmal für sich. Stattdessen fragt sie Sascha Wassilow, ob er die Stelle wiederfinden könne, an der er die Leiche abgelegt habe.

Der junge Russe bejaht.

»Und sind Sie bereit, uns dorthin zu führen?«, hakt Kommissar Haubold nach.

Wieder nickt Sascha Wassilow.

»Gehen wir«, sagt Oliver Haubold.

»Wir nicht«, bremst die Hauptkommissarin ihren jungen Kollegen. »Wir übergeben den Fall an die Mordkommission.«

Kriminalhauptkommissar Tom Heitner und Kriminaloberkommissarin Sonja Mahlow von der 4. Mordbereitschaft des Landeskriminalamtes Berlin treffen eine Stunde später in der Physiotherapie-Praxis in Reinickendorf ein. Auch die beiden Kripobeamten registrieren sofort, dass Sascha Wassilow für einen geständigen Mörder oder Totschläger ungewöhnlich gefasst wirkt.

Sein Atem riecht nicht nach Alkohol. Er spricht mit klarer Stimme, wenn auch langsam und mit starkem Akzent. Den angebotenen Dolmetscher lehnt er ab. »Ich verstehe alles, was Sie sagen«, erklärt er.

»Dann erzählen Sie uns doch mal, was passiert ist«, antwortet Heitner. »Damit wir es auch verstehen.«

Sascha Wassilow zuckt mit den Schultern. »Ich weiß es nicht mehr«, sagt er. »Sehen Sie diese Kratzer und Schwellungen auf meinen Händen?« Er hält Heitner seine Fäuste unter die Nase. »Ich muss Dunja geschlagen haben«, fährt er fort. »Aber ich kann mich nicht erinnern, warum und wie.«

Heitner und seine Kollegin Mahlow wechseln einen Blick. Doch der Hauptkommissar lässt es dabei vorerst bewenden. Vielleicht hat Wassilow tatsächlich Erinnerungslücken, vielleicht täuscht er den Filmriss auch nur vor. Das wird sich zu gegebener Zeit schon noch herausstellen, sagt sich der Kriminalbeamte.

Zunächst einmal müssen sie die Leiche finden. Bisher steht noch nicht einmal fest, ob sie es überhaupt mit einem Gewaltverbrechen zu tun haben. Und nicht etwa nur mit einer vorgetäuschten Straftat. Vielleicht wollten sich die jungen Leute ja einen Spaß mit den Markovs erlauben. Aber das glaubt der erfahrene Hauptkommissar eigentlich nicht. Diesen ernsthaften jungen Mann kann er sich einfach nicht vorstellen, wie er vor der Überwachungskamera mit seiner Freundin einen Pseudo-Mord inszeniert, um seine Gasteltern zum Narren zu halten.

Von seiner Dienststelle fordert er ein Spurensicherungsteam an, das die Praxis und das Firmenfahrzeug kriminaltechnisch untersuchen soll. Währenddessen fahren die beiden Kriminalbeamten mit Wassilow kreuz und quer durch brandenburgische Dörfer und Wälder nördlich von Berlin. Der junge Russe dirigiert sie Stunde um Stunde über kaum befahrene Landstraßen und Feldwege. Aber die Stelle, an der er die Leiche abgelegt hat, findet er nicht wieder.

Dabei kann er den Ort ganz genau beschreiben. Eine unbefestigte Straße führt in ein schmales Waldstück. Neben dem Fahrweg ist eine Senke, in der er die Tote abgelegt hat. »Ich habe sie mit Laub und Ästen bedeckt. Vorher habe ich sie aus der Plastiktüte gezogen und in eine Fangodecke gewickelt«, erzählt er den Kriminalbeamten. »Ich konnte sie doch nicht so nackt da draußen liegen lassen.«

Hauptkommissar Heitner sieht ihn scharf an. »Nackt?«, wiederholt er. »Waren Sie mit Frau Kritovna intim, bevor Sie sie getötet haben?«

»Sie meinen, ob wir Sex hatten?« Sascha Wassilow schüttelt den Kopf. »So war unsere Beziehung nicht«, behauptet er. »Als Frau hat sie mich nicht interessiert. Wir haben uns gut verstanden, weiter war da nichts.«

»Und warum war sie dann nackt?«, hakt Sonja Mahlow nach.

»Haben Sie die Leiche entkleidet? Oder war Dunja schon nackt, als Sie sie getötet haben?«

Sascha Wassilow sieht nachdenklich vor sich hin. »Ich weiß es nicht«, wiederholt er schließlich nur. »Ich hatte Unmengen Alkohol getrunken, und ich vertrage das Zeugs einfach nicht. Ich erinnere mich, wie Dunja von ihrem Telefongespräch mit der Tante wieder ins Zimmer kam. Und als Nächstes weiß ich erst wieder, wie sie in der Plastiktüte vor mir am Boden lag.«

Hauptkommissar Heitner glaubt ihm weder seine Gedächtnislücke noch den angeblich exzessiven Alkoholkonsum. »Sie sind vorläufig festgenommen«, verkündet er. »Sie werden verdächtigt, Dunja Kritovna ermordet zu haben.«

Sascha Wassilow hört es sich ohne erkennbare Gemütsregung an. Und er verzieht auch keine Miene, als ihm der Anstaltsarzt in der JVA Berlin-Moabit gegen 21 Uhr eine Blutprobe entnimmt.

Das Ergebnis ist negativ. Sascha hat 0,0 Promille Alkohol im Blut.

Das Spurensicherungsteam findet am Tatort zahlreiche aussagekräftige Blutspuren. Nach der Tat hat Sascha Wassilow die gesamte Praxis gründlich gereinigt. Aber das sprühbare Blutnachweismittel *Leukomalachitgrün* macht selbst winzige, für das bloße Auge nicht erkennbare Blutspritzer sichtbar.

Die Spezialisten finden blutige Fußabdrücke, die vom kleinen Flur zur Doppelliege im Behandlungsraum Nummer 6 führen. Offenbar ist jemand von der Küche oder vom Bad barfuß durch das Blut des Opfers gelaufen. An der Wand neben der Tür zum kleinen Flur stellen sie eine auffällige Häufung von feinen Blutspritzspuren fest. Ihr Zentrum befindet sich in 70 Zentimeter Höhe, und sie reichen bis zur 2,40 Meter hohen Decke hinauf. Aus Verteilung und Form dieser Spritzer schließen die Kriminaltechniker, dass Dunja Kritovna neben der Tür auf dem Boden gesessen oder gekauert haben muss, während der Täter ihr mit den Fäusten oder einem stumpfen Gegenstand mehrfach in eine bereits blutende Kopfwunde schlug. Ein einzelner Schlag auf den Kopf, auch mit einem scharfen oder kantigen Gegenstand und mit voller Wucht, führt niemals dazu, dass Blut durch die Gegend spritzt. Erst wenn erneut in die dann blutende Wunde geschlagen wird, wird das Blut am Geschehensort verteilt.

Die Untersuchung des Renault Clio fördert weniger spektakuläre Ergebnisse zutage. Sascha Wassilow hat ausgesagt, dass er die in Plastik verpackte Leiche im Fond des Wagens in den Fußraum gelegt habe. Tatsächlich finden sich dort intensive Blutanhaftungen. Außerdem stellen die Kriminaltechniker eine schwarze Kunstlederbörse und ein Nokia-Handy älterer Bauart sicher. Beide Gegenstände gehörten Dunja Kritovna. Ihre sonstigen Habseligkeiten – ihre Handtasche und insbesondere ihre Kleidung – können die Spezialisten jedoch weder im Auto noch in der Praxis auffinden.

Am folgenden Montag begibt sich Hauptkommissar Heitner in die Justizvollzugsanstalt Moabit, wo Wassilow im Trakt für Untersuchungsgefangene einsitzt. Auch bei dieser Vernehmung zeigt sich der junge Russe ruhig und gefasst.

Ob ihm wieder eingefallen sei, wo er die Leiche von Dunja Kritovna abgelegt habe, will Heitner von ihm wissen. Sascha Wassilow schüttelt den Kopf. Der Hauptkommissar fordert ihn auf, noch einmal alles zu schildern, was sich am Freitagabend ereignet habe.

Wassilow berichtet, wie er Dunja um 19 Uhr am Bahnhof Zoo abgeholt hat und wie sie den Abend zusammen verbracht haben. Er erinnert sich an jedes Detail – an den Cocktail, den Dunja in der Cocktailbar getrunken hat, an ihren Anruf bei der Tante, die Fahrt nach Reinickendorf, den Einkauf im Supermarkt. Und er wiederholt, dass er sich nach dem zweiten und mehr noch nach dem dritten Zigarillo, den er am Seiteneingang der Praxis geraucht habe, »äußerst schwummrig« gefühlt habe. Aber schließlich habe er ja vorher auch jede Menge Rum, vermischt mit Cola, getrunken.

Hier hakt Hauptkommissar Heitner ein. »Am Samstagabend hatten Sie keinerlei Alkohol mehr im Blut«, erklärt er. »So viel können Sie also in der Tatnacht nicht getrunken haben.«

»Das weiß ich besser«, gibt Wassilow zurück, ohne mit der Wimper zu zucken.

Scheinbar emotionslos berichtet er weiter. Auch wenn er da schon benommen gewesen sei, habe er noch mitbekommen, wie irgendwann nach ein Uhr nachts Dunjas Handy geklingelt habe. Sie sei in den kleinen Flur hinausgegangen und habe dort telefoniert.

»Später war sie wieder da und hat gesagt, dass sie gehen muss. Danach muss ich etwas getan haben, das ihr Angst gemacht hat. Ich versuche die ganze Zeit, mich zu erinnern, was dann passiert ist. Aber ich komme nicht darauf.«

»Sie haben sie geschlagen«, sagt Heitner.

»Wahrscheinlich ja«, gibt der junge Russe zu.

Beide schauen auf Wassilows Hände, deren Knöchel noch immer von den Schlägen gezeichnet sind. Es sind große, kräftige Hände, und derartige Hautrisse und Blutergüsse zieht man sich nur dann zu, wenn man mit aller Kraft und hoher Intensität zuschlägt.

Tom Heitner sieht ihn durchdringend an. »Es ging um Sex!«, sagt er. »Geben Sie es doch zu, Herr Wassilow! Das Mädchen war nackt und durch den Alkohol enthemmt. Sie sahen sich fast schon am Ziel Ihrer Wünsche – da erklärt sie plötzlich, dass sie nach Hause gehen will. Und da sind Sie ausgerastet und haben sie totgeschlagen!«

Sascha Wassilow schüttelt den Kopf und hebt gleichzeitig die Schultern. »So war unser Verhältnis nicht«, sagt er erneut. »Ich glaube nicht, dass es um Sex ging, aber ich weiß es einfach nicht. Als Nächstes weiß ich erst wieder, dass sie vor mir am Boden lag, in eine Tüte verpackt. Ich habe sie zum Seitenausgang gezogen, hochgehoben und hinten in das Auto gelegt.«

»Und davor haben Sie die gesamte Praxis geputzt!«, hält ihm Heitner vor. »Außerdem haben Sie den Tresor am Empfangstresen geöffnet und die Autoschlüssel herausgeholt.«

»Das alles ist für mich unbegreiflich«, antwortet Wassilow. »Ich wusste nicht mal, dass es da in der Praxis einen Tresor gibt.«

Heitner hat Mühe, ein genervtes Schnaufen zu unterdrücken.

»Jetzt hören Sie mir mal zu, Herr Wassilow«, sagt er. »Das ist alles auf dem Überwachungsvideo aufgezeichnet. Leugnen hat also keinen Zweck! Aus dem Video geht klar hervor, dass Sie absolut zielstrebig vorgegangen sind. So benimmt sich niemand, der angeblich unter Ausfallerscheinungen leidet!«

Der Hauptkommissar beobachtet jede Regung des jungen Mannes. Doch als er das Überwachungsvideo erwähnt, zuckt Wassilow nicht einmal zusammen.

»Dafür habe ich keine Erklärung«, antwortet er mit unbewegtem Gesicht. »Ich kann Ihnen nur erzählen, was hier oben abgespeichert ist.« Er klopft sich mit dem Knöchel gegen die Stirn. »Ich war tanken«, setzt er unvermittelt hinzu.

Heitner sieht ihn verständnislos an.

»Ich war tanken!«, wiederholt der junge Russe. »Am Morgen, nachdem ich Dunja in den Wald gebracht hatte. Niemand sollte merken, dass ich das Auto genommen hatte. Also habe ich für ungefähr zehn Euro nachgetankt. Und gerade als ich wieder losfahren wollte, bekam ich einen Anruf von Vera.«

»Von Frau Markov?«, vergewissert sich der Hauptkommissar.

Wassilow nickt. »Sie hat gefragt, was passiert ist. Es war, als würde ich aus einem Traum herausgerissen. Aber gleichzeitig ist mir klargeworden, dass es nicht nur ein Traum war.«

Wieder starrt er auf seine Hände.

»Sie haben zu Frau Markov gesagt«, erinnert ihn Tom Heitner, »dass Sie etwas sehr Schlimmes getan hätten. Und ich kann mir auch denken, was Sie damit meinten. Sie haben Dunja Kritovna vergewaltigt!«, fährt der Hauptkommissar mit erhobener Stimme fort. »Und danach haben Sie sie umgebracht, damit das Mädchen Sie nicht verraten konnte!«

Sascha Wassilow starrt vor sich hin. »Wie kommen Sie darauf?«, fragt er, fast ohne die Stimme zu heben.

Hauptkommissar Heitner präsentiert seinen stärksten Trumpf. Er hat ihn sich absichtlich für das Ende der Vernehmung aufbewahrt. Aber so emotionslos, wie sich Wassilow bisher aufgeführt hat, ist sich Heitner keineswegs mehr sicher, dass sein Trumpf stechen wird. »Wir haben die Kleidung, die Sie in der Tatnacht getragen haben, untersuchen lassen«, antwortet er. »Das Ergebnis wird Ihnen nicht gefallen, Herr Wassilow: Auf Ihrer Oberbekleidung, auf Sweatshirt, Jeans und Schuhen, haben wir keine Blutspuren von Dunja Kritovna gefunden.«

Er unterbricht sich und sieht Wassilow lauernd an.

»Warum sollte mir das nicht gefallen?«, fragt der Russe. Er klingt eher höflich als wirklich interessiert.

»Weil es beweist, dass Sie weitgehend unbekleidet waren, als Sie Dunja getötet haben – genauso wie Ihr Opfer!«, gibt Heitner heftig zurück. »Sie sind barfuß in Dunjas Blut herumgelaufen, das geht aus den Spuren am Tatort eindeutig hervor. Und Sie waren lediglich mit Ihrer Unterhose bekleidet – dem einzigen Ihrer Kleidungsstücke, auf dem wir Spuren vom Opferblut finden konnten!«

Wassilow starrt weiter vor sich hin. Falls er beunruhigt oder sogar in Panik ist, lässt er sich nach wie vor nichts anmerken.

»Können Sie mir erklären«, fragt Heitner, »warum Sie und Dunja nackt waren, obwohl zwischen Ihnen angeblich keine sexuellen Handlungen stattgefunden haben?«

Sascha Wassilow schüttelt den Kopf. »Nein«, sagt er. »Ich erinnere mich ja nicht.«

»Wir haben einen Täter, aber keine Leiche«, fasst Hauptkommissar Heitner eine Woche später in der Kripo-Dienststelle den Ermittlungsstand zusammen. »Und wir haben ein Geständnis, aber keine Tatschilderung und kein Motiv. Das ist einer der seltsamsten Fälle, mit denen ich es in den letzten Jahren zu tun hatte!«

Die Suche nach der Leiche von Dunja Kritovna ist bisher ergebnislos verlaufen. Auch ihre Kleidungsstücke und sonstigen persönlichen Gegenstände sind weiterhin spurlos verschwunden. Sascha Wassilow hat ausgesagt, dass er sie seiner Erinnerung nach irgendwo dort im Wald weggeworfen habe, wo er auch den Körper der Toten abgelegt habe. Aber Brandenburg ist groß und so spärlich besiedelt, dass es Wochen oder sogar Monate dauern kann, bis ein Forstarbeiter oder ein Jogger zufällig über die Leiche stolpert.

»Wenn die Leichenfäulnis weit genug fortgeschritten ist«, sagt Heitner grimmig, »kann die Rechtsmedizin nicht mehr feststellen, ob die junge Frau vergewaltigt worden ist. Unter Umständen lässt sich dann nicht einmal mehr nachweisen, dass sie ermordet wurde und nicht etwa nur unglücklich gestürzt ist. Es ist zum Verrücktwerden! Ich könnte wetten, dass sie einem Sexualmord zum Opfer gefallen ist.«

Gerade in diesem Moment betritt Staatsanwalt Axel Rühmann den Besprechungsraum. »Durch Wetten können wir kein Schwurgericht der Welt überzeugen«, erklärt er. »Wir brauchen Beweise, meine Damen und Herren, keine Spekulationen!«

Staatsanwalt Rühmann leitet die Untersuchung im Fall Dunja Kritovna. Nach der Urteilsverkündung, als Tom Heitner und ich uns zu einer Nachbesprechung trafen, hat er mir auch von diesem kleinen Zwischenfall erzählt.

Der engagierte Staatsanwalt neigt im Allgemeinen nicht zu flapsigen Bemerkungen. Doch genauso wie die Kommissare Heitner und Mahlow ist auch er selbst durch diesen sonderbaren Fall irritiert.

Das Täterverhalten scheint einfach keinen Sinn zu ergeben.

Mit Spontantätern, die ungeplant ein Gewaltverbrechen begehen, haben es Staatsanwalt und Kripo häufig zu tun. Aber dass ein solcher Täter anschließend den Tatort stundenlang reinigt und die Leiche umsichtig wegschafft, haben sie so noch nie erlebt.

»Wassilows Nachtatverhalten macht den Eindruck, als hätte er den Mord von langer Hand geplant«, gibt Rühmann zu bedenken. »Auch wenn er das abstreitet, wusste er offensichtlich, dass der Autoschlüssel im Tresor hing. Genauso hatte er eine klare Vorstellung davon, wo er wiederum den Tresorschlüssel suchen musste. Und ihm war auch bewusst, dass er den Wagen auftanken musste, damit nicht auffiel, dass er ihn benutzt hatte. Also, meiner Meinung nach hat er das alles Schritt für Schritt geplant und in Gedanken immer wieder durchgespielt.«

Tom Heitner sieht ihn nachdenklich an. »Aber wenn Wassilow so genau recherchiert hat«, wendet er ein, »wieso wusste er dann nichts von der Überwachungskamera? Die Markovs haben ihn wie einen Sohn behandelt. Er ging überall bei ihnen ein und aus. Also war er bestimmt auch schon mehr als einmal im Kellerbüro der Praxis. Und da steht der Monitor gut sichtbar auf dem Schreibtisch.«

Staatsanwalt Rühmann hebt die Schultern und fährt sich mit der Hand übers Gesicht.

»Wenn er das alles von langer Hand geplant hätte, dann hätte er auch von der Kamera gewusst«, steuert Oberkommissarin Mahlow bei. »Wassilow ist ein intelligenter Bursche, aber emotional kommt er mir irgendwie zurückgeblieben vor. So als wäre er mit seinem Gefühlsleben in der Pubertät steckengeblieben.«

Rühmann und Heitner sehen sie fragend an.

»Für mich erklärt das sein widersprüchliches Verhalten«, fährt Sonja Mahlow fort. »Er hatte sich emotional nicht unter Kontrolle, und um zu vertuschen, was er da angerichtet hat, setzt er anschließend seine ganze Intelligenz ein. Aber als ihn dann Vera Markov, also quasi seine Ersatzmutter, am Telefon zur Rede stellt, da bricht er zusammen und versucht nicht mal mehr, sich herauszureden. Dabei wusste er zu diesem Zeitpunkt noch gar nichts von dem Überwachungsvideo.«

Staatsanwalt Rühmann will etwas erwidern, aber die Oberkommissarin ist noch nicht fertig.

»›Ich habe etwas sehr Schlimmes gemacht‹«, zitiert sie Wassilow, »so drückt sich kein erwachsener Mann aus – so redet ein zwölfjähriger Junge, der beim Klauen erwischt worden ist!«

»Aber warum gibt er dann nicht *alles* zu?«, wendet Rühmann ein. »Warum gesteht er die Tötung und behauptet gleichzeitig, sich an nichts zu erinnern?«

»Ganz einfach – weil er sich schämt!«, gibt die Oberkommissarin zurück. »Das sehe ich genauso wie du, Tom«, wendet sie sich an ihren Kollegen. »Ich glaube auch, dass er Dunja Kritovna getötet hat, um die vorherige Vergewaltigung zu verdecken.«

»Sie glauben es, Heitner wettet darauf – und wir haben nach wie vor keinen Beweis«, bringt Rühmann das Dilemma der Ermittler auf den Punkt. »Wir brauchen die Leiche – und dazu möglichst ein Obduktionsergebnis, auf dem ich eine Anklage wegen Mordes aus niedrigen Beweggründen aufbauen kann!«

»Und wenn die Obduktion keine Anhaltspunkte für ein sexuelles Gewaltdelikt erbringt?«, fragt Tom Heitner. »Was machen wir dann?«

Der Staatsanwalt starrt düster vor sich hin. »Dann bleibt immer noch die Anklage wegen heimtückischen Mordes. So ergibt das Ganze nämlich auch einen Sinn«, erklärt er in Sonja Mahlows Richtung. »Er hatte von vornherein die Absicht, Dunja zu töten. Wenn er stundenlang allein in der Praxis war, hat er seinen Mordplan immer wieder durchgespielt. Vielleicht ging es ihm wirklich nicht einfach um Sex, wie er Ihnen gegenüber ja erklärt hat, und bestimmt ging es ihm nicht um Dunja – er hat einfach auf eine Gelegenheit gelauert, ein argloses Opfer zu töten. Wahrscheinlich aus purer Mordlust! Und Dunja Kritovna hatte schlicht das Pech, zur falschen Zeit am falschen Ort zu sein.«

Tom Heitner und Sonja Mahlow wechseln einen Blick.

»Wir weiten die Suche nach der Toten nochmals aus«, sagt der Hauptkommissar. »Wir müssen sie finden, solange es für die Rechtsmediziner an ihr noch etwas zu sezieren gibt.«

Zwei weitere Wochen gehen ins Land, doch die Leiche bleibt verschwunden. Zwei Wochen, in denen Wassilow während der Vernehmungen schweigt oder höchstens eintönig wiederholt: »Ich denke ununterbrochen darüber nach, was in jener Nacht passiert ist. Aber ich kann mich einfach nicht erinnern.« Auch gegenüber Dr. Hubert Wiesel, dem psychiatrischen Sachverständigen, beharrt er auf seiner Gedächtnislücke. Im Übrigen erzählt er ihm bereitwillig, wenn auch wortkarg, von seinem Leben in Russland und später in Berlin. In seiner Kindheit gab es keinen gewalttätigen Vater, keinen pädophilen Onkel oder Nachbarn. Seine Eltern führten eine harmonische Ehe, und Sascha war weder in der Schule noch im Sportverein ein Außenseiter. Wenn er bereits als Junge häufig für sich blieb, dann geschah das aus eigenem Entschluss. Die Gleichaltrigen waren ihm zu laut, zu angeberisch, zu dumm. Als Heranwachsender war er mehrfach in körperliche Auseinandersetzungen verwickelt, aber die verliefen immer harmlos. Tatsächlich ist er bei der Justiz, in Russland genauso wie in Deutschland, ein unbeschriebenes Blatt.

Sascha Wassilow leidet weder an einer dauerhaften krankhaften seelischen Störung noch an einer anderen schweren seelischen Abartigkeit, führt der psychiatrische Sachverständige in seinem Gutachten aus. *In der Tatnacht war seine Steuerungsfähigkeit auch weder durch Alkohol noch infolge eines hochgradigen Affektes tiefgreifend gestört. Anderenfalls hätte er nach der Tat nicht so besonnen und ruhig agieren können. Seine geschilderte Erinnerungslücke ist aus psychiatrischer Sicht nur als nachträglicher Verdrängungsmechanismus erklärbar.*

Ganz auszuschließen sei im Übrigen nicht, merkt Dr. Wiesel noch an, dass Wassilow seine Gedächtnisprobleme nur vortäusche. Für die Frage seiner Schuldfähigkeit sei das aber unerheblich.

Nach den besagten zwei Wochen hat Dr. Wiesel seine Begutachtung von Sascha Wassilow abgeschlossen – und in einem

Waldstück nördlich von Berlin machen zwei Spaziergänger eine grausige Entdeckung.

Aus einem Haufen Laub und Ästen am Wegrand schaut eine angefaulte menschliche Hand heraus. Es sieht aus, als würde sie ihnen winken. Die Spaziergänger, ein Ehepaar in seinen Fünfzigern, fassen sich ein Herz und treten näher an den Fundort heran. Mit einem Stock schieben sie die obere Schicht aus Ästen und Blättern beiseite.

Außer der Hand und einem halben Arm ist von der Toten nichts zu sehen. Sie ist in eine gelbe Fangodecke eingewickelt, wie Sascha Wassilow bei seiner Festnahme ausgesagt hat. Die Decke ist fest zusammengeknotet. Das Ehepaar registriert noch, dass es sich um eine Person von zierlicher Gestalt handeln muss, vielleicht sogar um ein Kind. Der Körper liegt auf der Seite, die Beine in Embryonalhaltung an den Leib gezogen.

»War da nicht was mit einem Russen, der in Berlin ein Mädchen ermordet haben soll?«, fällt der weiblichen Hälfte des Ehepaars plötzlich ein.

Glücklicherweise stochern sie nicht weiter im Fundort herum, sondern verständigen umgehend die Polizei.

Noch am selben Tag führen Dr. Lilienthal und ich die Obduktion durch. Die Leiche ist fäulnisverändert, aber weniger stark, als angesichts der milden Frühlingstemperaturen und der Leichenliegezeit von mehr als drei Wochen zu erwarten war. Immerhin ist es mittlerweile Anfang Mai. Doch anscheinend haben die synthetische Fangodecke und der trockene, sandige Untergrund den Fäulnisprozess der jungen Frau verzögert.

Die äußere Besichtigung der Toten ergibt, dass Dunja Kritovna erhebliche Würgeverletzungen im Halsbereich und massive Hiebverletzungen im Gesicht aufweist. Ihre Nase ist zertrümmert, zwei Zähne sind ausgebrochen. Ihr Mund und das rechte Auge sind durch Platzwunden stark lädiert. Infolge der

Fäulnis lässt sich die genaue Reihenfolge, in der ihr diese Verletzungen beigebracht wurden, nicht mehr rekonstruieren. Aber Dr. Lilienthal und ich sind uns sofort einig, dass eine massive Kompression des Halses die Todesursache darstellt. Der Täter hat den Hals seines Opfers regelrecht zerquetscht. Wie sich bei der Präparation der Halsweichteile herausstellt, ist das Zungenbein gebrochen, was unsere erste Einschätzung bestätigt.

Dagegen können wir weder Abwehrverletzungen noch Genitalverletzungen feststellen. Daraus folgt keineswegs, dass Dunja Kritovna nicht vergewaltigt wurde. Es zeigt lediglich, dass sie sich nicht gewehrt hat – sei es, weil sie bereits das Bewusstsein verloren hatte, weil sie zu betrunken war, um sich koordiniert zu verteidigen, oder weil sie von dem Angriff völlig überrascht wurde.

Zum Zeitpunkt ihres Todes stand Dunja Kritovna unter Alkoholeinfluss, das hat die polizeiliche Rekonstruktion der Ereignisse in der Tatnacht zweifelsfrei ergeben. Wie stark sie alkoholisiert war, können wir allerdings nicht mehr feststellen. Alkohol wird zwar nach dem Tode nicht mehr abgebaut, da relativ rasch sämtliche Stoffwechselprozesse des Körpers zum Erliegen kommen, wenn das Herz aufhört zu schlagen. Somit entspricht die bei Verstorbenen festgestellte Blutalkoholkonzentration ihrer Alkoholisierung zum Zeitpunkt des Todes. Doch was den Nachweis der Blutalkoholkonzentration bei fäulnisveränderten Leichen anbelangt, haben wir es mit zwei Problemen zu tun: Erstens ist nach längerer Leichenliegezeit kein Blut mehr vorhanden, das wir analysieren könnten, da es aus den Gefäßen in das Gewebe gesickert ist. Zweitens wird bei Leichenfäulnis durch bakterielle Prozesse Alkohol neu gebildet. Falls also doch noch etwas Blut vorhanden ist, kann der Blutalkoholwert durch diesen Prozess verfälscht sein.

Fest steht jedoch aufgrund unserer Obduktionsbefunde, dass Dunja Kritovna mit großer Heftigkeit gewürgt wurde – nach Einschätzung von Staatsanwalt Rühmann, der bei der Obduktion der jungen Frau zugegen ist, in eindeutiger Tötungsabsicht. Außerdem hat der Täter ihr wuchtig mehrfach seine Fäuste oder einen stumpfen Gegenstand ins Gesicht geschlagen. Während sie bereits aus mehreren Wunden heftig blutete, schlug er sie weiter so brutal, dass ihr Blut an die Wand des Behandlungsraums Nummer 6, an die Tür zum kleinen Flur und sogar an die 2,40 Meter hohe Zimmerdecke emporspritzte. Ihr rechtes Augenoberlid platzte auf, ebenso ihre Lippen. Das Unterhautfettgewebe ihrer linken Wange löste sich teilweise von den darunterliegenden Gesichtsknochen ab, ihr knöchernes Nasengerüst wurde zertrümmert.

Laut kriminalpolizeilicher Rekonstruktion, die auf der Videoauswertung basiert, dauerte Dunja Kritovnas Martyrium etwa eine Stunde: von 01:35 bis 02:40 Uhr in der Nacht auf den 16. April. Nachdem sie bereits auf dem Boden gehockt oder gekauert hatte, verlor sie erst ihr Bewusstsein, anschließend ihr Gleichgewicht und starb dann infolge der Halskompressionen.

Rund ein halbes Jahr nach der Tat eröffnet die zuständige Große Strafkammer in Berlin das Schwurgerichtsverfahren.

Staatsanwalt Rühmann hat seine Ankündigung wahr gemacht: Sascha Wassilow ist wegen Mordes aus niedrigen Beweggründen mit dem zusätzlichen Merkmal der Heimtücke angeklagt. Doch das Gericht folgt weder den Vorstellungen der Staatsanwaltschaft noch der Linie der Verteidigung, die auf Totschlag in einem minder schweren Fall plädiert.

Nach vier Verhandlungstagen verkündet der Vorsitzende Richter das Urteil: Sascha Wassilow wird nach § 212 StGB wegen Totschlags verurteilt.

Dabei stützt sich das Gericht – neben dem Geständnis des Angeklagten – hauptsächlich auf das rechtsmedizinische Gutachten, das Dr. Lilienthal und ich am zweiten Verhandlungstag als Sachverständige erläutert haben. Die heftigen Halskompressionen und die brutalen Faustschläge gegen das Gesicht des

Opfers beweisen nach Einschätzung des Gerichts, dass der Täter mit unbedingtem Tötungsvorsatz gehandelt hat.

Dagegen sieht das Gericht in Wassilows Vorgehen weder niedrige Beweggründe noch das Mordmerkmal der Heimtücke verwirklicht. »Als niedriger Beweggrund wäre es zu werten gewesen«, führt der Vorsitzende Richter aus, »wenn Sascha Wassilow mit Dunja Kritovna nachweislich intim geworden wäre oder intim werden wollte und verärgert darüber gewesen wäre, dass sie nach Hause wollte.«

Doch das ließ sich dem Angeklagten nicht nachweisen. Die gefundenen Anhaltspunkte – das gemeinsame Tanzen, die unbekleidete Leiche, die Spuren auf der Unterhose des Täters – reichen hierfür nach Einschätzung des Gerichts nicht aus. Vom Totschlag unterscheiden sich Morde, juristisch betrachtet, durch eines oder mehrere der Mordmerkmale, die in § 211 StGB beschrieben sind. Ein solches Merkmal können die viel zitierten »niedrigen Beweggründe« sein – oder auch die »Heimtücke« des Täters.

Wohl deshalb legte der erfahrene Staatsanwalt Rühmann das Hauptgewicht der Anklage auf den Vorwurf der Heimtücke, sobald unser Obduktionsergebnis vorlag. Wassilow habe die arglose junge Frau, die ihm vollkommen vertraute, in eine Falle gelockt und sie noch wehrloser gemacht, indem er sie gezielt unter Alkohol gesetzt habe. Sich selbst habe er nur betrunken gestellt, was seinen heimtückischen Vorsatz unterstreiche. Das alles habe er von langer Hand geplant, weil er die Absicht verfolgt habe, einen Menschen brutal zu ermorden und sich am Sterben seines Opfers zu weiden.

Heimtückisch handelt, wer in feindlicher Willensrichtung die Arg- und Wehrlosigkeit des Tatopfers bewusst zur Tötung ausnutzt, hält der Vorsitzende Richter in der Urteilsbegründung dagegen. Im vorliegenden Fall weise das Tatgeschehen jedoch *deutliche Merkmale einer Spontantat* auf. Daher könne dem Angeklagten auch nicht mit der nötigen Gewissheit nachgewiesen werden, *dass er sich bewusst war, einen durch seine*

Arglosigkeit schutzlosen Menschen mit seinem Angriff zu überraschen.

In dubio pro reo – im Zweifel für den Angeklagten.

Nachdem das Gericht beide von der Staatsanwaltschaft ins Feld geführten Mordmerkmale verneint hat, kann Sascha Wassilow nicht mehr wegen Mordes verurteilt werden. Strafmildernd rechnet ihm das Gericht außerdem an, dass er zum Tatzeitpunkt erst 23 Jahre alt war, ein Geständnis abgelegt und mit der Polizei kooperiert hat. So wird er schließlich wegen Totschlags zu einer Freiheitsstrafe von zwölf Jahren verurteilt.

Bei den meisten Prozessbeteiligten und -beobachtern bleibt wohl der Eindruck zurück, dass Sascha Wassilow nur durch eine Mischung aus Glück und Geschick der – nach Meinung vieler – verdienten, weit höheren Strafe entgangen ist. Zumindest aus Laiensicht kann es keinen ernsthaften Zweifel daran geben, dass Dunja Kritovna Opfer eines Sexualmörders wurde.

Doch leider gerät auch die Rechtsmedizin beim Nachweis sexuell motivierter Tötungsdelikte manchmal an ihre Grenzen. Bei der Obduktion eines Gewaltopfers lässt sich oftmals die Grundlage für einen unbedingten Tötungsvorsatz nachweisen, den die Staatsanwaltschaft daraufhin annimmt. Doch sexuelle Motive des Täters und sogar sexuelle Handlungen an einem Opfer, das keine physische Gegenwehr geleistet hat, hinterlassen nicht unbedingt sichtbare Spuren. Und bei fortgeschrittener Leichenfäulnis sind geringfügige Genitalverletzungen so gut wie nicht mehr feststellbar.

Sofern sich Sascha Wassilow im Gefängnis nichts weiter zuschulden kommen lässt, wird er nach Verbüßung von zwei Dritteln seiner Haftstrafe im Jahr 2017 wieder auf freien Fuß kommen – als immer noch junger Mann von 32 Jahren.

Call of Duty

Anfang Januar ist es in Berlin klirrend kalt. Der Wertstoffhof am nordöstlichen Stadtrand liegt seit Tagen unter einer Decke aus Eis und Schnee.

Nadine Gastrow fröstelt, als sie gegen 22:20 Uhr aus der Dusche kommt. Der Umkleide- und Sanitärbereich für Bedienstete der Recyclingfirma ist zugig und schlecht geheizt. Er befindet sich in Halle 3, gegenüber der Haupthalle mit dem gewaltigen Schredder, dessen Dröhnen überall auf dem Gelände zu hören ist. Die junge Frau beeilt sich, ihre warmen Wintersachen anzuziehen. Leggins unter den Jeans, zwei Paar Strümpfe übereinander, die Fleecejacke unter dem weinroten Anorak.

Ein Kollege von Nadine Gastrow sitzt auf dem Gabelstapler und füttert den Schredder mit Müllballen. Als sich ein Rad des Staplers in einer herumliegenden Drahtschlinge verheddert, stellt der Fahrer fluchend den Motor ab. Er greift sich ein Messer mit 30 Zentimeter langer Klinge aus der Ablage neben dem Fahrersitz, springt von seinem Gefährt herunter und versucht mit fahrigen Bewegungen, die Drahtschlinge vom Rad zu lösen. Dabei verletzt er sich mit dem Messer am Ringfinger der rechten Hand und stößt einen zornigen Schrei aus.

Doch von alledem bekommt Nadine Gastrow in der Damenumkleide nichts mit. Selbst wenn sie auf den kleinen Zwischenfall aufmerksam geworden wäre, hätte er sie wohl nicht sonderlich interessiert.

Die 25-Jährige hat eigentlich zu allen Kolleginnen und Kollegen einen guten Draht. Sie ist lebenslustig, achtet auf ihr Aussehen und hat gegen einen kleinen Flirt nichts einzuwenden. Seit zwei Jahren arbeitet sie als Sortiererin von Leichtverpackungen auf dem Wertstoffhof. Aber mit dem 23-jährigen Staplerfahrer, der abwechselnd an der Müllpresse und am Schredder beschäftigt ist, hat sie höchstens ein paar flüchtige Worte gewechselt. Kevin Ferber ist ein scheuer, schmächtiger Bursche, der kaum seinen Mund aufbekommt.

Nachdem Nadine Gastrow auch noch ihre Turnschuhe ange-
zogen hat, geht sie zu ihrem Spind und holt ihren Rucksack
heraus. Sie setzt ihre Kopfhörer auf und schaltet den MP3-
Player ein. Der neueste Hit von Pink vertreibt ihre Müdigkeit
nach acht Stunden Schicht am Sortierband. Sie verspürt wenig
Lust, sofort nach Hause zu fahren, in ihre bescheidene Ein-
zimmerwohnung in Berlin-Kaulsdorf.

Schon vorhin während der letzten Pause hat Nadine Gastrow
laut überlegt, mit welcher ihrer Freundinnen sie sich noch
treffen könnte. Schließlich hat sie heute einen besonderen
Grund zum Feiern: Der Schichtleiter Paul Kühnhardt hat ihr
mitgeteilt, dass die Geschäftsleitung ihre Bewerbung angenommen hat. Bisher hat sie nur als Aushilfe auf dem Recyclinghof gearbeitet – doch ab 1. Februar soll sie einen unbefris-
teten Vertrag bekommen.

Das bedeutet mehr Geld, mehr Urlaub und einen besseren
Kündigungsschutz. Mit den 800 Euro netto, die sie künftig im
Monat verdienen wird, kann sie nach wie vor keine großen
Sprünge machen. Aber wie etliche ihrer Kollegen hat Nadine
Gastrow keinen Beruf erlernt und kann nicht einmal einen
Schulabschluss vorweisen. Außerdem ist sie erst vor zwei Jah-
ren aus einem mecklenburgischen Dorf in die Hauptstadt ge-
zogen. So ist sie über ihre Beförderung zur festangestellten
Sortiererin mehr als glücklich.

Seit Kevin Ferber sich mit dem Messer in den rechten Ringfinger geschnitten hat, ist er auf 180. Dieser Tag hat schon so
beschissen angefangen – und jetzt auch noch das! Plötzlich
durchzuckt ihn der Gedanke: Du musst irgendwen töten! Egal
wen! Dann bist du supergut drauf!

Kevin Ferber schiebt das Messer in die Beintasche seiner Arbeitshose und geht zur Halle 3 hinüber. Er fühlt sich wie unter
Strom. Andauernd spürt er ein Klicken in seinem Kopf, und
ihm ist vollkommen klar, was das Klicken bedeutet: Töte jemanden!

In Halle 3 hält er nach einem möglichen Opfer Ausschau. Aber hier ist weit und breit niemand. Während er sich umsieht, kommt immer mehr heiße Wut in ihm hoch.

Mein ganzes bisheriges Leben ist ein einziger beschissener Reinfall, denkt er. Und dafür soll jetzt irgendjemand büßen!

Er geht in die Herrenumkleide, aber da ist auch niemand. Im Toilettenbereich raucht er erst einmal eine Zigarette, und währenddessen wird der Gedanke, einen Menschen zu töten, in ihm immer stärker. Seit vielen Jahren stellt er sich vor, wie es wäre, seinen Stiefvater zu erschießen. Der würde um Gnade wimmern und sich winselnd dafür entschuldigen, dass er Kevin unzählige Male verdroschen hat. Aber Kevin würde ihm seine Pistole an die Stirn halten und abdrücken, ohne mit der Wimper zu zucken.

In Wirklichkeit besitzt er allerdings keine Schusswaffe, und sein Stiefvater ist ein ausgebildeter Security-Mann und viel kräftiger als er. Also ist Kevin all die Jahre, wenn der Hass wieder mal in ihm hochgeschossen kam, vor die Tür gerannt und hat eine Zigarette geraucht, um sich zu beruhigen. Oder er hat stundenlang seine Ballerspiele am Computer gespielt. Vor allem *Call of Duty*, sein absolutes Lieblingsspiel, bei dem es darum geht, so viele Feinde wie nur möglich mit allen Arten von Waffen zu töten.

Auch heute Vormittag und die halbe letzte Nacht hat er *Call of Duty* gespielt, aber diesmal hat es nicht wie sonst geklappt. Er ist von seinen Feinden eingekreist und schließlich getötet worden. Bei der nächsten Runde hat er sie zwar alle besiegt, aber irgendwie hat es ihn nicht wie sonst immer befriedigt.

Im Gegenteil, schon auf dem Weg zur Arbeit hat er sich unruhig gefühlt wie ein gefangenes Raubtier. Und dann ist er auch noch mit dem verdammten Messer abgerutscht und hat sich in den Finger geschnitten!

Wieder klickt es in seinem Kopf: Töte jemanden – egal wen!

Er geht hinüber zur Damenumkleide und macht leise die Tür auf. Bei den Spinden steht Nadine Gastrow, mit dem Rücken zu ihm. Sie ist schlank, hat lange blonde Haare und ist nur ein paar Zentimeter kleiner als er. Aber er hat schließlich das Messer – und außerdem hat sie ihn noch nicht bemerkt.

Er zieht das Messer aus der Tasche. Wieder macht es in seinem Kopf ganz deutlich »klick«.

In Nadine Gastrows Kopfhörern singt Pink ekstatisch *Please don't leave me*. Dass sie nicht mehr allein in der Umkleide ist, merkt sie erst, als jemand von hinten seinen Arm um ihren Hals schlingt.

Kevin reißt sie rückwärts zu Boden. Nadine schreit um Hilfe. Da schlägt er ihr mit der linken Faust brutal ins Gesicht, auf den Kopf und die Brust. In der rechten Hand hält er nach wie vor das Messer.

Nadine verstummt und sieht ihn nur noch ängstlich an. Kevin hievt sie wieder auf ihre Füße und dirigiert sie ohne ein Wort in den Sanitärbereich der Damenumkleide.

Eigentlich wollte er sie auf der Stelle töten – und umbringen will er sie auch nach wie vor. Aber irgendwie kann er sich nicht entschließen, ihr sofort die Klinge ins Herz zu stoßen. Im Duschraum trennt er mit seinem Messer die Kabel von zwei Haartrocknern ab. Mit dem einen Kabel bindet er Nadine Gastrows Füße zusammen. Mit dem anderen fesselt er ihr die Hände hinter dem Rücken.

Als sie erneut um Hilfe schreien will, reißt er sich seinen Schal vom Hals und knebelt sie damit. Es handelt sich um einen schwarz-rot-goldenen Fan-Schal mit der Aufschrift *Deutschland*. Kevin Ferber trägt ihn seit Wochen tagein, tagaus bei der Arbeit. Genauso gut hätte er seinem Opfer auf die Stirn schreiben können: *Das war ich. Kevin Ferber.*

Aber der junge Mann ist des Schreibens kaum fähig und kann sich auch mündlich nur in einfachsten Sätzen verständlich machen. Er hat eine Schule für Lernbehinderte besucht und ohne Abschluss nach der neunten Klasse verlassen.

Während er den Schal hinter ihrem Kopf verknotet, hört er

seinen älteren Kollegen Jan Friedrich vom Hof her nach ihm rufen.

»Wo steckst du denn, Kevin?«, schreit Jan Friedrich. »Warum bist du nicht beim Schredder, verdammt noch mal!«

Kevin Ferber zerrt Nadine Gastrow zu einer Toilettenkabine. Er stößt sie hinein und schließt die Kabinentür. »Keinen Ton, du Schlampe!«, zischt er ihr zu.

Dann rennt er zurück zu seinem Arbeitsplatz, springt auf den Gabelstapler und bestückt den Schredder weiter mit Müllballen.

»Ich war auf dem Klo«, sagt er zu seinem Kollegen, als der ihn kurz darauf zur Rede stellt.

Jan Friedrich kehrt zur Müllpresse zurück, die sich näher bei dem Eingang zum Umkleidebereich befindet. Kevin beobachtet seinen Kollegen unruhig.

Er ärgert sich über sich selbst, weil er seinen Plan nicht sofort ausgeführt hat. Bei dem Gedanken, dass jemand die »kleine Schlampe« entdecken könnte, bevor er zum Zug gekommen ist, rastet er beinahe aus.

Doch schon wenige Minuten später, gegen 22:30 Uhr, wird Jan Friedrich zum Schichtleiter gerufen. Er stellt die Presse ab und geht quer über den Hof zu Halle 1 hinüber.

Kevin füttert den Schredder mit der maximalen Menge an Müllballen. Dann rennt er so schnell er kann zur Damenumkleide zurück. Dabei stellt er sich vor, was er jetzt gleich mit Nadine machen wird, und für ihn fühlt es sich »total geil« an. Es wird ihm den »Kick« versetzen, so hofft er zumindest, den er dringender als alles andere braucht.

Als er den Toilettenbereich betritt, hüpft Nadine Gastrow gerade mit zusammengebundenen Füßen auf den Ausgang zu. Irgendwie hat sie es geschafft, die Kabinentür zu öffnen, obwohl ihre Hände nach wie vor hinter dem Rücken gefesselt sind.

Kevin wird noch wütender. »Du Schlampe!«, stößt er wieder hervor. Sie hat ihm nicht gehorcht!

Nadine Gastrow weint und fleht ihn durch ihren Knebel hindurch an, sie gehen zu lassen. Als Antwort versetzt er ihr mehrere Tritte in die Rippen und Faustschläge auf den Kopf. Benommen sackt sie in sich zusammen.

Kevin Ferber zerrt sie in die hinterste Ecke des Toilettenraums.

»Hast du ein Handy?«, fährt er sie an.

Sie kann nur schwach den Kopf schütteln, da sie von den heftigen Schlägen benommen ist.

Wenn sie ein Handy besitzt und es irgendwie geschafft hat zu telefonieren, sagt er sich, dann bin ich aufgeschmissen! Er beschließt, sie zu durchsuchen.

Er öffnet ihren Anorak und als Nächstes gleich den Reißverschluss ihrer Fleecejacke. Darunter trägt sie nur noch T-Shirt und BH. Er starrt auf ihre Brüste. Sein Mund wird plötzlich trocken.

Warum sie sofort abstechen?, sagt er sich. Vorher kann ich mir noch nehmen, was ich will.

Er schiebt ihr T-Shirt hoch und hakt ihren BH auf.

Als er die Taschen ihrer Jeans untersucht, erwacht Nadine Gastrow aus ihrer Benommenheit. Sie strampelt heftig und bäumt sich auf. Er öffnet Gürtel und Reißverschluss ihrer Jeans und zieht sie ihr mitsamt den Leggins herunter, damit sie nicht mehr strampeln kann.

Darunter trägt sie nur noch einen Stringtanga. Er zieht ihn ihr auch herunter, starrt auf ihre rasierte Scham und bekommt eine Erektion.

Das Messer in der rechten Hand weiter auf sein Opfer gerichtet, öffnet er mit der linken Hand seine Arbeitshose und holt sein Geschlechtsteil heraus. Dann knotet er die Fesseln an ihren Füßen auf.

Sie presst ihre Oberschenkel gegeneinander und bäumt sich nochmals verzweifelt auf. Doch er drückt ihre Beine mit Gewalt auseinander, legt sich auf sie und dringt mit rücksichtsloser Gewalt vaginal in sie ein. Während er sie brutal vergewaltigt, zieht er mit der einen Hand den Schal um ihren Hals so fest zu, dass er sie fast erdrosselt. Mit der anderen Hand hält er ihr das Messer an die Kehle. Er kommt in ihrer Vagina zum Samenerguss, aber damit ist es für ihn noch nicht vorbei.

Er zieht seinen Penis aus ihr heraus und dreht sie auf den Bauch. Er versetzt ihr weitere Tritte und Schläge, um ihre letzte Gegenwehr zu brechen. Schließlich dringt er mit seinem Penis abermals in sie ein. Diesmal vergewaltigt er sie anal.

Als er fertig ist, rappelt er sich auf, und plötzlich wird ihm klar, was jetzt als Nächstes passieren muss. Er steht vor ihr und zieht den Reißverschluss seiner Arbeitshose hoch. Nadine Gastrow hat sich irgendwie wieder umgedreht. Sie lehnt mit dem Rücken an der gekachelten Wand und sieht ihn traurig und ängstlich an.

Sie weiß auch, was jetzt kommt, sagt er sich. Wenn ich sie losmache, schwärzt sie mich beim Schichtleiter an. Also mache ich sie tot – dann habe ich weiter alles unter Kontrolle.

Und sowieso war es ja sein Plan, irgendwen zu töten.

Er beugt sich zu ihr herunter, packt sie grob bei der Schulter und dreht sie erneut auf den Bauch. Er will nicht, dass sie ihn ansieht, wenn er ihr das Messer zwischen die Rippen sticht.

Nadine Gastrow stöhnt und wimmert, aber nur noch ganz schwach. Er stößt ihr das Messer in den Rücken, und die Klinge fährt bis zum Heft in ihren Körper. Irgendwie spürt er, dass sie tödlich verwundet ist. Zur Sicherheit hält er ihr trotzdem einen Finger unter die Nase. Kein Atem mehr, stellt er fest. Aber er will nichts riskieren. Profikiller feuern ihren Opfern ja auch immer mehrere Kugeln in den Kopf.

Kevin Ferber zieht das Messer heraus und sticht nochmals wuchtig zu. Diesmal trifft die Klinge auf eine Rippe. Durch den Aufprall rutscht er mit der Hand vom Messergriff ab und durchtrennt so eine Sehne an seinem kleinen Finger.

Das gibt's doch nicht, sagt sich Kevin Ferber. Jetzt hat er sich doch schon wieder geschnitten! Düster starrt er auf sein Opfer hinab. Von dem »Kick« und dem »supergeilen Gefühl«, die er sich von der Tötung erhofft hat, ist nichts zu spüren. Enttäuschung breitet sich in ihm aus. Die blutende Verletzung an seinem kleinen Finger macht seine Laune auch nicht gerade besser.

Er wickelt sich Toilettenpapier um den Finger. Mitleid mit Nadine Gastrow empfindet er nicht, genauso wenig wie Reue. Er ist einfach nur sauer, weil es ihm nicht gebracht hat, was er sich ausgemalt hatte. Außerdem ist er beunruhigt, weil mittlerweile alles voller Blut ist. Damit hat er nicht gerechnet.

Er geht erst mal raus, um Luft zu schnappen. Er raucht eine Zigarette und kehrt gegen 23 Uhr zum Schredder zurück. Dort sitzt sein Kollege Jan Friedrich mittlerweile auf dem Gabelstapler und bestückt den Schredder mit Müllballen.

»Was ist heute mit dir los?«, schreit Jan Friedrich über das Dröhnen der Maschine hinweg. »Wo treibst du dich denn herum?«

»Mir ist schlecht«, antwortet Kevin Ferber. »Ich muss andauernd kotzen.«

Der ältere Kollege zieht eine Grimasse, halb mitfühlend, halb genervt. »Dann arbeite du weiter an der Presse«, sagt er. »Der Schredder muss laufen, sonst macht uns der Schichtleiter Druck. Außerdem ist die Presse näher bei den Klos.«

Kevin Ferber lässt sich nichts anmerken, aber Jan Friedrichs Vorschlag kommt ihm sehr gelegen. Von der Presse aus hat er den Eingang zur Damenumkleide im Blick. Wenn irgendjemand sich dort herumtreibt, wird er es zumindest frühzeitig bemerken.

An der Presse ist um diese Zeit glücklicherweise nicht viel zu tun. Schon eine Viertelstunde später kann er sich nochmals unbemerkt wegschleichen.

Um 23:15 Uhr betritt er erneut Halle 3. Er geht zu dem Schweißgerät, das an seiner Wandhalterung hängt und in einem stabilen Plastiksack steckt. Der Sack hat genau die richtige Größe, sagt sich Kevin Ferber, während er ihn von dem Schneidbrenner herunterzieht.

Als Kevin Ferber die Damentoilette erreicht hat, bleibt er einen Moment lang fassungslos im Eingang stehen. Die Blutlache um die Leiche herum ist noch größer geworden. Sie muss literweise Blut verloren haben! Wie soll er das ganze Zeug wegwischen, verdammt noch mal?

Zunächst einmal muss er die Leiche verschwinden lassen. Er versucht, sie mit den Füßen voran in den Plastiksack zu schieben. Aber irgendwie rutscht das Bein, das er gerade in den Sack gestopft hat, jedes Mal wieder heraus, wenn er das zweite hinterherschieben will.

Also versucht es Kevin Ferber von der anderen Seite. Er schiebt als Erstes ihren Kopf in den Plastikbeutel. Und diesmal gibt es keine Probleme. Er schnappt sie sich wie einen Sack voll Müll und schleppt sie zu den Papiercontainern am anderen Ende von Halle 3. Zwischen den Containern liegt bergeweise Pappe, unter der der Plastiksack vollständig verschwindet.

Jedenfalls für den Moment. Bis ihm eine bessere Lösung eingefallen ist.

Kevin Ferber kehrt in die Damenumkleide zurück. Im Toilettenbereich schnappt er sich Klopapier und wischt das Blut auf. Der Zellstoff saugt sich im Nu voll, und er wirft Unmengen davon in eines der Klos. Als er abziehen will, gibt es eine Riesenverstopfung – blutige Papierklumpen und rote Brühe drehen sich in der Schüssel gurgelnd im Kreis.

Auch das noch, verdammt noch mal!, denkt Kevin Ferber. Aber er arbeitet verbissen weiter.

Unter den Waschbecken steht ein Mülleimer mit einem Plastikbeutel drin. Kevin Ferber nimmt den Beutel heraus, stopft weitere Klumpen blutiges Klopapier hinein und lässt auch das Messer in der Plastiktüte verschwinden. Er sammelt Nadine Gastrows Rucksack und den einen Turnschuh auf, den er ihr ausgezogen hat, damit er Jeans und Leggins von ihrem Bein herunterbekam. Er öffnet ein rückwärtiges Fenster im Toilettenraum und wirft die Habseligkeiten seines Opfers hinaus. Dann nimmt er sich erneut das Blut im Toilettenraum vor. Er füllt den Mülleimer mit Wasser und kippt es auf den Fliesen aus. Im Putzmittelraum zwischen Damen- und Herrenumkleide findet er einen Besen und schrubbt damit den blutverschmierten Boden.

Das muss reichen, sagt er sich schließlich. Wenn er noch länger von der Presse wegbleibt, wird sein Kollege doch noch Verdacht schöpfen.

Den Beutel mit dem blutigen Klopapier und der Tatwaffe nimmt er mit nach draußen und wirft ihn hinter eine kleine Mauer neben Halle 3. Dort liegt jede Menge Müll herum – der Plastikbeutel fällt da nicht weiter auf.

Außerdem hat es angefangen zu schneien. Kevin Ferbers Stimmung steigt, als er durch den Flockenwirbel hinüber zur Presse geht. Der Schnee wird ihm helfen, sagt er sich, die Leiche endgültig verschwinden zu lassen.

Eine halbe Stunde nach Mitternacht hat die Nachtschicht ihre erste Pause. Kevin Ferber sitzt mit seinem Kollegen Jan Friedrich und einigen anderen Recyclinghof-Mitarbeitern im Aufenthaltsraum. Er ist wie gewöhnlich wortkarg und beteiligt sich nicht an den Gesprächen. Den Kollegen kommt er wie immer vor: abweisend und desinteressiert.

Außer Atem platzt am Ende der Pause Christa Hallberg in den Aufenthaltsraum. Sie ist Anfang vierzig und arbeitet wie Nadine Gastrow als Sortiererin am Fließband.

»Im Kloraum hat irgendwer wie eine Sau geblutet!«, verkündet sie.

Die Anwesenden überschütten sie mit Fragen. Nur Kevin Ferber scheint wieder mal alles kaltzulassen. Eine Toilette sei mit blutigem Klopapier verstopft, berichtet Christa Hallberg, und die Klobrille sei blutverschmiert. Sie rätseln eine Weile herum, was es mit dem Blut auf sich haben könnte. Besonders beunruhigt scheint aber niemand zu sein. Doch zumindest beschließen sie, ihren Vorgesetzten zu informieren. Christa Hallberg ruft Paul Kühnhardt an.

Gegen Viertel vor eins erscheint der Schichtleiter in der Damenumkleide. Paul Kühnhardt ist ein altgedienter Recyclinghof-Mitarbeiter und so leicht nicht aus der Ruhe zu bringen. Er schaut sich im Dusch- und Toilettenbereich um und findet weitere Blutspuren am Heizkörper. Draußen vor dem Toilettenfenster bemerkt er außerdem einen Rucksack und einen Frauenturnschuh.

Da haben sich wohl wieder mal zwei in die Haare gekriegt, sagt sich Kühnhardt, und eine von ihnen ist unglücklich gegen die Heizung geknallt. Spontan fallen ihm noch weitere mögliche Erklärungen ein. Keine davon stellt aus seiner Sicht einen Grund dar, die Polizei zu rufen.

In seinem Gewerbe herrschen rauhe Sitten. Meinungsverschiedenheiten werden regelmäßig mit den Fäusten ausgetragen. Auch zwischen den weiblichen Bediensteten kommt es öfter zu Handgreiflichkeiten. Außerdem fahren täglich zahllose Lkw-Fahrer den Hof an, liefern Wertstoffe ab, lungern herum, bis ihre Fuhre abgefertigt ist. Manch einer hält nebenher Ausschau nach Diebesgut. Die Spinde der Bediensteten werden häufig aufgebrochen. Erst im letzten Herbst wurde mehrfach Damenunterwäsche aus den Schränken in der Umkleide geklaut. Weiß der Henker, wer den Rucksack und den Schuh aus dem Fenster geworfen hat, sagt sich Kühnhardt.

Er schickt alle Bediensteten an ihre Arbeitsplätze zurück. Außerdem ordnet er an, dass das Putzgeschwader am nächsten Morgen die verunreinigten Räume in der Damenumkleide besonders gründlich säubern soll.

Um Viertel nach eins hat sich die Aufregung wieder weitgehend gelegt. Kevin Ferber vergewissert sich, dass ihn niemand beobachtet, dann schleicht er zu den Papiercontainern und zieht den Plastiksack unter der Pappe hervor.

Er schleppt die Tote zu einem Radlader, der gleichfalls in Halle 3 steht, und legt sie vorne in die Schaufel. Er klettert auf den Fahrersitz, startet den Kleinbagger, bringt den Arm mit der Schaufel in die höchstmögliche Position und macht sich auf den Weg.

Quer über den Hof fährt er zu einem Container für Drahtabfälle, der in einer abgelegenen Ecke im Freien steht. Es schneit immer noch, und Kevin sagt sich wieder, dass das sehr gut für ihn ist.

Der Drahtcontainer wird immer freitags abgeholt. Bis dahin sind es noch drei Tage. Aber wenn es weiter so schneit, wird niemandem auffallen, dass der Container nicht nur Drahtabfälle enthält. Sondern überdies einen stabilen Plastiksack, an dessen Inhalt Kevin lieber nicht mehr denkt. Stattdessen sagt er in Gedanken nur noch »der Plastiksack« oder einfach »das Ding«.

Er muss den Plastiksack wegschaffen, und genau das macht er jetzt auch. Unterwegs begegnet er allerdings seinem Kollegen Sky Krapottke, der Schnee vom Fahrweg zwischen den Hallen fegt und ihm mit offensichtlicher Verblüffung hinterherstarrt. Aber deshalb hat Kevin schließlich die Schaufel in Höchstposition gebracht: damit niemand sehen kann, was er dort transportiert.

Als er beim Container angekommen ist, senkt er den Schaufelarm und lässt den Plastiksack hineinplumpsen. Der versinkt gleich zur Hälfte in einem Gemenge aus Schnee und Drahtknäueln. Weiterhin schneit es kräftig. In höchstens einer Stunde, sagt sich Kevin, wird das Ding vollkommen mit Schnee bedeckt sein.

Ihm ist nicht ganz klar, wohin der Drahtcontainer immer Ende der Woche gebracht wird. Aber er stellt sich vor, dass er dort in eine Metall- oder Schrottpresse entleert und sein Inhalt zu handlichen Würfeln zusammengepresst wird.

Er fährt zurück zu Halle 3, stellt den Radlader ab und arbeitet weiter an der Presse.

Um drei Uhr beginnt die nächste Pause der Nachtschicht. Wieder sitzt Kevin mit Jan Friedrich und anderen Kollegen im Aufenthaltsraum. Wie üblich beteiligt er sich nicht an den Gesprächen, und niemandem fällt etwas Ungewöhnliches an ihm auf.

Die Nachtschicht endet um sieben Uhr früh. Kevin Ferber fährt mit dem Bus nach Hause.

In Berlin-Marzahn bewohnt er drei Zimmer im Haus seiner Mutter und seines Stiefvaters. Kevin wohnt im Erdgeschoss, während der Rest der Familie im ersten Stock und in den Dachmansarden lebt. Seiner Mutter hat er verboten, seine Räume zu betreten. Er isst oben bei ihr und seinen beiden jüngeren Brüdern, wenn sein Stiefvater außer Haus ist. Er lässt auch seine Wäsche von seiner Mutter waschen, aber seine Wohnung will er selbst in Ordnung halten.

Allerdings ist es lange her, dass er zuletzt das Bad oder die Küche geputzt oder den Abfall nach draußen gebracht hat. Es stinkt wie auf einer Müllkippe. Das fällt ihm aber nur selten auf. Schließlich ist er an den Gestank von seiner Arbeit her gewöhnt.

Kevin bahnt sich einen Weg zu seinem Bett und legt sich erst mal hin. Im Einschlafen schreckt er mehrfach hoch und sieht Nadine Gastrow vor sich, wie sie ihn ängstlich anschaut. Bestimmt sind ihre Eltern traurig, wenn sie erfahren, dass Nadine tot ist, sagt er sich. Doch dann drängt er jeden Gedanken an seine Tat beiseite und schläft ein.

Torsten Meller, der diensthabende Schichtleiter der nächsten Spätschicht, ist beunruhigt. Mittlerweile ist es fast 15 Uhr, und Nadine Gastrow ist nicht zur Arbeit erschienen. Eine ganze Stunde Verspätung, so etwas ist bei ihr noch nie vorgekommen. Bisher war sie immer die Pünktlichkeit in Person. Und gerade jetzt, wo sie einen festen Arbeitsvertrag bekommen soll, wird sie doch nicht blaumachen.

Bei der Schichtübergabe hat ihm der Leiter der Frühschicht erzählt, letzte Nacht habe es einen Zwischenfall in der Damenumkleide gegeben. Anscheinend sei Blut geflossen.

Vielleicht war Nadine Gastrow irgendwie in diese Sache verwickelt, überlegt Torsten Meller. Die junge Frau ist eigentlich zu hübsch und vor allem zu sorglos für einen Job auf dem Recyclinghof. Ihre männlichen Kollegen stellen ihr mehr oder weniger alle nach. Die Müllfahrer pfeifen ihr hinterher und machen ihr eindeutige Angebote. Torsten Meller denkt an das Blut in der Damenumkleide und greift zum Telefon.

Als Erstes ruft er Nadine Gastrows Vermieterin an. Die ältere Dame, bei der sie zur Untermiete wohnt, erklärt sofort, dass Nadine letzte Nacht nicht nach Hause gekommen sei. »Das ist noch nie passiert!«, ruft die Vermieterin aus. »Ich mache mir Sorgen.« Sie habe selbst schon bei einer Freundin von Nadine Gastrow angerufen, erklärt sie weiter. Ihre Untermieterin habe ihr diese Nummer für Notfälle gegeben – aber die Freundin habe auch nichts von ihr gehört. Dabei seien die beiden jungen Frauen gestern Abend mehr oder weniger fest verabredet gewesen. Aber Frau Glawig habe vergeblich auf ihre Freundin gewartet.

Torsten Meller ist nun ernsthaft beunruhigt. Er ruft auch die Freundin von Nadine Gastrow an und lässt sich bestätigen, was er eben von der Vermieterin erfahren hat. Ein paar Minuten lang überlegt er dann noch hin und her.

Er kann gut verstehen, dass Paul Kühnhardt nicht gleich die Polizei alarmiert hat. Als Schichtleiter hat man am Ende nur Scherereien – mit der Polizei wegen irgendwelcher Versäumnisse und mit der Geschäftsführung wegen Arbeitsunterbrechung und Imageschaden. Aber wenn er zwei und zwei zusammenzählt, bleibt ihm gar keine Wahl. Er greift erneut zum Telefon. Diesmal wählt er die 110.

Am späten Nachmittag treffen ein Streifenwagen und ein Zivilfahrzeug der Polizei auf dem Recyclinghof ein. Die Beamten inspizieren die Damenumkleide und den Toilettenraum und nehmen eine Vermisstenanzeige auf. Obwohl in den Morgenstunden alles geputzt worden ist, entdecken die erfahrenen Polizisten sofort etliche Blutspuren am Heizkörper und an den Wandkacheln.

Sie stellen den Rucksack vor dem Toilettenfenster sicher und finden darin eine Geldbörse mit dem Personalausweis von Nadine Gastrow. Kurz darauf stoßen sie auf den Plastikbeutel hinter der kleinen Mauer, der Unmengen blutiger Papiertücher und ein blutverschmiertes Messer enthält. Daraufhin übergeben sie den Fall an ihre Kollegen vom Kriminaldauerdienst. Alles spricht dafür, dass Nadine Gastrow in der Umkleide Opfer eines Gewaltdelikts geworden ist.

Gegen 17 Uhr trifft Kriminaloberkommissar Sven Peters ein. Er wird die Suche nach Nadine Gastrow leiten. Vierzig Mann von Bereitschaftspolizei und Feuerwehr sollen den weitläufigen Wertstoffhof mit seinen zahlreichen Hallen, unzähligen Containern und Schuppen durchkämmen.

»Wir gehen davon aus, dass Nadine Gastrow noch auf dem Gelände ist«, sagt Peters bei einer kurzen Ansprache. »Möglicherweise ist sie schwer verletzt. Es kommt also auf jede Minute an.«

Die Suche wird durch Frost und starken Schneefall erschwert. Zwei Tage lang drehen die Suchtrupps jeden Stein um, leeren jeden einzelnen Container aus, stochern in Bergen von Pappe, Lumpen und Plastik.

Oberkommissar Sven Peters ist die ganze Zeit vor Ort und treibt seine Leute an. Der Mittdreißiger ist bei den Kollegen für seinen »guten Riecher« bekannt. Er war sich von vornherein sicher, dass sich die Vermisste irgendwo hier auf dem Gelände befinden muss. Aufgrund der klirrenden Kälte hat sie bloß eine winzige Überlebenschance, selbst wenn sie bei dem Überfall in der Damenumkleide nicht lebensgefährlich verletzt worden ist, sondern »nur« irgendwo auf dem weitläufigen Gelände gefangen gehalten wird.

Am 9. Januar, drei Tage nach ihrem Verschwinden, wird in dem Container für Drahtabfälle ein länglicher Plastiksack entdeckt. Peters ordnet an, den Container vorsichtig, Schicht um Schicht, zu leeren. Spezialisten von der Feuerwehr schneiden den Plastiksack mit dem Schneidbrenner aus einem Gewirr aus Draht und Metallstreben heraus.

Als die Tote schließlich freigelegt ist, stockt Sven Peters und allen Anwesenden der Atem. Der Leichnam bietet einen makabren Anblick. Er ist gefroren, Kopf und Rumpf sind von Plastik bedeckt. Die auf den Rücken gefesselten Hände, die zerfetzte und blutbeschmierte Oberbekleidung, der entkleidete Unterkörper und die nur noch an einem Fußknöchel hängende Beinbekleidung verraten mehr als genug. Nadine Gastrow ist einem brutalen Sexualmörder zum Opfer gefallen.

Um 15 Uhr trifft Kriminalhauptkommissar Jan Drechsler im Recyclinghof ein. Nach einem Blick auf die Leiche ruft er bei uns im Institut für Rechtsmedizin an und bittet darum, den diensthabenden Rechtsmediziner zum Fundort zu schicken.

»Die Leiche ist gefroren und kann erst obduziert werden, wenn sie aufgetaut ist«, erklärt er. »Das kann dauern. Aber so lange können wir nicht warten. Wir brauchen so schnell wie möglich verwertbare Hinweise auf den Täter.«

Meine Kollegin Dr. Yvonne Pfingst macht sich auf den Weg zum Recyclinghof. Mitsamt der Plastikumhüllung, die an ihrem Kopf und Oberkörper festgefroren ist, wird die Tote in eine nahe gelegene Halle gebracht. Dort wird sie in Anwesenheit von Dr. Pfingst entkleidet. Die Rechtsmedizinerin nimmt eine erste äußere Leichenschau vor.

Die Bekleidung der Toten wird zur weiteren Untersuchung asserviert. Dr. Pfingst nimmt auch bereits erste Abstriche von der Toten für DNA-Untersuchungen und zum Sperma-Nachweis, soweit das trotz des gefrorenen Zustands der Leiche möglich ist. Polizeifotografen dokumentieren jeden Untersuchungsschritt mit Fotoapparat und Videokamera. Anschließend wird die Leiche zu uns ins rechtsmedizinische Institut gebracht, damit sie nach dem vollständigen Auftauen obduziert werden kann.

Bereits nach der ersten äußeren Leichenschau kann Dr. Pfingst den Kriminalbeamten mitteilen, dass Nadine Gastrow mit hoher Wahrscheinlichkeit vergewaltigt wurde, bevor sie durch Stiche in den Rücken verblutete.

Die Tatzeit lässt sich zunächst nur grob auf den Zeitraum zwischen 22 Uhr und 00:30 Uhr festlegen, also zwischen dem Ende der Spätschicht und dem Auffinden der Blutspuren durch Christa Hallberg.

Am nächsten Tag werden sämtliche Mitarbeiter des Recyclinghofs von den Ermittlern befragt. Hat einer von ihnen eine betriebsfremde Person beobachtet, die sich am 7. Januar abends in der Nähe der Damenumkleide herumtrieb? Ist jemandem irgendein Detail aufgefallen, das von den routinemäßigen Betriebsabläufen abwich?

Die Kommissare lassen sich von der Geschäftsführung der Recyclingfirma eine Liste der Lkw-Fahrer geben, die am fraglichen Tag auf dem Gelände zu tun hatten. Natürlich kommen die männlichen Kollegen von Nadine Gastrow ebenso als Täter in Frage, aber solange kein konkreter Tatverdacht vorliegt, werden sie nur als potenzielle Zeugen vernommen.

Kevin Ferber gerät relativ schnell in den Fokus der Ermittler. Oberkommissar Sven Peters fällt sofort auf, dass der junge Gabelstapler-Fahrer offenbar etwas zu verbergen hat. Seine Antworten sind vage, und vor allem stimmen sie nicht mit den Aussagen seiner Kollegen überein.

Zuerst behauptet Kevin Ferber, zur fraglichen Zeit nicht einmal in der Nähe des Umkleidebereichs gewesen zu sein. Oberkommissar Peters konfrontiert ihn mit der Aussage von Jan Friedrich: Kevin Ferber habe sich mehrfach von seinem Arbeitsplatz entfernt und als Erklärung angegeben, dass er auf der Toilette war, weil er sich übergeben musste.

»Ja, stimmt«, räumt Kevin Ferber schulterzuckend ein. Aber in der Damenumkleide sei er nicht gewesen.

Am nächsten Tag wird er erneut vernommen. »Wo haben Sie sich in der Nacht vom 7. auf den 8. Januar zwischen ein und zwei Uhr aufgehalten?«, will Peters von ihm wissen.

»Da war ich die ganze Zeit an der Presse«, antwortet Kevin Ferber.

Oberkommissar Peters liest ihm einen Auszug aus der Aussage des Altmetall-Sortierers Sky Krapottke vor: »*Zu meinem großen Erstaunen ist mir Kevin Ferber gegen 01:30 Uhr begegnet, als er mit dem Radlader bei starkem Schneetreiben auf den im Freien befindlichen Drahtcontainer zugesteuert ist. Der Schaufelarm war in senkrechte Position gebracht, so dass ich nicht feststellen konnte, was die Schaufel enthielt.*«

Kevin Ferber wird zusehends unruhiger.

»Was haben Sie mit dem Radlader transportiert?«, fragt ihn Peters. »Oder sollte ich besser fragen: *Wen?*«

Der junge Mann beginnt zu stottern. Er sei »nur so« mit dem Radlader durch die Gegend gefahren, weil das »ein geiler Apparat« sei. Dabei rutscht er auf seinem Stuhl hin und her.

Der Oberkommissar ist sich fast sicher, dass er den Täter vor sich hat. Er lässt Kevin Ferber unter der Aufsicht zweier Uniformierter in dem improvisierten Vernehmungsraum zurück und bespricht sich nebenan mit seinem Vorgesetzten Jan Drechsler.

Mittlerweile haben sie die Vernehmung der anderen Recyclinghof-Mitarbeiter abgeschlossen, ohne auf einen Verdächtigen zu stoßen. Auch die Liste der Lkw-Fahrer haben die Ermittler abgearbeitet, doch alle Trucker haben für die Tatzeit ein Alibi.

Dagegen hat sich Kevin Ferber zur Tatzeit offenbar mehrfach im Umkleide- und Sanitärbereich aufgehalten. Außerdem hat er ausgerechnet den Container, in dem die Tote gefunden wurde, mit dem Radlader angesteuert. Seine Erklärungen für dieses verdächtige Verhalten sind mehr als dürftig – selbst wenn man berücksichtigt, dass sein verbales Ausdrucksvermögen sehr eingeschränkt ist.

Die beiden Kommissare beschließen, das Obduktionsergebnis abzuwarten, bevor sie Kevin Ferber erneut vernehmen – dann offiziell als Tatverdächtigen, nicht mehr nur als Zeugen.

Meine Kollegin Dr. Yvonne Pfingst und ich führen die Obduktion am Folgetag gemeinsam durch. Schon die äußere Besichtigung der inzwischen aufgetauten Leiche beweist, dass der Täter mit äußerster Brutalität vorgegangen sein muss. Die punktförmigen Einblutungen in die Augenlid- und Augenbindehäute sind klare Anzeichen für eine massive Strangulation. Das gilt ebenso für rötliche Hautschürfungen an ihrer linken Halsseite. Die Schlussfolgerung liegt nahe, dass Nadine Gastrow mit dem schwarz-rot-goldenen Fan-Schal gedrosselt worden ist, den sie bei ihrer Auffindung im Drahtcontainer noch immer eng um den Hals geknotet trug.

Überdies künden zahlreiche Hauteinblutungen von dem Martyrium, das sie vor ihrem Tod durchlitten hat. Wir finden frische Hämatome im Gesichts- und Kinnbereich, im Bereich beider Schlüsselbeine, des Busens und des Rippenbogens, beider Arme und Beine. Offenbar hat der Täter sie mit großer Intensität immer wieder geschlagen und getreten.

Im weiteren Verlauf der Obduktion finden wir zusätzliche Anhaltspunkte dafür, dass Nadine Gastrow stranguliert wurde. Ihr Zungenbein ist linksseitig gebrochen, und die Frakturenden sind kräftig unterblutet. Frische Einblutungen stellen wir auch im Bereich der Kehlkopfmuskulatur fest.

Des Weiteren finden wir klare Hinweise auf heftigen vaginalen und analen Geschlechtsverkehr. Nicht nur die Schleimhaut der Scheide selbst ist eingerissen, auch das Weichgewebe zwischen hinterer Scheidenwand und vorderer Darmwand weist frische Einblutungen auf, genauso wie das Unterhautfettgewebe über dem Schambein. Weißliches Sekret um den Muttermund und im hinteren Scheidengewölbe deutet darauf hin, dass der Täter bei der vaginalen Vergewaltigung seines Opfers zum Samenerguss gekommen ist (was sich durch die spätere Analyse im Labor bestätigen wird). Der Kot im Enddarm ist auffallend stark hochgeschoben und geformt – ein deutliches Anzeichen für forcierten Analverkehr.

Der Phosphatesmo-Test des Scheidensekrets und eines Analabstrichs verläuft positiv. Die saure Phosphatase, die bei diesem Testverfahren nachgewiesen wird, ist im Sperma enthalten. Das positive Ergebnis bestätigt also, dass die junge Frau kurz vor ihrem Tod Vaginal- und Analverkehr hatte. Dass dieser Verkehr sehr gewaltsam ablief, belegen die massiven Verletzungen im Genitalbereich.

Nadine Gastrow wurde vor ihrem Tod vergewaltigt. Als Todesursache stellen wir Verbluten infolge scharfer Gewalteinwirkung fest. Der Täter hat Nadine Gastrow zweimal mit einem Messer in den Rücken gestochen. Bereits der erste Stich verletzte den Herzbeutel und drang in den rechten Herzvorhof ein, was durch den raschen und massiven Blutverlust zwangsläufig zum Tode führen musste. Der zweite Stich durchdrang die Rückenmuskulatur und endete bei der achten Rippe neben der Wirbelsäule. Nadine Gastrow verstarb innerhalb weniger Minuten, nachdem der erste Stich sie getroffen hatte, durch Verbluten.

Die Ermittler der zuständigen Mordkommission sind bei der Obduktion anwesend. Sie lassen Kevin Ferber noch am selben Tag zur erneuten Vernehmung in ihre Dienststelle bringen.

Hauptkommissar Jan Drechsler und Oberkommissar Sven Peters konfrontieren ihn mit den Widersprüchen zwischen seinen Aussagen und denjenigen seiner Arbeitskollegen. Sie erklären ihm, dass die Spezialisten der Spurensicherung die Blutspuren im Toilettenraum der Damenumkleide weitestgehend rekonstruiert haben. Auch die Obduktion des Leichnams sei mittlerweile erfolgt und habe aufschlussreiche Ergebnisse erbracht.

»Wir wissen jetzt ziemlich genau, was zwischen 22:30 Uhr und Mitternacht passiert ist«, führt der Hauptkommissar aus. »Der Täter hat Nadine Gastrow bei ihrem Spind überfallen und in den Toilettenraum gezerrt. Dort hat er sie geschlagen, stranguliert und vergewaltigt, bevor er sie mit zwei Messerstichen getötet hat. Und alles spricht dafür, Herr Ferber, dass *Sie* der Täter sind.«

Kevin Ferber rutscht auf seinem Stuhl hin und her, verzieht jedoch keine Miene. »Ich war's nicht«, sagt er nur.

»Wie erklären Sie uns dann, dass Nadine Gastrow mit einem Fan-Schal um den Hals aufgefunden wurde?«, hakt Oberkommissar Peters nach. »Der Schal war fest um ihren Hals geknotet – allem Anschein nach wurde sie damit stranguliert. Und Ihre Kollegen haben übereinstimmend ausgesagt, dass Sie immer mit genau einem solchen Schal herumgelaufen sind!«

Kevin Ferber zuckt mit den Schultern. »Diese Dinger hat doch jeder Fußball-Fan.«

»Und wo ist Ihr Schal?«, will Peters wissen.

Der junge Mann starrt fast eine Minute lang vor sich hin. »Keine Ahnung«, sagt er schließlich. »Bei mir zu Hause. Oder vielleicht habe ich ihn auch verloren.«

»Hören Sie doch auf mit diesen durchsichtigen Lügen! Sie haben Nadine Gastrow mit ihrem Schal stranguliert, sie vergewaltigt und anschließend erstochen. Und dann haben Sie sie wie Abfall entsorgt!«, hält Hauptkommissar Drechsler ihm vor.

Kevin Ferber starrt Drechsler an, und sein Gesicht verzerrt sich vor Wut. Einen Moment lang sieht er so aus, als wollte er am liebsten auch dem Hauptkommissar den Hals zudrücken. Dann wendet er seinen Blick ab und steckt sich mit zitternder Hand eine Zigarette an. Tief atmet er den Rauch ein und wieder aus. Er wiederholt dieses Ritual mehrmals, dann hat er sich wieder unter Kontrolle.

»Ich hab sie nicht vergewaltigt«, sagt er mit ruhiger Stimme.

»Sie hatte Sperma in der Scheide«, kontert Drechsler. »Und Sie wissen doch bestimmt, dass es nur noch eine Frage von wenigen Tagen ist, bis wir mit einem DNA-Test nachweisen, dass das Sperma von Ihnen stammt!«

Kevin Ferber drückt seine Zigarette aus und starrt vor sich hin. Dem Hauptkommissar kommt die Frage in den Sinn, ob Ferber ihnen überhaupt folgen kann. Der junge Mann ist offensichtlich nicht besonders intelligent. Vielleicht kann er sich unter einer Obduktion oder einem DNA-Test nichts vorstellen.

»Ich habe sie nicht vergewaltigt«, wiederholt Kevin Ferber. »So was hab ich nicht nötig.«

Die Kriminalbeamten wechseln einen Blick.

»Sie haben sie also ermordet – aber nicht vergewaltigt?«, fragt Oberkommissar Peters.

Kevin Ferber schüttelt den Kopf.

Die beiden Kommissare spüren, dass er nur noch einen Schritt davon entfernt ist, die Tat zu gestehen. Aber noch ist er nicht so weit, und so zieht sich das Verhör über viele Stunden hin.

Es ist bereits weit nach Mitternacht, als sich Kevin Ferber plötzlich auf seinem Stuhl zurücklehnt. Genervt sieht er Hauptkommissar Drechsler an, wie jemand, der eine lästige Angelegenheit endlich hinter sich bringen will.

»Okay, ich war's«, sagt er. »Ich hab die Schlampe abgestochen und in den Drahtcontainer geschmissen. Aber vergewaltigt – nee, so was mache ich nicht.«

Sein Tonfall und seine Mimik verraten nach wie vor keinerlei Emotion. Hauptkommissar Drechsler hat nicht den Eindruck, dass der Verdächtige ihnen in dieser Hinsicht etwas vorspielt: Offenbar lässt ihn die Aussicht, als Mörder für den Rest seines Lebens hinter Gittern zu sitzen, ziemlich kalt. Nur als Vergewaltiger will er auf keinen Fall gelten.

»Wo kommt dann das Sperma her?«, fragt Oberkommissar Peters.

Kevin Ferbers Reaktion überrascht die beiden Kriminalbeamten. Plötzlich kann der Verdächtige in einigermaßen zusammenhängenden Sätzen sprechen. Und die Erklärung, die er vorbringt, klingt sogar halbwegs plausibel.

»Sie hat mir einen geblasen«, behauptet er, »und danach hab ich's ihr mit dem Finger gemacht. Das ging alles von ihr aus. Ich hab auf dem Klodeckel gesessen. Sie hat sich auf mich draufgesetzt und meinen Finger in sich reingesteckt. Da muss was von meinem Sperma drangeklebt haben.«

Hauptkommissar Drechsler sieht ihn skeptisch an. »Sie wollen also einvernehmliche sexuelle Handlungen mit Nadine Gastrow ausgeführt haben? So wie Sie das eben geschildert haben, kann es aber nicht gewesen sein. Wieso wurde bei der Obduktion auch im Anus der Toten Sperma gefunden?«

Nun zeigt sich der Verdächtige wieder begriffsstutzig. Es dauert geraume Zeit, bis er die Frage verstanden hat. Aber vielleicht hat er sich auch dümmer gestellt, als er tatsächlich ist, um sich in der Zwischenzeit eine Antwort zurechtzulegen.

»Als ich abgespritzt habe«, behauptet er, »hat sich Nadine kurz vorher von mir weggedreht. Dadurch ist mein Sperma auf ihren Rücken und ihren Hintern gespritzt.«

Drechsler rollt mit den Augen und bedeutet seinem jüngeren Kollegen, mit der Vernehmung fortzufahren.

»Herr Ferber«, versucht es Oberkommissar Peters, »aus dem rechtsmedizinischen Gutachten geht ganz klar hervor, dass Frau Gastrow mit äußerster Brutalität vergewaltigt wurde. Und wenn die Initiative zum Sex angeblich von der jungen Frau ausging – warum haben Sie sie dann erstochen?«

Kevin Ferber zündet sich die nächste Zigarette an.

»Wir haben uns gestritten«, behauptet er. »Sie hat zu mir gesagt, ich soll keinem erzählen, was wir miteinander gemacht haben. Da bin ich wütend geworden. ›Warum soll das keiner wissen?‹, habe ich sie gefragt. ›Ich bin wohl nicht gut genug für dich!‹ Sie hat mich ausgelacht. Kann sein, dass ich da ausgerastet bin. Aber das weiß ich nicht mehr so genau.«

Er verstummt und starrt vor sich hin.

Auch die beiden Kriminalbeamten haben erst einmal genug

von Kevin. Der Hauptkommissar erklärt ihm, dass er vorläufig festgenommen sei, weil er verdächtigt werde, Nadine Gastrow vergewaltigt und ermordet zu haben.

Kevin Ferber wird in die JVA Moabit in Untersuchungshaft gebracht. Nach wie vor wirkt er unruhig, ansonsten aber unbeeindruckt.

Mit einem richterlichen Untersuchungsbeschluss ausgestattet, durchsuchen die Ermittler am nächsten Tag Kevin Ferbers Wohnung. Sie liegt im Erdgeschoss des heruntergekommenen Hauses in Berlin-Marzahn, das der Mutter und dem Stiefvater des Tatverdächtigen gehört.

Die Kriminalbeamten finden unfassbar verdreckte und zugemüllte Räume vor. Der Teppich im vorderen Zimmer ist mit Hundekot verschmutzt. In der Küche ist die Spüle mit Schimmel bedeckt, und im Mülleimer wimmelt es von Maden. Überall liegen leere Einwegflaschen und Fastfood-Verpackungen herum.

Der einzige Ort in der düsteren Behausung, der einen halbwegs gepflegten Eindruck macht, ist ein wackliger Computertisch mit einem uralten PC darauf. Der Computer ist im Standby-Betrieb. Als Oberkommissar Peters auf eine Taste drückt, wird der Bildschirm hell, und der Apparat erwacht surrend zum Leben. Auf dem Monitor erscheint der Schriftzug *Call of Duty*.

»Schau dir das an«, sagt Peters zu seinem Kollegen. »Unser Kevin ist ein Ballerspiel-Freak.« Um den Tisch herum liegen die Hüllen zahlreicher weiterer Computerspiele auf dem Boden. Die martialischen Cover lassen keinen Zweifel daran, worum es in diesen Spielen geht.

Weder Peters noch Drechsler sind besonders erstaunt über diese Entdeckung. Doch bei dem Fund, den sie kurz darauf im Schlafzimmerschrank machen, verschlägt es sogar dem erfahrenen Hauptkommissar für einen Augenblick die Sprache.

Kevin Ferber nennt eine umfangreiche Sammlung an getragener Damenunterwäsche sein Eigen. Unzählige Slips in allen Farben, Größen und Designs. Dutzende Büstenhalter und Unmengen an Damenstrumpfhosen.

»Ein Fetischist ist er also auch noch?«, ruft Oberkommissar Peters aus. »Der Kerl sieht aus, als könnte er nicht bis drei zählen – dabei hat er es faustdick hinter den Ohren!«

Hauptkommissar Drechsler ahnt, worauf sein Kollege hinauswill. Im ersten Moment hat auch er sich gefragt, ob sie womöglich einem Serien-Sextäter auf die Spur gekommen sind – einem Verrückten, der jedes Mal die Unterwäsche seines Opfers als Trophäe mitnimmt. Dieses Verhalten wäre in der Tat typisch für einen Serien-Sextäter mit fetischistischen Neigungen. Aber Kevin Ferber verfügt bei weitem nicht über die Intelligenz, Kaltblütigkeit und Weitsicht, die diesen Tätertyp auszeichnet.

Bei der Befragung der Recyclinghof-Mitarbeiter haben die Kriminalbeamten von den Einbrüchen im Umkleidebereich erfahren. Außer Geld und Schmuckgegenständen wurde mehrfach auch Damenunterwäsche aus den Spinden der Mitarbeiterinnen gestohlen. Diese Art von Delikten, sagt sich Drechsler, entspricht sehr viel eher der Kragenweite unseres Tatverdächtigen.

Kevin Ferber ist wegen diverser Einbruchdiebstähle seit Jahren polizei- und gerichtsbekannt. Wegen Einbruchs in zwei besonders schweren Fällen wurde er zu einer Jugendstrafe von acht Monaten verurteilt, die er vor drei Jahren in der Berliner Haftanstalt Plötzensee verbüßt hat.

»Gut möglich, dass auch die aufgebrochenen Spinde im Recyclinghof auf Ferbers Konto gehen«, lässt der Hauptkommissar schließlich Peters an seinen Überlegungen teilhaben. »Und den Rest seiner imposanten Sammlung hat er vermutlich bei weiteren Einbrüchen zusammengeklaut. Aber wenn das Schwurgericht ihn wegen Mordes in Tateinheit mit Vergewaltigung verurteilt, spielt die geklaute Wäsche auch keine Rolle mehr.«

Obwohl es sich laut polizeilicher Zählung immerhin um 162 Slips, 92 BHs und 36 Strumpfhosen handelt. Bei einer weiteren Vernehmung wird Kevin Ferber behaupten, die Wäsche habe er in Müllcontainern auf dem Recyclinghof gefunden und mitgenommen, um sie bei eBay zu verkaufen.

In der JVA Moabit wird der Tatverdächtige von meinem Kollegen Dr. Hans Hoppedahl rechtsmedizinisch untersucht. Auch während dieser Prozedur zeigt er sich ruhig und kooperativ.

Dr. Hoppedahl stellt fest, dass Ferber weder im Gesicht noch am Körper äußere Verletzungen aufweist. Nur an den Knien registriert er eine Hautschuppung und -rötung, wie sie beim Hinknien entsteht.

Kevin Ferber ist Rechtshänder. Die Wunde am rechten Ringfinger hat er sich nach eigenen Angaben am fraglichen Tag zugezogen, als er den verhedderten Draht vom Rad des Gabelstaplers lösen wollte.

Auch am kleinen Finger der rechten Hand weist er einen Schnitt auf. Diese Verletzung, führt Dr. Hoppedahl in seinem Gutachten aus, *ist typisch für ein Abgleiten vom Messergriff beim Zustechen, insbesondere wenn die Messerklinge abrupt auf derbe Strukturen trifft.*

Bei den besagten Strukturen handelte es sich im vorliegenden Fall um die achte Rippe unmittelbar neben der Wirbelsäule von Nadine Gastrow, gegen die das von Kevin Ferber geführte Messer beim zweiten Stich stieß.

Dr. Hoppedahl entnimmt überdies Abstriche aus der Harnröhre und im Bereich der Umschlagfalte der Vorhaut von Kevin Ferber. Als mein Kollege ihn fragt, ob er wisse, wofür diese Abstriche verwendet werden könnten, zeigt sich der Verdächtige durchaus orientiert.

»Das könnt ihr euch sparen«, antwortet er. »Ich hab ja schon gesagt, wie mein Saft in Nadine reingekommen ist.«

Bei der nächsten Vernehmung konfrontieren die Kriminalbeamten den Tatverdächtigen mit weiteren Widersprüchen zwischen seiner Aussage und den mittlerweile vorliegenden Erkenntnissen.

»Wenn Sie Frau Gastrow angeblich im Streit erstochen haben«, will Oberkommissar Peters von ihm wissen, »wann und warum haben Sie sie dann gefesselt?«

Kevin Ferber starrt mindestens eine halbe Minute lang vor sich hin. »Ich habe sie erst gefesselt, als sie schon tot war«, sagt er schließlich. »Damit ich sie leichter in den Plastiksack schieben konnte.«

Hauptkommissar Drechsler sieht ihn kopfschüttelnd an. »Es wird Zeit für ein Geständnis, Herr Ferber«, sagt er in mahnendem Tonfall. »Mit solchen durchsichtigen Lügen bringen Sie das Gericht nur gegen sich auf. Machen Sie reinen Tisch! Wenn Sie jetzt gestehen, kann Ihnen das noch strafmildernd angerechnet werden.«

Kevin Ferber starrt vor sich hin. In seinem Gesicht zuckt es. Er knetet seine Hände ineinander. Die Zigarette, die er sich anzünden will, zerknickt er versehentlich zwischen seinen stark zitternden Fingern.

Hauptkommissar Drechsler sieht seinen Kollegen bedeutungsvoll an. Der Oberkommissar nickt. Diesmal wird Kevin Ferber nicht die halbe Nacht brauchen, bis er sich zu einem weiteren Geständnis durchgerungen hat.

»Sie hatten keinen einvernehmlichen Sex mit Nadine Gastrow«, hakt Peters nach. »Sie haben sie in der Damenumkleide überrascht und gefesselt, um sie zu vergewaltigen. Das können wir beweisen! Also geben Sie es endlich zu!«, herrscht der Oberkommissar ihn mit erhobener Stimme an.

»Nein, so war es nicht!«, antwortet Kevin Ferber.

»Also wie war es sonst?«, fragt Drechsler.

Kevin Ferber zerknüllt das leere Zigarettenpäckchen in seiner linken Hand.

»Ich hatte mich gleich zu Anfang der Schicht hier am Ringfinger geschnitten!«, stößt er hervor und hält anklagend seine rechte Hand hoch. Sein Gesicht ist plötzlich wieder vor Wut verzerrt. »Und da kam mir die Idee«, fährt er fort, »dass mir das irgendwer büßen muss! Ganz egal wer! Töte jemanden!, hab ich mir gesagt. Es hat richtig klick in meinem Kopf gemacht. Klick! Klick! Klick! Und das hieß eben: Mach irgendwen kalt! Jetzt! Dann bist du supergut drauf!«

Einigermaßen flüssig berichtet er nun, wie er erst in Halle 3, dann in der Herrenumkleide nach einem potenziellen Opfer gesucht hatte. Erst als er dort niemanden antraf, entschloss er sich, in der Damenumkleide nachzusehen.

Er schildert den Kommissaren, wie er Nadine Gastrow überfiel und fesselte. Wie er sie in der Toilette versteckte, weil sein Kollege Jan Friedrich nach ihm rief. Wie er sich dann zurückschlich und sie mit zwei Stichen in den Rücken tötete. Wie er die Leiche unter dem Pappestapel versteckte und den Tatort säuberte. Wie er später in der Nacht mit dem Radlader die Leiche zum Drahtcontainer brachte und dort verschwinden ließ.

»Nur eins haben Sie bei Ihrem Geständnis vergessen«, sagt Drechsler schließlich. »Nachdem Sie Nadine gefesselt und bevor Sie sie erstochen haben – da haben Sie die junge Frau mehrfach vergewaltigt!«

Kevin Ferber schüttelt den Kopf. »Wie oft soll ich das noch sagen«, beharrt er. »Ich hab sie nicht vergewaltigt! So was habe ich nicht nötig!«

Der Hauptkommissar atmet tief durch. »Schauen Sie, Herr Ferber«, sagt er. »Sie haben uns ja von dem angeblich einvernehmlichen Sex zwischen Ihnen und Nadine erzählt. Wann soll der denn aber bitte schön stattgefunden haben? In die Tatschilderung, die Sie uns eben geliefert haben, passt er jedenfalls nicht mehr hinein. Außerdem hat die Obduktion eindeutige Beweise dafür erbracht, dass Nadine Gastrow brutal vergewaltigt worden ist – und nicht mit einem Finger befriedigt, wie Sie uns weismachen wollen!«

Kevin Ferber zuckt mit den Schultern. »Sie kapieren es nicht«, sagt er. »Ich wollte irgendwen töten, also hab ich sie abgestochen und in den Container geschmissen. Aber vergewaltigt habe ich sie nicht.«

Mit großer Wahrscheinlichkeit wäre Kevin Ferber aufgrund der erdrückenden Beweise auch dann wegen Vergewaltigung verurteilt worden, wenn er diesen Teil seines Gewaltverbrechens weiter geleugnet hätte. Aber dazu sollte es nicht kommen.

Während der U-Haft wird er von dem psychiatrischen Sachverständigen Dr. Lorenz Höller eingehend begutachtet. Im Verlauf eines insgesamt fast achtstündigen Gesprächs, das sich über vier Tage erstreckt, öffnet sich der junge Mann seinem Gegenüber und erlaubt ihm tiefe Einblicke in seine Psyche, seine Vergangenheit und die Motive für seine Tat.

Bis zu seinem vierten Lebensjahr wuchs Kevin bei beiden Elternteilen auf. Sein alkoholabhängiger Vater misshandelte die Mutter und Kevins zwei kleinere Brüder. Schließlich trennte sich die Mutter von ihm und fand einen neuen Ehemann. Kevins Verhältnis zu seinem Stiefvater war zunächst konfliktfrei, doch als Kevin in die Schule kam, zeigte sich, dass er erhebliche Lernprobleme hatte. Schon die dritte Klasse musste er wiederholen. Ab der fünften Klasse besuchte er eine Schule für Lernbehinderte, die er ohne Abschluss nach der neunten Klasse verließ.

Für den Stiefvater war Kevins schulisches Versagen eine tiefe Enttäuschung. Dabei hatte er selbst nur den Hauptschulabschluss vorzuweisen. Nachdem die Familie aus der brandenburgischen Provinz in die Hauptstadt gezogen war, arbeitete der Stiefvater bei einer Security-Firma.

Seitdem Kevin in der dritten Klasse sitzengeblieben war, wurde er von seinem Stiefvater regelmäßig verprügelt. Auch für Versäumnisse und Vergehen, die seine jüngeren Brüder verschuldet hatten, wurde er geschlagen. Mehr und mehr fühlte er sich als Außenseiter, dem niemand etwas Gutes wollte, und schottete sich entsprechend ab. Nie sprach er mit irgendjemandem über seine Gefühle, auch mit seiner Mutter nicht. In der Familie herrschte eine Atmosphäre feindseliger Kälte. Überhaupt wurde dort wenig geredet, und wenn doch einmal, dann zog einer über den anderen her.

In Kevin staute sich mit den Jahren ein immer größerer Hass auf seinen Stiefvater an. Er stellte sich vor, ihn zu erschießen. Aber er musste seine Fantasien sorgfältig verbergen, denn der Stiefvater war viel stärker als er. So lernte er, seine aggressiven Impulse zu kontrollieren und vor seiner Außenwelt zu verstecken. Er reagierte sie ab, indem er stundenlang Ballerspiele wie *Call of Duty* spielte.

Nachdem er die Lernbehindertenschule verlassen hatte, arbeitete er als Einpacker in der Konservenfabrik, in der seine Mutter damals beschäftigt war. Nach nur zwei Monaten wurde er fristlos entlassen: Kollegen hatten ihm vorgeworfen, er habe sie bestohlen. Darauf hatte es Kevin allerdings angelegt, da ihm der Job nicht passte. Doch als sein Stiefvater erfuhr, dass Kevin gestohlen haben sollte, verprügelte er ihn brutaler als jemals vorher.

Kevin lief davon. Wochenlang lebte er auf der Straße. Ein Streetworker brachte den 17-Jährigen für einige Monate in einer Kriseneinrichtung für obdachlose Jugendliche unter. Sobald er volljährig war, bezog er eine eigene Zweizimmerwohnung, die vom Sozialamt finanziert wurde. Dort lebte er mit einem Mädchen zusammen, das er in dem Jugendheim kennengelernt hatte.

Zoe Poltau war zwei Jahre älter als er. Sie arbeitete in einer Putzkolonne, während Kevin zu Hause blieb und den größten Teil des Tages mit Computerspielen verbrachte. Nur ab und zu ging er nachts aus dem Haus, um seine Kasse durch Einbrüche aufzubessern. Dabei machte er sich die Kenntnisse zunutze, die er früher gesammelt hatte, als er seinen Stiefvater bei dessen Security-Kontrollgängen begleitet hatte.

Als Zoe von seinen Einbrüchen erfuhr, drohte sie zum ersten Mal, ihn zu verlassen. Kevin zuckte mit den Schultern und verzog sich zu seinen Computerspielen. Nicht lange, nachdem Zoe von ihm schwanger geworden war, kam es endgültig zum Bruch. Mit einem Dieb, der sich überdies nicht für ihre Schwangerschaft interessiere, wolle und könne sie nicht zusammenleben. »Dann geh doch«, sagte Kevin.

Die finanzielle Unterstützung, die er vom Sozialamt bekam, steckte er in Junk-Food und neue Ballerspiele. Als er dreimal nacheinander die Miete schuldig blieb, wurde er vor die Tür gesetzt und musste wieder zu seiner Familie ziehen. Die Räume im Erdgeschoss, die seine Mutter und der Stiefvater ihm zur Verfügung stellten, *sind nach herkömmlichem Maßstab nicht als Wohnung nutzbar,* wie die Kriminalbeamten nach der Hausdurchsuchung notierten. Es gab keine Heizung und in zwei von drei Zimmern nicht einmal Beleuchtung.

Seine Mutter verschaffte ihm einen Job als Sortierer und Gabelstaplerfahrer auf dem Recyclinghof. Dort erwies sich Kevin als im Großen und Ganzen zuverlässig. Nebenher verübte er allerdings weiterhin Einbruchdiebstähle, wurde mehrfach erwischt und schließlich zu einer summarischen Jugendstrafe von acht Monaten verurteilt, davon fünf Monate im offenen Vollzug.

Die Haftzeit in Plötzensee war für ihn ein einziges Martyrium. Er war der Kleinste und Schwächste in der Gruppe und wurde unablässig drangsaliert. Er musste die Toiletten in der Gemeinschaftseinrichtung putzen und einen der Mitgefangenen »jeden Tag mehrere Stunden lang massieren«. Zumindest behielt er seine Stelle und konnte mit Beginn des offenen Vollzugs wieder im Recyclinghof arbeiten.

Dem psychiatrischen Gutachter vertraut er zudem an, dass er niemals mehr als vier Stunden täglich schlafen würde. An seinen Kollegen oder sonstigen Mitmenschen habe er kein Interesse. Ganz selten nur würde er ein Bedürfnis nach Liebe und Zärtlichkeit empfinden. Dafür verachte er sich selbst, und dann sei es mit derlei Anwandlungen auch schnell wieder vorbei. Er brauche niemanden.

Dr. Höller vermittelt sich das Bild eines jungen Mannes, der viele Stunden täglich mit Computerspielen verbringt, sich aber nicht für süchtig hält. Kevin ist demnach vollkommen klar, dass die Welt dieser Killerspiele und die Wirklichkeit nicht dasselbe sind. Genau deshalb spiele er ja bei jeder Gelegenheit *Call of Duty,* betont er. »Besser ich ballere diese Typen im Spiel ab als meinen Stiefvater in echt.«

»Auch als ich Nadine totgemacht habe«, vertraut er Dr. Höller schließlich noch an, »wollte ich eigentlich meinen Alten killen. Meinen Stiefvater, das verdammte Schwein. Weil er mich immer verdroschen hat. Ich wollte nicht irgendwen umbringen – das hab ich zu den Polizisten nur so gesagt. Ich wollte meinen Stiefvater töten und hab mich nur mal wieder nicht getraut. Also hab ich stattdessen Nadine kaltgemacht.«

Kevin Ferber leidet an einer schizoiden Persönlichkeitsstörung mit paranoiden und dissozialen Zügen, schreibt Dr. Höller in seinem Gutachten. *Diese manifestiert sich in einer durchgängigen emotionalen Kühle, der gering ausgeprägten und wenig differenzierten Affektivität, seiner misstrauischen Distanziertheit und seiner betont ausgeprägten Gleichgültigkeit gegenüber Bewertungen seiner Person durch die Umgebung.* Jedoch könne nicht davon ausgegangen werden, *dass die Steuerungs- und Einsichtsfähigkeit von Herrn Ferber zum Zeitpunkt der vorgeworfenen Tat erheblich beeinträchtigt oder aufgehoben gewesen ist.* Auch sei Ferber nicht schwachsinnig. Zwar weise er nur einen Gesamt-Intelligenzquotienten (IQ) von 71 auf, aber sein verbaler IQ von lediglich 66 erkläre sich mit herkunftsbedingten intellektuellen Entwicklungsrückständen. Sein Handlungs-IQ liege mit 81 im Normalbereich.

Höchstwahrscheinlich ist der Gutachter der erste Mensch, mit dem Kevin Ferber jemals offen und ehrlich gesprochen hat. Schließlich räumt er auch die Vergewaltigung ein. Nur an die anale Vergewaltigung will er sich weiterhin nicht erinnern.

Das Schwurgericht benötigt vier Verhandlungstage, um sich ein Urteil zu bilden. Die belastenden Verhältnisse, unter denen Kevin Ferber aufwuchs, werden ebenso wie sein Geständnis zugunsten des Angeklagten berücksichtigt.

Vor Gericht liest Kevin Ferber einen Brief vor, in dem er sich mit unbeholfenen Worten entschuldigt: *»Liebe Eltern von Nadine, es tut mir so leid, was ich gemacht habe.«* Doch seine Reue kommt zu spät – für Nadine Gastrow sowieso, aber auch für ihn selbst.

Kevin Ferber wird wegen heimtückischen Mordes aus niedrigen Beweggründen in Tateinheit mit besonders schwerer Vergewaltigung zu einer lebenslangen Freiheitsstrafe verurteilt. Das Gericht stellt außerdem die besondere Schwere der Schuld fest.

Ausführlich begründet der Vorsitzende Richter, warum Kevin Ferber selbst bei günstiger Prognose nicht nach 15 Jahren aus der Haft entlassen werden darf: weil er heimtückisch *und* aus niedrigen Beweggründen gemordet hat; weil er Nadine Gastrow mehrfach besonders schwer vergewaltigt hat; weil sich die Tat über einen Zeitraum von rund dreißig Minuten erstreckte, in dem das Opfer Todesangst erlitt.

Nach dem Willen des Gerichts soll Kevin Ferber nie mehr auf freien Fuß kommen. Bei der Urteilsverkündung hört er so aufmerksam zu, als würde er zum ersten Mal in seinem Leben etwas fühlen.

Etwas anderes als Wut oder Hass.

Was übrig bleibt

Kaum etwas zieht den Menschen so sehr in den Bann wie die Abgründe der menschlichen Seele. Die unfassbare Brutalität, die manche Zeitgenossen gegenüber ihren Mitmenschen an den Tag legen, und die Kälte, mit der etliche Täter ihre Gewaltverbrechen begehen, sind für viele von uns ein Faszinosum. Gerade diejenigen, die sich strikt an Normen und Gesetze unserer Gesellschaft halten, sind von der Psychologie und den Taten derer fasziniert, für die keinerlei Regeln zu gelten scheinen. Das ist die Faszination des Bösen, der Verbrechen, die sich in unserer Mitte ereignen und die über die Betroffenen wie ein zerstörerischer Wirbelsturm hinwegfegen.

Wie Sie in den vorangegangenen Kapiteln lesen konnten, haben wir es in der Rechtsmedizin aber nicht immer nur mit grellen Mordgeschichten zu tun, die von den Boulevardmedien entsprechend ausgeschlachtet werden. Und oftmals bleiben mir gerade die stillen Tragödien, die sich meist unbemerkt von der Öffentlichkeit abspielen, lange in Erinnerung, manche von ihnen vielleicht bis zum Ende meines Lebens. Gerade wenn Kinder vor einem auf dem Obduktionstisch liegen – sei es, dass sie Opfer einer tödlichen körperlichen Misshandlung, eines Unfalls oder einer schweren inneren Erkrankung wurden –, bleibt man auch als erfahrener Rechtsmediziner nicht unberührt.

Immer wenn ein Kind eines nicht natürlichen Todes stirbt, ist ein Erwachsener daran schuld. Auf diese einfache Formel lässt es sich tatsächlich herunterbrechen. Kinder sind von Natur aus unternehmungslustig, nehmen alle Örtlichkeiten und alle Situationen als Anlass zum Spielen und lassen ihrer Neugier freien Lauf. Gerade kleinen Kindern ist nicht bewusst, wo überall tödliche Gefahren lauern. Deshalb sind wir als Erwachsene gefragt, ihnen diese Gefahren – sei es durch Höhe, Wasser, Autostraßen, Steckdosen oder Feuer – zu vermitteln und sie so gut es geht davor zu beschützen. Das wird mir und meinen Kollegen leider allzu oft schmerzlich bewusst. Aber dann ist es für das betroffene Kind immer zu spät.

Wenn Sie einige oder alle Kapitel dieses Buchs gelesen haben, werden Sie mir zustimmen, dass Rechtsmedizin in Wirklichkeit sehr viel facettenreicher ist als im *Tatort* oder generell in der Fantasie von Krimiautoren, die sich realitätsferne Verwicklungen ausdenken. Doch die Faszination der Fernsehzuschauer und Krimileser für die Rechtsmedizin kann ich absolut nachvollziehen: Auch ich bin jeden Tag aufs Neue von den Erkenntnissen begeistert, die Medizin, Technik, Labor und gesunder Menschenverstand zutage fördern können, und von den unerwarteten Wendungen, die ein Todesermittlungsverfahren plötzlich nehmen kann.

Damit wir unseren Beruf ausüben können, sind für uns Rechtsmediziner allerdings einige Persönlichkeitsmerkmale nicht nur förderlich, sondern unabdingbar: Wir müssen unvoreingenommen und gedanklich flexibel sein; wir dürfen uns nicht auf vorgefasste Meinungen oder Einschätzungen anderer verlassen, sondern müssen bereit sein, völlig unbefangen in einen Todesfall einzusteigen.

Ein befreundeter Jurist, der mich einmal einen Tag lang bei der Arbeit begleitete, hat mir gegenüber treffend beschrieben, was er verspürte, als der erste Tote, mit dem er auf dem Sektionstisch konfrontiert wurde, ausgerechnet ein Säugling war. Sein erster Impuls war »eine Mischung aus Wut und Zorn, denn ein Kind gehört nicht auf einen Sektionstisch«. Und er stellte sich als Jurist sofort die Frage, wer die Schuld daran trug, dass dieser kleine Körper vor uns lag.

Der Tod des sechs Monate alt gewordenen Säuglings hatte sich nachts ereignet. Aufgrund der Angaben der Kindesmutter geriet der von ihr getrennt lebende Vater des Kindes, der am

Abend zuvor einige Stunden mit dem Jungen verbracht hatte, in den Fokus der Ermittlungen. Unverhohlen stand die Frage nach einem tödlichen Schütteltrauma im Raum. »Warum hat der Vater das getan?«, fragte sich mein Freund, der Jurist. Erst später, als wir uns über die Todesfälle des Tages und sein Erleben der Arbeit in der Rechtsmedizin austauschten, wurde ihm klar, dass er angesichts des toten Säuglings instinktiv Emotionen zugelassen hatte, die einen Rechtsmediziner unweigerlich seiner Objektivität berauben würden. Emotionen haben im Obduktionssaal und generell in der Rechtsmedizin nichts zu suchen. An meiner Stelle hätte er sicher darauf hingearbeitet beziehungsweise obduziert, dem Vater die Tötung seines Kindes durch Schütteln nachzuweisen, erklärte mir der Jurist. Letztlich war der Säugling aber nicht Opfer einer äußeren Gewalteinwirkung geworden, sondern an einem plötzlichen Kindstod gestorben.

Wir müssen nicht nur unvoreingenommen, sondern auch so flexibel sein, zu jedem Zeitpunkt der Untersuchung beziehungsweise der Todesermittlungen neue Denkansätze bezüglich des Verbrechenshergangs zuzulassen. Als Rechtsmediziner bin ich nicht nur Arzt und Naturwissenschaftler, sondern muss auch detektivisches Gespür entwickeln. Manchmal hilft da tatsächlich das vielzitierte »Bauchgefühl«, das keine bloße Emotion oder zufällige Intuition darstellt, sondern die Summe der eigenen Erfahrung, die im Unterbewusstsein abgespeichert ist. Insofern hängt das berufliche Können des Einzelnen (natürlich nicht nur in der Rechtsmedizin) sehr von der Berufserfahrung ab – nicht nur von der Zahl der Berufsjahre, sondern auch von dem individuell und erfolgreich bewältigten Arbeitsaufkommen (»workload«).

Nichts ist so beständig wie der Wandel. Und so frage ich mich gelegentlich, wie die Arbeit der Rechtsmediziner in hundert Jahren aussehen wird. Wie geht es wohl im Sektionssaal der Zukunft zu?

Was kommt nach *postmortaler Mehrschichten-Computerto-mographie*? Ein Brillen-Display mit Bewegungssteuerung für eine »echte« virtuelle Obduktion ohne Messer, Schere oder Bandsäge? Chemisch-toxikologische Analysen durch die ungeöffnete Körperoberfläche durch Bestimmung von Dichteunterschieden in Körperflüssigkeiten, um daraus den Wirkstoffgehalt von Drogen, Alkohol oder Medikamenten per Computer zu berechnen?

Kann in naher Zukunft aus einer einzelnen Zelle per DNA-Analyse das Phantombild einer nicht identifizierten Leiche oder eines Tatverdächtigen virtuell rekonstruiert werden? Erste entsprechende Untersuchungsergebnisse scheinen vielversprechend, auch wenn das Verfahren noch in den Kinderschuhen steckt. Oder die *bionische Nase* – ein derzeit in Entwicklung befindliches Verfahren, mit dem Menschen sich anhand ihres Körpergeruchs identifizieren lassen. Diese »Schweiß-Identität« soll ähnlich individuell wie der menschliche Fingerabdruck sein und in Zukunft zum Einsatz kommen, wenn ein Täter an einem Tatort weder Fingerabdrücke noch DNA- oder Faser-Spuren hinterlassen hat.

Welche Quantensprünge in den Methoden der Verbrechensaufklärung stehen uns noch bevor? Auch ich weiß natürlich nicht, was die Zukunft bringen wird. Aber so viel kann ich Ihnen versprechen:

Ich halte Sie auf dem Laufenden, denn: Es bleibt spannend!

Michael Tsokos

Danksagung

Rechtsmedizinische Erkenntnisse, die zur Klärung von Kriminalfällen führen, sind immer das Ergebnis von Teamarbeit.

Ich danke den folgenden Personen, die direkt oder indirekt an der Untersuchung und Aufklärung der in diesem Buch geschilderten Fälle beteiligt waren, für ihre wertvollen Anregungen, ihre tatkräftige Unterstützung und gemeinsame spannende Erlebnisse in dem besten Beruf der Welt:

Staatsanwalt Josef Artinger, *Staatsanwaltschaft Berlin*

Dr. Claas T. Buschmann, *Institut für Rechtsmedizin der Charité, Berlin*

Dr. Andreas Correns, *Institut für Rechtsmedizin der Charité, Berlin*

Herr Klaus Dollinger, *Institut für Rechtsmedizin der Charité, Berlin*

Dr. Denise Dümpelmann, *Institut für Rechtsmedizin der Charité, Berlin*

Dr. Edwin Ehrlich, *Landesinstitut für gerichtliche und soziale Medizin, Berlin*

Erster Kriminalhauptkommissar Holger Fenske, *Bezirkskriminalinspektion, Itzehoe*

Dr. Saskia S. Guddat, *Institut für Rechtsmedizin der Charité, Berlin*

Frau Andrea Handt, *Institut für Rechtsmedizin der Charité, Berlin*

Dr. Sven Hartwig, *Institut für Rechtsmedizin der Charité, Berlin*

Dr. Sarah Heinze, *Altrip*

Prof. Dr. Frank Heppner, *Institut für Neuropathologie der Charité, Berlin*

Dr. Sieglinde Herre, *Institut für Rechtsmedizin der Charité, Berlin*

Frau Jana Hoffmann, *Institut für Rechtsmedizin der Charité, Berlin*

Oberstaatsanwalt Dirk Klöpperpieper, *Staatsanwaltschaft Berlin*

Frau Christa Korschunow, *Institut für Rechtsmedizin der Charité, Berlin*

Dr. Klaus Krocker, *Landesinstitut für gerichtliche und soziale Medizin, Berlin*

Frau Cindy Lichtenstein, *Institut für Rechtsmedizin der Charité, Berlin*

Cornelia Martius, *Landesinstitut für gerichtliche und soziale Medizin, Berlin*

Dr. Dragana Matejic, *Landesinstitut für gerichtliche und soziale Medizin, Berlin*

Herr Elvis Mitrovic, *Institut für Rechtsmedizin der Charité, Berlin*

Priv.-Doz. Dr. Marion Nagy, *Institut für Rechtsmedizin der Charité, Berlin*

Dr. Lars Oesterhelweg, *Institut für Rechtsmedizin der Charité, Berlin*

Kriminaloberkommissar Matthias Ogait, *8. Mordkommission, Landeskriminalamt, Berlin*

Dr. Benno Rießelmann, *Landesinstitut für gerichtliche und soziale Medizin, Berlin*

Rechtsanwalt Mirko Röder, *Berlin*

Prof. Dr. Lutz Roewer, *Institut für Rechtsmedizin der Charité, Berlin*

Dr. Frank Rosenbaum, *Landesinstitut für gerichtliche und soziale Medizin, Berlin*

Frau Renate Rudolph, *Institut für Rechtsmedizin der Charité, Berlin*

Dr. Julia Sautter, *Institut für Rechtsmedizin der Charité, Berlin*

Frau cand. med. Marion Unger, *Schöneiche*

Frau Zoe Voigt, *Landesinstitut für gerichtliche und soziale Medizin, Berlin*

Für professionelle Beratung und Unterstützung danke ich meinem Literaturagenten Roman Hocke, *AVA international, München.*

Der Verlagsleiterin Frau Margit Ketterle und dem Lektor Dr. Thomas Tilcher von *Droemer Knaur, München,* gebührt mein herzlicher Dank für ihr großartiges Engagement bei der optimalen Realisierung dieses Buchprojektes.

Meiner Mutter, Dr. med. Erdmute Tsokos-Seifert, danke ich dafür, dass sie mein Interesse an den Naturwissenschaften geweckt und immer am Kochen gehalten und mich unaufhörlich ermutigt hat, alles und jeden immer wieder aufs Neue zu hinterfragen. *Danke auch dafür, dass Du mir meine schulische und universitäre Ausbildung ermöglicht hast.*

Dir, Anja, danke ich für alles, was wir in den vergangenen Jahren zusammen geschaffen haben, und für jeden Moment, den ich gemeinsam mit Dir als meiner Frau und mit unseren Kindern erleben darf.

Sebastian Fitzek und Michael Tsokos

Abgeschnitten

Thriller

Rechtsmediziner Paul Herzfeld findet im Kopf einer monströs
zugerichteten Leiche die Telefonnummer seiner Tochter. Han-
nah wurde verschleppt – und für Herzfeld beginnt eine per-
verse Schnitzeljagd. Denn der psychopathische Entführer hat
eine weitere Leiche auf Helgoland mit Hinweisen präpariert.
Herzfeld hat jedoch keine Chance, an die Informationen zu
kommen. Die Hochseeinsel ist durch einen Orkan vom Fest-
land abgeschnitten, die Bevölkerung bereits evakuiert. Unter
den wenigen Menschen, die geblieben sind, ist die Comic-
zeichnerin Linda, die den Toten am Strand gefunden hat. Verzweifelt versucht Herzfeld sie zu überreden, die Obduktion
nach seinen telefonischen Anweisungen durchzuführen. Doch
Linda hat noch nie ein Skalpell berührt. Geschweige denn
einen Menschen seziert …

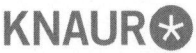